# R语言入门
# 与医学统计实践

主　审　燕　虹

主　编　俞　斌　马贞玉

副主编　许瑜楠　王　超

编　者（以姓氏笔画为序）

马贞玉　广西医科大学公共卫生学院　　　　吴松杰　武汉大学中南医院

王　迎　武汉大学人民医院　　　　　　　　宋承锴　武汉大学公共卫生学院

王　威　徐州医科大学公共卫生学院　　　　张立群　武汉大学公共卫生学院

王　超　武汉大学公共卫生学院　　　　　　陈　浩　广西医科大学公共卫生学院

王园园　华南师范大学心理学院　　　　　　陈　晨　武汉大学公共卫生学院

许　瑜　浙江大学医学院附属第一医院　　　官琴义　广西医科大学公共卫生学院

许瑜楠　广西医科大学第一附属医院　　　　俞　斌　武汉大学公共卫生学院

阳益德　湖南师范大学公共卫生学院　　　　莫启清　桂林市人民医院医保科

严婧琰　武汉大学公共卫生学院　　　　　　曹有容　广西壮族自治区生殖医院科
　　　　　　　　　　　　　　　　　　　　　　　　教科

李汉嘉　武汉大学公共卫生学院

李贵乾　广西交通职业技术学院路桥工　　　翟萌曦　武汉大学公共卫生学院
　　　　程学院　　　　　　　　　　　　　黎轶丽　武汉大学中南医院

杨银梅　郑州大学公共卫生学院　　　　　　燕　虹　武汉大学公共卫生学院

肖琛嫦　武汉城市学院医学部

人民卫生出版社

·北京·

**图书在版编目（CIP）数据**

R 语言入门与医学统计实践 / 俞斌，马贞玉主编.
北京：人民卫生出版社，2025. 6. -- ISBN 978-7-117
-38142-0

Ⅰ. R195. 1-39

中国国家版本馆 CIP 数据核字第 20251SX637 号

| 人卫智网 | www.ipmph.com | 医学教育、学术、考试、健康，购书智慧智能综合服务平台 |
| 人卫官网 | www.pmph.com | 人卫官方资讯发布平台 |

R 语言入门与医学统计实践
R Yuyan Rumen yu Yixuetongji Shijian

主　　编：俞　斌　马贞玉
出版发行：人民卫生出版社（中继线 010-59780011）
地　　址：北京市朝阳区潘家园南里 19 号
邮　　编：100021
E - mail：pmph @ pmph.com
购书热线：010-59787592　010-59787584　010-65264830
印　　刷：三河市宏达印刷有限公司
经　　销：新华书店
开　　本：787 × 1092　1/16　　印张：16
字　　数：296 千字
版　　次：2025 年 6 月第 1 版
印　　次：2025 年 7 月第 1 次印刷
标准书号：ISBN 978-7-117-38142-0
定　　价：138.00 元

打击盗版举报电话：**010-59787491**　**E-mail：WQ @ pmph.com**
质量问题联系电话：**010-59787234**　**E-mail：zhiliang @ pmph.com**
数字融合服务电话：**4001118166**　**E-mail：zengzhi @ pmph.com**

在当今这个数据驱动的时代，R 语言以其强大的功能和灵活性，已经成为统计分析和数据科学领域的核心工具之一。它不仅深受研究人员、数据分析师和统计学家的青睐，而且随着医学科学的迅猛发展，也在医学领域为医务人员和科研工作者提供了一个宝贵的实证分析工具。尽管 R 社区的资源丰富多彩，但一本全面、易懂且实用的指南仍然难以寻觅。这正是作者撰写《R 语言入门与医学统计实践》的动机。

本书致力于为医学专业的初学者和有经验的专业人士提供一个全面的 R 语言统计学习平台。无论您是统计学的新手，还是希望提升数据分析技能的专业人士，本书都将为您提供宝贵的信息和指导。本书从 R 语言基础到医学统计领域常用的统计方法，再到高级统计技巧和数据可视化技术，每一章节都精心设计了实际案例研究、理论解读、R 程序命令及其解释、运行结果的展示和分析，旨在帮助读者深入理解如何在现实世界中应用这些概念和方法。

作为一名在流行病学和统计学领域拥有多年教学与研究经验的专家，我深知理论与实践相结合的重要性。本书不仅深入讲解了统计学理论，详细解释了 R 程序命令，展示了输出结果，还包含大量实践练习和课后思考题，确保读者能够将所学知识应用于实际问题。本书的特色在于其实用性和易读性，作者努力用清晰、简洁的语言来阐述复杂的统计概念，并手把手指导读者如何使用 R 软件进行统计分析和结果解读，最终使读者能够轻松理解、熟练掌握并运用这些知识。

在您踏上 R 语言统计之旅之前，我们要向所有为本书的完成作出贡献的人表示衷心的感谢。特别感谢已故的陈心广教授，他是美国流行病学院的院士和终身教授、武汉大学珞珈讲座教授、武汉大学公共卫生学院（健康学院）前兼职教授、西安交通大学海外知名讲座教授、*Global Health Research and Policy* 杂志的创始人。陈教授是本书撰写工作的发起人，后续由他的学生俞斌副教授和合作者马贞玉教授完成。陈教授的支持和建议极大地丰富了本书的内容，为本书的最终成稿作出了不可磨灭的贡献。

最后，我期待您在学习 R 语言的过程中发现乐趣，并期待看到您将这些知识应用于工作和研究中。让我们一起探索数据的无限可能。

燕　虹

2025 年 4 月

　　本书是一本实用的入门指南，专为初学者设计，旨在引导读者从基础到高级，逐步掌握 R 语言，并将其应用于医学统计分析的全过程。随着现代医学研究的深入推进，数据分析的复杂性不断增加，统计分析已经成为科研工作中不可或缺的环节。R 语言作为一种功能强大、灵活且完全开源的统计编程语言，凭借丰富的统计分析工具和广泛的应用功能，确立了其在医学统计领域的重要地位。本书不仅可以帮助读者掌握统计理论，还提供了大量基于 R 语言的实践机会，帮助读者逐步提升统计分析能力，最终将这些技能灵活应用到实际的科研项目中。

　　在编写过程中，本书始终秉持以下的指导思想和基本原则，以确保其既具备学术性又具有实际操作价值：

　　（1）以读者为中心：我们致力于打造一本通俗易懂、实用性强的参考书籍，尤其是对于没有统计背景的读者，使其能够轻松入门并逐步掌握复杂的统计概念和实践。

　　（2）基于需求设计：在编写初期，通过大量的前期调研，深入了解医学领域的研究者和学生的实际需求。我们不仅关注理论知识的传授，更强调将这些知识应用于实际场景，力求在理论与操作之间架设坚实的桥梁，帮助读者克服从学习到实践的困难。

　　（3）循序渐进，逻辑清晰：各章节的内容按照由浅入深、逐步推进的方式进行编排。重点突出、知识系统全面，使读者能够顺畅地进行知识的积累与提升。

　　（4）理论与实践紧密结合：为了帮助读者在学习过程中加深对知识的理解与应用，每章配有精心设计的课后习题。这些习题不仅覆盖了理论内容，也涉及实践操作，让读者可以巩固所学，进一步提高实际操作能力。

　　本书特别适合以下两类读者：一是从零开始学习 R 语言和医学统计分析的初学者；二是希望进一步提升数据处理与分析技能的医学研究者。希望本书能够成为医学科研工作者轻松驾驭数据分析的有力工具，从数据导入、清理、管理，到结果的可视化展示，以及复杂统计模型的构建，本书都涵盖了大量实用的内容，可以帮助读者在科研工作中打下扎实的数据分析基础。

　　尽管编者对内容进行了反复推敲，所有 R 程序均经过了严格的测试和验证，力求为读者提供可靠且高效的解决方案，但是，书中可能仍有疏漏或不足之处，诚恳希望广大读者不吝赐教，提出宝贵的意见和建议，以便我们在未来的版本中不断改进和完善。

**俞　斌　马贞玉**

2025 年 4 月

# 目 录

## 第一章

# R 软件和统计学分析基础

**本章提要**

　　医学科学的快速发展要求医务人员和科研工作者不仅能够在专业领域不断精进，而且需要在有了想法和数据之后能够着手进行实证分析。然而，许多实证研究往往因条件限制而不得不放弃。在诸多限制性因素中，存在两个突出瓶颈：一个是数据分析技术与方法，尤其是大数据分析方法；另一个就是统计分析软件。实际上，许多数据的统计分析方法并不难，只要有合适的统计分析软件加持，勤加练习便可以掌握。然而，好的统计分析软件大多需要付费，那些充满创新意识的年轻学者却囿于经费限制而无法获得。为了满足科学研究快速发展的需要，在本书里，我们以数据分析方法为基础，介绍一款免费使用、功能强大且简单易学的计算机软件——R。数据分析方法既涵盖常用的统计学方法，也包括专门用于大数据分析和与机器学习、人工智能相对应的方法。其中，第一章主要介绍 R 软件和 R 工作室、软件安装、R 编程以及简单的数据可视化和统计学计算。

　　**关键词**：医学科学；计算机软件；统计学；可视化；频数；散点图

　　科学研究和数据分析隶属不同领域但彼此深度交叉，且都具有高度挑战性。精通数据分析的人一般没有时间深入学习某一学科方面的知识，而精通某一学科的专家往往也没有时间来熟悉和掌握数据分析的软件、技术和方法。因此，许多从事科学研究的学者，通常需要求助受过专门训练的统计学家才能开展数据分析工作。然而，不同背景的人合作完成一项研究，不仅过程烦琐，有时候还会因为观点不同而产生各种矛盾，影响科研进度和效果。因此，这种合作模式不能完全满足当前科学研究快速发展的需要。有效的科学研究往往要求理论思考与实证分析同步推进，在数据收集的基础上，一旦有了新想法马上就可以对其进行分析。这样一来，就可以避免相互沟通造成的时间浪费以及可能产生的矛盾。

除了统计学方法，科研人员开展自主研究还有一个绕不过的坎——统计分析软件，而且这个难题随着数据可视化的发展显得越来越重要。常用的统计分析软件如 SAS、SPSS、STATA 等，其可视化功能非常有限，不能满足科学研究发展的需要。此外，这些软件均需付费使用，且购买后，其功能就被固定，如果想要更新，则需再次付费购买。对于具有足够科研经费支持的重大科研项目而言，这还不是一个问题，但对于科研经费不足的大多数人而言，他们虽然有很多很好的想法，但却因没有足够的经费支持而可能无法购置统计分析软件进行实证分析。这就像一个人看到河里有很多鱼可手头却没有网，导致白白错过诸多机会。

为了克服科学研究中的上述两大限制条件，本书从实际工作出发，介绍了一系列数据分析方法，并通过开源的 R 软件，逐一介绍每一种方法的软件操作。本书的全部内容都是作者及其团队根据多年从事科学研究的经验编写的。书稿完成后，作者及其团队专门邀请相关方面的年轻教师、博士和硕士研究生阅读浏览书中内容，验证里面的 R 程序，在此基础上再进行修改完善。

作为本书的开篇，第一章主要介绍 R 软件，包括软件的特点、下载安装、R 软件工作室、R 程序编写以及简单的数据输入、可视化和统计学分析，希望消除读者对统计学分析和计算机软件的恐惧，增强其自信心。

## 一、R 软件简介

R 是一款在开源操作系统 GNU 的基础上开发的，可以免费使用的软件系统，其主要功能是统计分析和绘图。当前，R、Python 以及 JAVA，被统称为大数据时代的"软件三巨头"。R 是免费的，并且其功能强大，包括数据处理、数据可视化、基础统计学分析、计算机模拟、大数据分析、人工智能、机器学习等。由于这些突出的特点，R 软件不但在专业人员和学生中被广泛使用，而且受到许多非专业人士的青睐。

R 程序包括两个部分，即基础部分和扩展部分。其中，基础部分是 R 的主干，能够完成常用的数据处理、分析和绘图；扩展部分包括很多软件包，用来解决特殊的计算、绘图、动画、模拟、机器学习和人工智能等方面的问题。这些扩展软件包也是免费的，用户可以根据自身需要下载安装相应的扩展软件包使用。目前，R 程序的扩展部分已经有 4 900 多个软件包，且一直在持续更新。从这个意义上讲，R 软件的功能将是无限的。

由于 R 软件属于比较高级的计算机语言，非计算机专业人员在使用时会有一定的挑战。为了降低学习门槛，提高使用效率，研究人员开发了一个集成开发环境（IDE）软件，叫作 RStudio。我们把这个 IDE 软件称为"R 工作室"。这里 R 与

R 工作室的关系就像汽车与驾驶舱的关系。R 提供了强大的引擎（核心功能），而 RStudio 则提供了驾驶舱（用户界面），让用户能够更容易地操控和使用这些功能，从而更加高效地完成统计分析任务。

## 二、安装 R 软件

R 软件的安装步骤简单。首先打开计算机，联机上网，进入 R 程序的官方网站。读者可以在任何搜索引擎上使用关键词"R"进行检索。

进入 R 软件的官方网站后，可以看到如图 1-1 所示的页面（因网站更新，在细节处可能略有不同）。该页面提供了三个不同版本的 R，第一个适用于 Linux 操作系统，第二个适用于 macOS 即苹果操作系统，第三个适用于 Windows 即视窗操作系统。用户可以选择与自己的计算机相匹配的版本（绝大多数使用的都是 Windows 即视窗操作系统），点击下载相应的 R 软件包。点击之后，根据网速，一般等待几十秒即可完成下载。下载完毕后，直接点击下载后的文件，按照电脑提示，逐步完成 R 软件的安装即可。

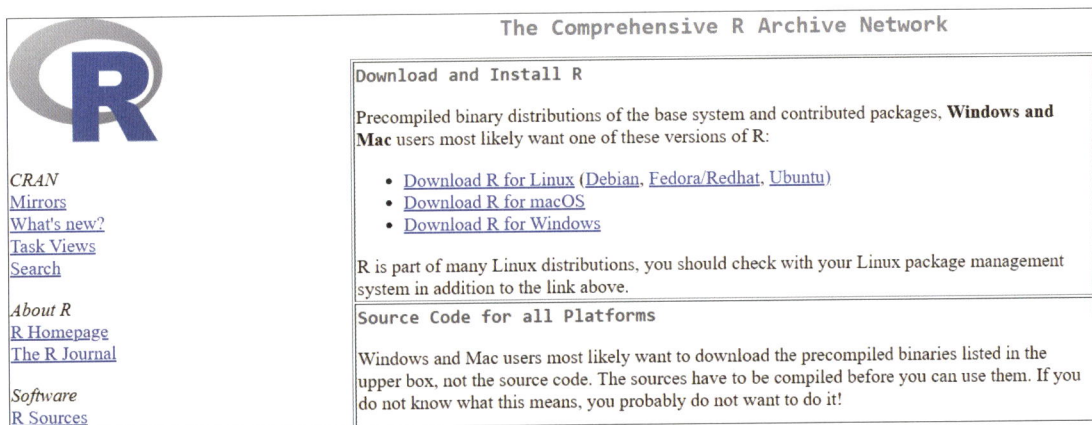

**The Comprehensive R Archive Network**

CRAN
Mirrors
What's new?
Task Views
Search

About R
R Homepage
The R Journal

Software
R Sources

**Download and Install R**

Precompiled binary distributions of the base system and contributed packages, **Windows and Mac** users most likely want one of these versions of R:

- Download R for Linux (Debian, Fedora/Redhat, Ubuntu)
- Download R for macOS
- Download R for Windows

R is part of many Linux distributions, you should check with your Linux package management system in addition to the link above.

**Source Code for all Platforms**

Windows and Mac users most likely want to download the precompiled binaries listed in the upper box, not the source code. The sources have to be compiled before you can use them. If you do not know what this means, you probably do not want to do it!

**图 1-1　R 程序官方网站**

## 三、安装 RStudio

安装好 R 软件之后，回到电脑起始页面，准备安装 RStudio。首先可以在浏览器搜索 RStudio，进入 RStudio 的官方网页。进入 RStudio 的官方网站后，可以直接点击菜单栏 open source 下方的"DOWNLOAD RSTUDIO"，跳转到如图 1-2 所示的页面，在页面中选择 Free 的 Rstudio Desktop 版本下载安装即可。

## Download RStudio

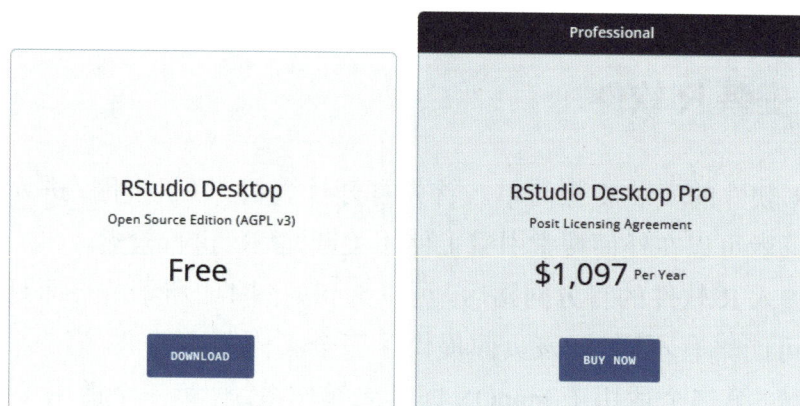

图 1-2　下载 RStudio Desktop 并安装

# 四、RStudio 的操作界面

　　RStudio 安装成功后，把计算机的所有程序都关闭，然后点击打开 RStudio。一般情况下，计算机屏幕会出现如图 1-3 所示的界面。可以看出，RStudio 把电脑屏幕分割为四个视窗，每个视窗各司其职，以提高用户的工作效率。

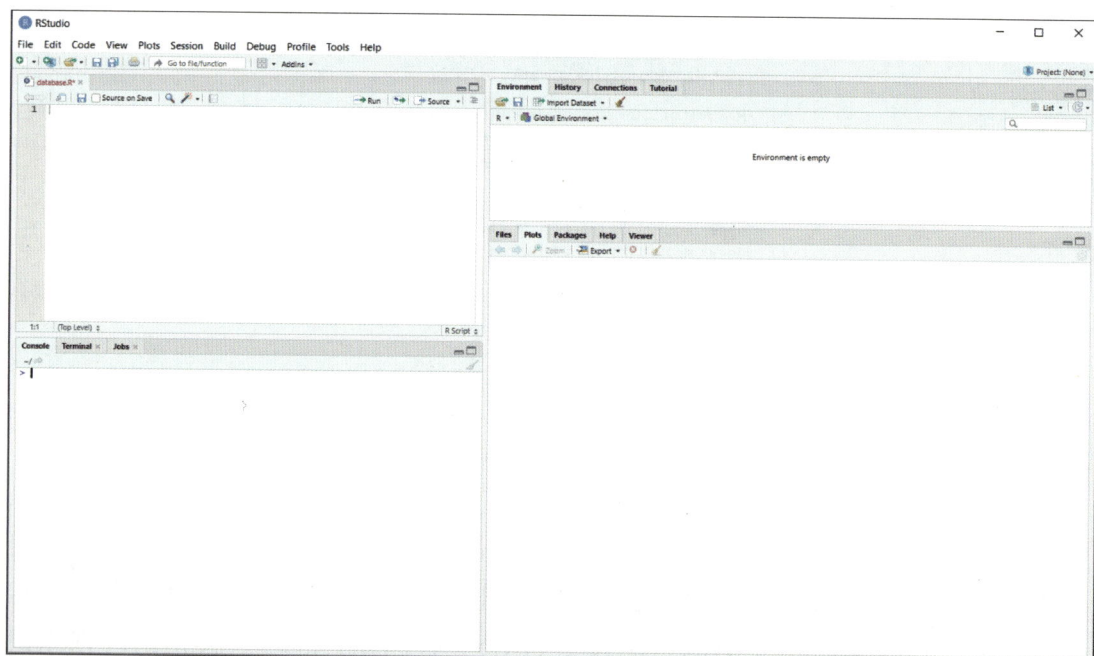

图 1-3　RStudio 界面的四个视窗

RStudio 左上方的视窗为编辑窗，英文名称是 Editor。该视窗专门用来编写 R 程序，是进行数据可视化和统计分析的主要窗口，用户在这个视窗花费的时间也是最多的。

左下方为记录窗，英文名称是 Console。该视窗有三个主要功能：第一是显示在编辑窗里运行的 R 程序；第二是显示统计计算的结果；第三是可以直接输入 R 命令并进行相关操作，包括基本的加、减、乘、除、平方、开方等数学计算。

右上方为环境窗，即英文的 Environment。该视窗有很多功能，其中最常用也是最有意义的是实时显示 R 程序正在使用的数据文件。R 一旦读入一个数据文件，其基本信息就在这里显示出来，包括数据文件名、样本大小和变量个数等。

右下方的显示窗，主要用来输出计算机绘制的图。显示的图不仅可以直接打印，也可以以图片格式存入电脑，还可以直接剪切和复制到其他文件，如 PPT、MSWord 等。除输出图片外，该视窗还可以显示其他信息，如 R 软件包更新、软件问题查询结果等。

需要说明的是，用户可以按照需要任意调节 RStudio 每个视窗的大小。调节的时候，只需将鼠标放在分界线上，上下左右移动到用户需要的大小即可。比如，在编写、阅读和修改 R 程序时，用户可以把编辑窗变宽变长；待计算结果出来之后，用户又可以把记录窗拉大，以便分析结果能够完整呈现出来。

## 五、RStudio 初体验

### （一）程序编写

在开始编写 R 程序之前，需要先在电脑里新建一个文件夹，用于存放编辑好的 R 程序以及需要分析的数据。

文件夹建好之后，退回到电脑的起始页面，打开 RStudio，将鼠标光标移到编辑窗，开始编写程序。为了让读者尽快体会用 RStudio 编程的感觉，我们准备了一小段 R 程序（见 R 程序 1-1）。用户可以将 R 程序 1-1 中的 24 行程序（包括第一行空行）逐行输入到 R 工作室的编辑窗，然后把输入的程序用文件名 episode1.R 存入刚刚建立的文件夹里。

程序存入文件夹后，请仔细检查以下几点：①文件是否已经存入；②文件名是否正确；③文件的后缀是不是".R"。检查无误后，关闭 RStudio，退出 R 软件。然后，再次进入存放 episode1.R 的文件夹，直接点击刚刚存入的程序 episode1.R。如果操作正确，电脑屏幕显示的界面应该与 R 程序 1-1 一模一样。

```
1
2 ▪ ######### my first time using R ##########
3  #  today: 7/16/2022
4  # 1 input data
5  x <- c(3, 12, 7,5,7.5,10,5,9,8)
6  y <- c(2.1,9.7,6,5,7,6.8,2,7,6.1)
7  # 2 compute mean and standard deviation
8  mean(x)
9  sd(x)
10 # 3 count frequency
11 table(x)
12 # 4 create histogram
13 hist(x)
14 # 5 regression analysis
15 fit <- lm(y ~ x)
16 # check result
17 summary(fit)
18 # 6 create scatter plot
19 plot(x,y)
20 # add a line
21 abline(lm(y~x))
22 # 7 clear the output in the console window
23 cat("\f")
24
```

R 程序 1-1

  把编辑好的 R 程序调出来之后，让我们一边阅读 R 程序，一边学习 R 程序基本知识。首先，R 程序是以行为单位编写（每行结尾不加符号），以行为单位运行的。运行一行程序最简单的方法，是把光标移到该行的任何位置，然后按"Ctrl+Enter"组合键完成；如果要一次性运行多行程序，只需把相关命令选中，再按"Ctrl+Enter"组合键完成即可。

  "<-"表示赋值命令。在 R 程序 1-1 中，第 5～6 行分别使用"<-"将括号里的 9 个数字存放到 $x$ 和 $y$ 两个变量中。如果需要分析的数据不多，可以用这种方法直接把数据作为程序的一部分输入电脑进行分析。程序里的 $x$ 和 $y$ 是自行定义的，用户也可以选择自己喜欢的其他名称。但需要说明的是，编写 R 程序时必须区分大写和小写字母，这与 SAS 和 SPSS 不同。

  R 软件完成计算的命令，常常与计算的目标保持一致。这使得 R 软件用起来非常方便，不容易出错。例如，在 R 程序 1-1 中，第 8 行计算均数（mean）的命令就是 mean()，第 9 行计算标准差（standard deviation，SD）的命令就是 sd()，第 11 行点数列表（table）的命令就是 table()，而第 13 行绘制直方图（histogram）的命令就是 hist()。

  除了以上基本特点外，细心的读者可能已经注意到，R 程序里凡是以"#"开始的行，颜色都是绿色的。这是 R 程序的注释行，不进行任何计算操作。在用 R 进行编程时，巧妙地使用注释非常重要，它就像记事一样，随时随地记下重要的内容，以便日后查询。一般来说，注释的基本内容包括主题、日期、程序编写者的信息等。此外，标记每段程序的目的也是注释行的重要作用，如在 R 程序 1-1 中，我们使用1～7来标记7个不同程序的功能。

## （二）执行程序，观察结果

了解了R程序的基本特点后，便可以逐行运行R程序1-1。当把光标放在第1行，按"Ctrl+Enter"组合键后，记录窗显示的结果如图1-4所示。这一结果表明，RStudio跳过了1～4行，直接执行第5行，给变量 $x$ 赋值。而此时，光标已经跳到第6行，准备进行下一步计算。

```
> ######### my first time using R ##########
> #   today: 7/16/2022
> # 1 input data
> x <- c(3, 12, 7,5,7.5,10,5,9,8)
```

图1-4　执行R程序1-1第1行命令的结果

图1-5显示执行了第6～11行命令后的结果，包括变量 $x$ 里面存放的9个数的平均值（ $\bar{x}$ =7.39）、标准差（ $s$ =2.78）以及各数字的点数列表。读者可以用相同的方法计算变量 $y$ 的平均值、标准差和点数列表。

```
> y <- c(2.1,9.7,6,5,7,6.8,2,7,6.1)
> # 2 compute mean and standard deviation
> mean(x)
[1] 7.388889
> sd(x)
[1] 2.781387
> # 3 count frequency
> table(x)
x
  3   5   7 7.5   8   9  10  12
  1   2   1   1   1   1   1   1
```

图1-5　执行R程序1-1第6～11行命令的结果

通过前面的介绍，相信大家都不会觉得R软件用起来很难。平时我们需要很多时间手工计算的平均数和标准差，用R软件可以轻松完成。即使是点数列表这种费时费力的工作，也只需一个简单的R命令table()便可实现。

## （三）R程序的绘图功能演示

除了统计分析，R软件的可视化，即绘图功能也是首屈一指的。R程序1-1的第4部分第13行是用来作直方图的，所用的R命令是hist()。这个方法可以显示变量 $x$ 里面的数据分布，如图1-6所示。虽然输入的命令较为简单，但作出的图却有较好的视觉效果。用户可以练习使用相同的方法绘制变量 $y$ 的直方图。

## （四）R程序线性回归分析功能演示

有了R程序，回归分析就非常简单了。R程序1-1的第5部分第14～17行演示如何进行线性回归分析。第15行命令是该部分的重点，其核心内容是lm( $y$ ～ $x$ )。

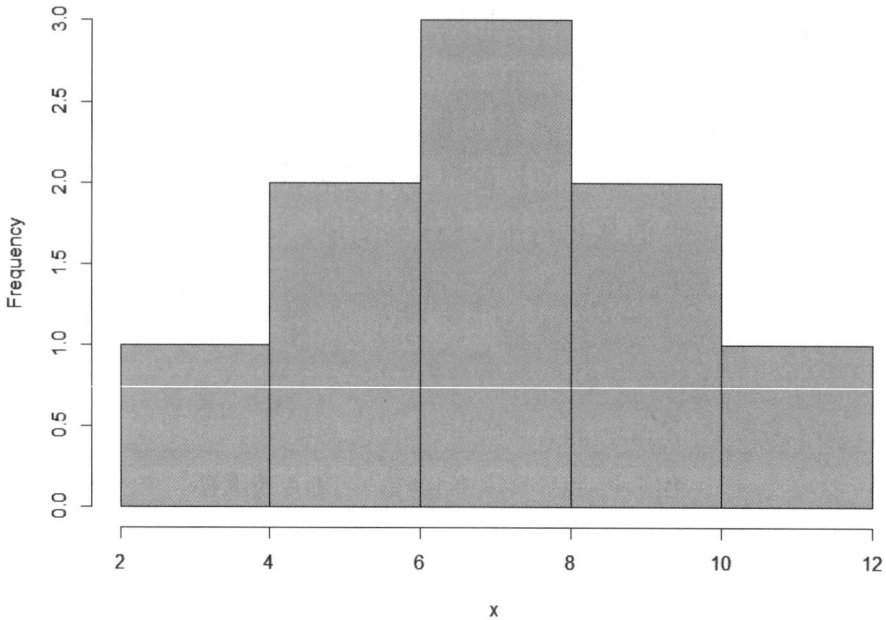

**图 1-6　R 软件用变量 $x$ 里的数据绘制的直方图**

其中，lm 是线性模型（linear model）的简称，而 lm() 是专门进行回归分析的 R 命令，括号里是定义的回归模型。在这个例子中，$y$ 是因变量，$x$ 是自变量。分析完成后，把结果通过赋值命令"<-"存放在一个称为 fit 的对象里。程序的第 17 行用 summary() 命令来查看回归分析的结果。图 1-7 显示的是回归分析的结果。回归分析将在第九章详细介绍，这里对结果不作具体解释，旨在突显使用 R 软件进行回归分析的便捷性。

```
Call:
lm(formula = y ~ x)

Residuals:
     Min      1Q   Median      3Q     Max
-1.81468 -0.13811 -0.04592  0.56970  1.18532

Coefficients:
            Estimate Std. Error t value Pr(>|t|)
(Intercept)  -0.2244     1.0368  -0.216 0.834847
x             0.8078     0.1322   6.109 0.000487 ***
---
Signif. codes:  0 '***' 0.001 '**' 0.01 '*' 0.05 '.' 0.1 ' ' 1

Residual standard error: 1.04 on 7 degrees of freedom
Multiple R-squared: 0.842,     Adjusted R-squared:  0.8195
F-statistic: 37.31 on 1 and 7 DF,  p-value: 0.000487
```

**图 1-7　执行 R 程序 1-1 第 15～17 行命令的结果**

在进行回归分析时常常要做 $x$-$y$ 散点图，以检查数据分布情况。作为演示，程序的第 6 部分（19～21 行）将 $x$ 与 $y$ 的关系绘制成散点图，并辅以回归线。结果如图 1-8 所示。

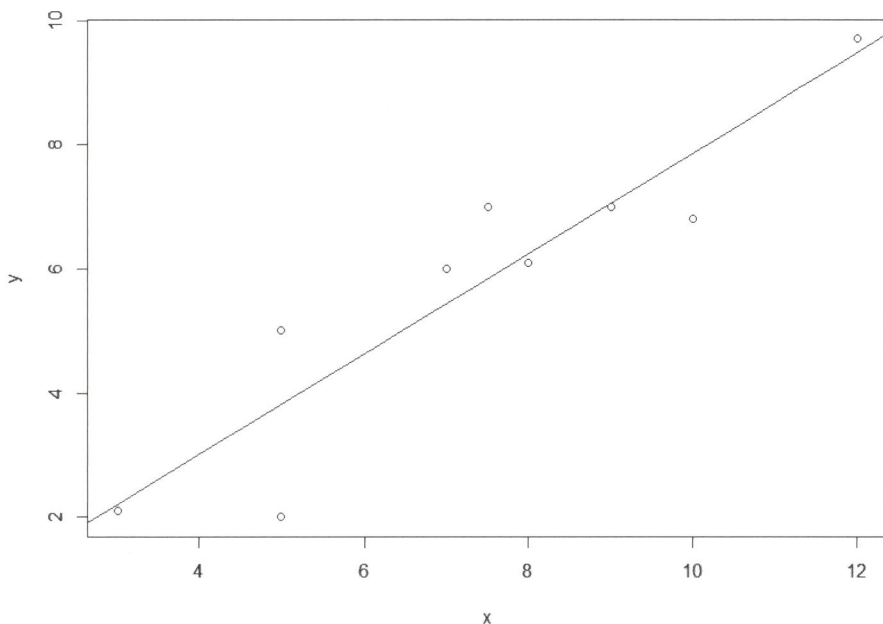

图 1-8　执行 R 程序 1-1 第 19 ～ 21 行命令的回归分析散点图

## 六、本章小结

　　本章主要介绍 R 软件入门知识，目的在于提高读者的学习兴趣，降低其学习门槛，增强学习掌握 R 软件的信心。如果通过这一章的学习，你有下面的感觉，我们将感到高兴："早知道 R 软件这么简单、这么有用，我早就该学了"。与其他商业软件不同，R 软件不但可以免费获得，而且简单易学，功能强大。R 软件搭配 RStudio，让听起来很困难的程序编写变得非常容易，只要有一定的英文基础和一些初级的统计学知识即可以自由编写程序并进行数据可视化和统计学分析。

### 》》 练习题 《《

　　1. 删除已经安装好的 R 软件和 RSudio 软件，然后在不看书的情况下再重新安装一次。

　　2. 用一组自己收集的数据，仿照 R 程序 1-1 的方法学习赋值、计算平均数和标准差、统计频数，并绘制直方图。

　　3. 编写一个你自己的 R 程序，然后存入电脑。在存入时有意不用".R"作为后缀，关闭程序后再打开，看看会发生什么情况。

　　4. 在一个 R 程序里分别用大写的 $X$ 和小写的 $x$ 来存入不同的数据，体会其中的差别和意义。

5.把光标移到记录窗,直接键入 33/7,然后按"Enter"键,看一看会出现什么。用类似的方法进行任意的四则运算、平方、开方、指数、对数等计算。

## 思考题

1.完成了第一章的学习之后,请你谈一谈为什么说 R 程序既不神秘,也不难学习?

2.为什么说 R 软件特别重要,特别有价值?

3.为什么编写程序时应用"#"加入注释功能非常重要?

4.编写 R 程序时,字母大写小写有区别吗?

5.存放 R 程序文件的文件名后缀是什么?

## 参考文献

[1] CHEN X G, CHEN D. Statistical methods for global health and epidemiology[M]. Berlin, Germany: Springer Nature, 2020.

[2] GALEANO P, PEÑA D. Data science, big data and statistics[J]. TEST, 2019, 28: 289-329.

## 第二章

# 连续数据 R 软件可视化分析

**本章提要**

　　了解数据的分布特征是进一步开展数据处理和统计学分析的前提。但对于非统计学专业人员来说,快速、精准把握数据的真实分布特征是一个巨大的挑战。特别是当面对海量数据时,其更是束手无措。针对这一现实问题,本章将介绍如何使用 R 软件的可视化分析手段把握数据的分布特征,包括用直方图描述数据的频数分布和密度分布,用曲线图描述数据的分布形状(如正态分布),同时还将介绍非正态分布数据如何进行正态变换。本章所用数据均为 R 软件自带,没有数据的用户也可以自由练习。

　　**关键词**:连续变量;直方图;频数;密度;正态分布;正态变换

　　进行数据分析之前,我们首先要了解和把握变量的分布情况,之后才能确定数据能不能进行分析以及用什么方法进行分析。然而,很多人对数据"望而生畏",不知如何从看似错综复杂的海量数据中,认识其客观分布。根据基本的统计学知识,我们可以通过计算变量的集中趋势和离散趋势来把握数据的分布特征。可是,集中趋势和离散趋势都是抽象的概念,无法帮助我们准确把握数据的真实分布情况。试想,如果能够把数据的结构和分布特征通过图的方式表达出来,这无疑将极大提高我们把握数据的能力。然而,绝大多数用于统计学分析的软件,主要是为那些统计学专业的人开发的,因此通过图来表示数据就不那么重要,因为变量的基本特征对一个从事统计学的人来说,就像四则运算对一个大学生一样,没有必要介绍。

　　医学科研数据从分析的角度大体可以分为两类,即连续变量(continuous variable)和离散变量(discrete variable)。连续变量通常是通过测量得到的,比如身高、体重、血压、血糖、各类激素水平和有害化学物质暴露剂量等。与连续变量不同,离散变量主要是靠清点数目得到,比如性别、受教育程度、家庭人口数、对某件事的态度和喜好等。本章内容将主要介绍如何使用 R 软件对连续变量进行可视化描述,以更加直观地反映数据分布特征。

## 一、导入数据

为了便于用户自我练习，本章首先使用 R 软件中的 tidyverse 软件包，其中包含多种用于数据处理和可视化的工具包（如 dplyr、ggplot2、idyr 等）。这里主要使用 ggplot2 包中名为 msleep 的数据库，以便读者课后自由练习所介绍的方法。R 程序 2-1 显示了如何调用该数据库，如何进行内容检查和变量选择，进而建立一个用于可视化分析的数据库。

```
2  ### episode 2 visualization of continuous variable using R ###
3  # we will use data in an R package "tidyverse" to demonstrate the method
4  # the dataset is names "msleep"
5  # today: 8/15/2022
6  #
7  ### part 1 data preparation
8  # 1 install R package "tidyverse" using R function install.package()
9  install.packages("tidyverse")
10 # 2 activate the newly installed package using R function library()
11 library(tidyverse)
12 # 3 read all data in msleep into data, a new dataset for use
13 data<-msleep # check the environment window for the new data
14 # 4 check names for all variables in data
15 names(data)
16 # 5 select variables from data and put in df, a new dataset to use
17 df<-data[,c("vore","sleep_total","sleep_rem","sleep_cycle","brainwt","bodywt")]
18 # check data structure
19 str(df)
20 # 6 check missing data for individual variables
21 colsums(is.na(df))
```

R 程序 2-1

首先，打开电脑，启动 RStudio；然后，将 R 程序 2-1 输入编辑窗。可以看出，R 程序 2-1 的前 8 行都是属于注释内容，用户可以根据自己的情况对此进行修改。

程序的第 9 行显示如何安装 tidyverse 软件包，这里，install.packages() 是一个经常用到的 R 命令，用于安装新的软件包。第 11 行显示如何启动该软件包，与安装软件包的命令一样，library() 也是一个经常用到的 R 命令。需要指出的是，每个 R 软件包在同一台电脑只要安装一次，就可以永久使用；而每个已经安装的软件包，每次启动 R 或 RStudio 时只须加载一次，如果未关闭 R 或 RStudio 则无须重复加载。

R 程序 2-1 第 13 行，把程序包 ggplot2 包中名数据库 msleep 加载到一个名为 data 的数据库里。当在 RStudio 的环境视窗里可以看到数据库 data 的基本情况，就表示数据加载成功。

## 二、了解数据库和选择变量

R 程序 2-1 的第 15 行用 R 命令 names() 查看数据库里有哪些变量。执行该命令后，在记录窗里可以得到下面结果（图 2-1）：

```
> # 4 check names for all variables in data
> names(data)
 [1] "name"        "genus"       "vore"        "order"       "conservation"
 [6] "sleep_total" "sleep_rem"   "sleep_cycle" "awake"       "brainwt"
[11] "bodywt"
```

图 2-1　执行 R 程序 2-1 第 15 行命令的结果

该结果表示，数据库中一共有 11 个变量。我们打算从中选择 6 个变量进行可视化分析。R 程序 2-1 的第 17 行显示如何从一个数据库里选择变量。该命令首先定义一个新的数据库 df 来存放选出的变量。运算符号"<-"表示从刚刚载入的数据库 data 里选择变量，然后存放到 df 里（df 是一个数据框，用来存储选出的变量）。方括号内的命令告诉计算机选择哪些变量。方括号里一开始是一个逗号"，"，它表示让计算机选择所有的观察对象，有多少选多少，一个也不落下。括号里逗号之后以 c() 的形式列出了想选用的变量。变量名放在双引号内，变量之间用逗号隔开。这些变量名，就是运行第 15 行命令后从原始数据库中读取出来的。有了这些名字，选择变量就不容易出错。

运行程序第 17 行命令后，下面的 6 个变量就存放在新数据库 df 中了：

（1）vore：动物的食性，如肉食、草食等。

（2）sleep_total：一天之内总的睡眠时间（小时）。

（3）sleep_rem：快波睡眠时间（小时）。

（4）sleep_cycle：睡眠周期。

（5）brainwt：大脑重量（克）。

（6）bodywt：动物体重（千克）。

在数据库 df 中，6 个变量各占一列（column），83 个观察对象各占一行（row）。

## 三、查看所选择的变量

选定变量并建立数据 df 后，下一步是查看数据的具体情况。R 程序 2-1 第 19 行的 str() 是用来检查数据库结构的 R 命令。图 2-2 显示执行该命令后在记录窗显示的信息。

```
> # check data structure
> str(df)
tibble [83 × 6] (S3: tbl_df/tbl/data.frame)
 $ vore       : chr [1:83] "carni" "omni" "herbi" "omni" ...
 $ sleep_total: num [1:83] 12.1 17 14.4 14.9 4 14.4 8.7 7 10.1 3 ...
 $ sleep_rem  : num [1:83] NA 1.8 2.4 2.3 0.7 2.2 1.4 NA 2.9 NA ...
 $ sleep_cycle: num [1:83] NA NA NA 0.133 0.667 ...
 $ brainwt    : num [1:83] NA 0.0155 NA 0.00029 0.423 NA NA NA 0.07 0.0982 ...
 $ bodywt     : num [1:83] 50 0.48 1.35 0.019 600 ...
```

图 2-2　执行 R 程序 2-1 第 19 行命令的结果

从图中结果可以看出，我们选择的 6 个变量全部包含在数据库 df 中。其中，第一行的 tibble[83×6] 表示：df 数据库里一共有 83 个观察对象，6 个变量，且数据库是以 tibble 的形式呈现的。这种数据形式还将在后面的章节中反复出现。

结果中的其余 6 行，分别说明了 6 个变量的基本特征。第一个变量 vore 属于 chr，即字符串变量，并列举了几种可能的结果，即 carni（肉食性动物）、omni（杂食性动物）、herbi（草食性动物）等；第 2～6 个变量属于 num，即数值型变量，包括三个睡眠指标（sleep_total、sleep_rem 和 sleep_cycle）和两个重量指标（brianwt 和 bodywt）。数据里面的 NA 表示缺失值（missing data）。

R 程序 2-1 的最后一行，巧妙地使用 is.na() 与 colSums() 来统计每个变量的缺失值情况，便于在绘图和统计分析时参考。R 命令 is.na() 帮助查找数据库里的缺失值，并使用 colSums() 统计每一个变量的缺失值情况，这里 col 表示数据库的列，Sums 表示累计。因为数据库里每一列即代表一个变量，colSums() 帮助统计出每一个变量有缺失数据的观察对象的个数。下面是该命令的执行结果（图 2-3）：

```
> # 6 check missing data for individual variables
> colSums(is.na(df))
       vore sleep_total   sleep_rem sleep_cycle      brainwt      bodywt
          7           0          22          51           27           0
```

图 2-3　执行 R 程序 2-1 第 21 行命令的结果

除 sleep_total 和 bodywt 两个变量之外，其余 4 个变量都有缺失数据，变量 sleep_cycle 的缺失数据为 51 个，最为严重，占全部 83 个观察对象的 61%。如果数据缺失达到这个程度，该变量几乎就没有分析价值了。其他 3 个变量的缺失数据分别为 7 个、22 个和 27 个。

通过 R 程序 2-1 和得到的结果可以看出，R 软件具有强大的数据查看和数据处理能力。它可以帮助我们从一个很大的数据库中选择所需要的变量，然后很方便地查看所选变量的信息，并统计数据缺失情况。这些都是我们进行数据分析之前所必须了解的。

## 四、R 程序与连续变量可视化分析

对于一个拥有几只或者十几只样本的动物实验，直接查看实验结果就可以对数据情况有基本把握。但是，一旦有几十个乃至成百上千个观察对象时，仅通过观察原始数据常常难以准确把握数据的真实特征和分布情况。统计学中，用来认识数据分布特征的方法主要是计算集中趋势（如平均数）和离散趋势（如标准差）。

虽然这两个指标不难计算，但如何借此理解一个变量的分布及缺失情况仍然是一个挑战。不过，有了 R 软件，我们就可以通过可视化方法轻松、直观地描述一个连续变量的分布情况。

R 程序 2-2 展示了连续变量可视化分析的方法，该程序共包括 3 个部分。第 1 部分第 25 行首先用 df\$sleep_total 命令，把表示总睡眠时间的变量 sleep_total 从数据库 df 里取出来，放在一个叫作 $x$ 的变量里。我们之所以选择这个变量，首先是因为它是连续的，符合分析的要求；其次，根据 R 程序 2-1 最后第 21 行命令的统计结果，这是一个没有缺失值的变量（图 2-3），数据质量最好。

```
23  ### part 2 simple visualization using different methods
24  # 1 select variables
25  x<-df$sleep_total
26  # 2 conventional way using numbers
27  x;                      # list all values
28  mean(x);                # compute mean
29  sd(x)                   # compute standard deviation
30  # 3 visualization using R program
31  # 3.1 stem chart
32  stem(x)
33  # 3.2 strip chart
34  stripchart(x,method="stack",offset=1,pch=1)
35  # 3.3 histogram
36  # basic
37  hist(x)
38  # add title and x y labels
39  hist(x,
40      main ="",
41      xlab ="Hours of sleep",
42      ylab ="Number of animals")
43  # control the number of bars in histogram
44  hist(x,breaks =seq(0,24,by=3),
45      main ="",
46      xlab ="Hours of sleep",
47      ylab="Number of animals")
```

R 程序 2-2

程序 2-2 的第 2 部分用传统的方法来描述一个连续变量，包括列出所有的数据（27 行）、计算平均数（28 行）和标准差（29 行）。图 2-4 是执行了这几行命令的结果。

如图 2-4 所示，尽管 83 个数字不算多，但是仅靠观察原始数据无法把动物总睡眠时间的基本情况描述清楚。为了解决这个问题，通常可以计算数据的平均数和标准差。平均数用来描述数据分布的集中趋势，而标准差则用来描述数据分布的离散趋势。如果是统计学专业的人，即使是不看原始数据，根据程序计算的平均数和标准差也可以对全部数据的分布情况有基本的了解。但是对那些不是专门从事数据分析的人而言，平均数和标准差只不过是两个数字，甚至比具体的原始数字更难把握。

鉴于此，R 程序 2-2 的第 3 部分介绍了几种数据可视化技术，包括茎叶图（stem and leaf display，第 31～32 行），带状图（strip chart，第 33～34 行）和直方图（第 35～47 行）。下面将分别介绍这几种可视化方法和结果。

```
> # 2 conventional way using numbers
> x;                          # list all values
 [1] 12.1 17.0 14.4 14.9  4.0 14.4  8.7  7.0 10.1  3.0  5.3  9.4 10.0 12.5
[15] 10.3  8.3  9.1 17.4  5.3 18.0  3.9 19.7  2.9  3.1 10.1 10.9 14.9 12.5
[29]  9.8  1.9  2.7  6.2  6.3  8.0  9.5  3.3 19.4 10.1 14.2 14.3 12.8 12.5
[43] 19.9 14.6 11.0  7.7 14.5  8.4  3.8  9.7 15.8 10.4 13.5  9.4 10.3 11.0
[57] 11.5 13.7  3.5  5.6 11.1 18.1  5.4 13.0  8.7  9.6  8.4 11.3 10.6 16.6
[71] 13.8 15.9 12.8  9.1  8.6 15.8  4.4 15.6  8.9  5.2  6.3 12.5  9.8
> mean(x);                    # compute mean
[1] 10.43373
> sd(x)                       # compute standard deviation
[1] 4.450357
```

图 2-4 执行 R 程序 2-2 第 27 ~ 29 行命令的结果

## （一）茎叶图和带状图

茎叶图是手工处理数据最早的方法之一，以某个整数（如 10、20）为单位对数据进行统计。这种方法虽然耗时费力，但对有效把握数据的分布情况非常有用。在 R 软件中，通过 stem() 命令可以快速绘制茎叶图（R 程序 2-2 第 32 行）。图 2-5 的左侧显示的是通过该命令对 83 个数据进行统计分析后计算机输出的结果。可以看出，计算机选择了 2.0 作为单位进行统计。第 1 行 0 表示在 0~1.9 范围的所有数据，满足条件的只有 1 个，即 0.9；第 2 行 2 表示在 2~3.9 范围的所有数据，一共有 8 个，分别是 2.7、2.9、3.0、3.1、3.3、3.5、3.8 和 3.9。同理，下面各行分别列出了相应的数据范围里的数据个数。因此，茎叶图能够直观地反映数据的分布情况，比如从茎叶图（图 2-5 左侧）可以看出，动物总睡眠时间倾向于正态分布。

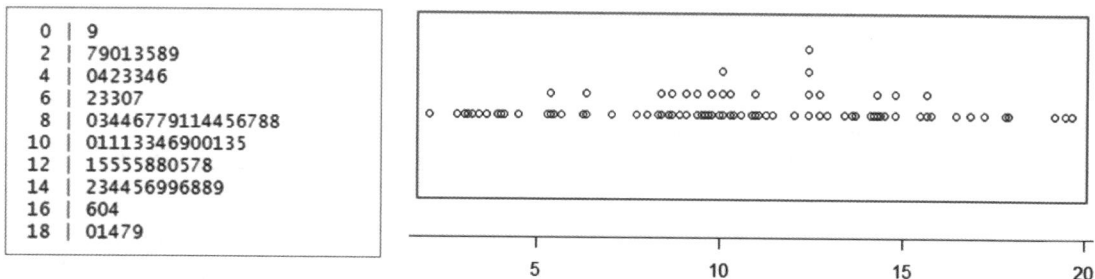

```
 0 | 9
 2 | 79013589
 4 | 0423346
 6 | 23307
 8 | 03446779114456788
10 | 01113346900135
12 | 15555880578
14 | 234456996889
16 | 604
18 | 01479
```

图 2-5 执行 R 程序 2-2 第 32 ~ 34 行命令的结果

图 2-5 右侧是带状图（R 程序 2-2 第 34 行），其原理与茎叶图类似，只是用了更小的单位，因此也可以用来描述连续变量的分布情况。其中，圆圈代替数字，连起来就像一串一串的圆珠子一样，因此也被称为"串珠图"。该图有着比较直观的视觉效果，同时也避免了茎叶图仍然使用数字进行表示的弊端，因此更具吸引力。

## （二）直方图

### 1. 直方图描述连续变量

直方图是描述连续变量最常用的方法。R 程序 2-2 的第 3 部分对这种方法进行了介绍。程序的第 37 行直接用 R 软件的 hist() 功能绘制了总睡眠时间 $x$ 的直方图，第 39~42 行则演示了如何为直方图及其 $x$ 轴和 $y$ 轴加上标题。图 2-6 显示的是这一部分程序运行的结果。

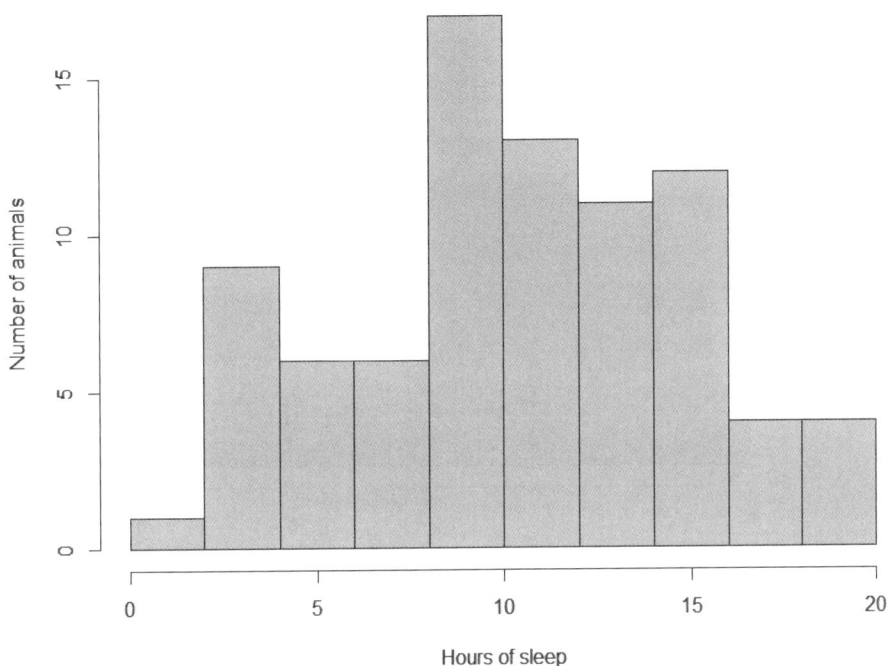

图 2-6 执行 R 程序 2-2 第 39～42 行命令的结果

可以看出，83 只动物每天的总睡眠时间分布在 0～20 小时范围内，大多数在 9～16 小时之间，接近正态分布，这与前面图 2-5 的茎叶图和带状图的结果一致。因此，可以明确下一步数据分析的统计学方法，如 $t$ 检验、方差分析、线性回归分析等。

2. 优化直方图的可视化效果

图 2-6 的结果虽然很好，但是用多少个直方条是计算机决定的。那么，有没有办法改变和掌控这一绘图参数呢？答案是有的。R 程序 2-2 的第 44 行命令就演示了一种方法：使用定义直方图分隔数目的 R 命令 breaks=seq(0, 24, by=3)。该行程序首先调用 R 命令 seq() 来产生一个数据系列，其范围介于 0～24 之间，其次每隔 3 个数产生一个直方条。因此，根据这一命令，相应的分隔点依次为 0、3、6、9……21，然后用这些数据作为节点绘制直方图。图 2-7 是运行该程序后的结果。

比较图 2-6 和图 2-7 可以看出，虽然原始数据完全相同，但按照给定条件绘制出的直方图（图 2-7）要比由计算机决定的（图 2-6）更具视觉效果。这就是我们常说的统计学技巧或统计学艺术。大多数情况下，计算机作图的效果都不错。但是，当计算机作图的效果不佳时，便可以通过 R 程序自定义分界值，以绘制满足需求的直方图。

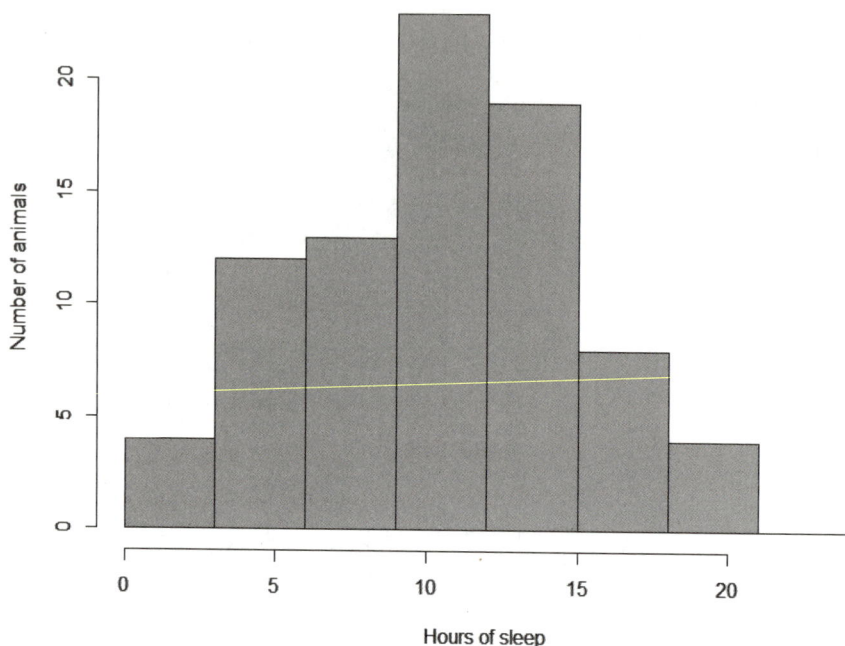

图 2-7  执行 R 程序 2-2 第 44～47 行命令的结果

### 3. 直方图拟合密度分布

如图 2-6 和图 2-7 所示,动物的总睡眠时间似乎接近正态分布。那么,有没有办法通过统计指标来反映该数据是否符合正态分布呢? 答案是肯定的,而且还有两种实现方法。R 程序 2-3 给出了这两种方法,其具体内容如下:

```
49  ### part 3 two types of density distribution
50  par(mfrow=c(1,2))           # set page format to show 2 figures in 1 row
51  # data-based density distribution
52  hist(x,probability = T,     # draw probability histogram
53      main = "" )
54  lines(density(x))           # add distribution line
55  # compute to the normal distribution
56  hist(x, prob= T,            # draw probability histogram
57      main="")
58  # add norm curve using the estimated mean and sd
59  curve(dnorm(x,mean = mean(x),sd = sd(x)),
60      col="blue",lwd=1.5,add = TRUE)
61  # set page format to default
62  par(mfrow=c(1,1))           # set page to default
```

R 程序 2-3

为了对比这两种方法,程序的第 50 行首先使用 par() 命令,并指定 mfrow=c(1,2),把绘图页面设置成 1 行 2 列,这样就能够左右并排放置两幅图。

程序第 52 行显示的是第一种方法,即根据数据直接计算分布,在统计学上称为密度(density)。虽然用的还是 hist() 函数,但是括号里增加了 probability=T(这里 T 表示 true),这个选项要求计算机使用分布密度(与百分比类似)而不是使用频数作图。而程序的第 54 行是根据计算的密度画出分布曲线,然后把分布曲线直接叠加在直方图上。

　　图 2-8（左）就是执行这一部分命令后输出的结果。注意，与图 2-6 和图 2-7 相比，这里横轴还是 x，即总睡眠时间，而纵轴 y 由频数变成了密度。总体来看，曲线接近于正态，而其中的弯曲可以视为由抽样误差所致。

　　要绘制光滑的正态分布曲线来描述会更加烦琐一些。R 程序 2-3 的第 56～60 行给出了绘制光滑正态分布曲线的例子。这里为直方图加画曲线的命令是 curve()。根据数据绘制正态曲线需要数据的平均数和标准差。程序的第 59 行先调用 curve() 函数，在该命令括号里调用 dnorm() 函数产生数据以绘制曲线。在使用 dnorm() 时，直接根据 x 的数据，用 mean=mean(x) 和 sd=sd(x) 计算相应参数，然后绘制分布曲线。命令的第 60 行定义曲线的颜色和粗细，然后用 add=TRUE 把绘制的曲线叠加到直方图上。图 2-8（右）就是执行了这一部分命令后输出的结果。

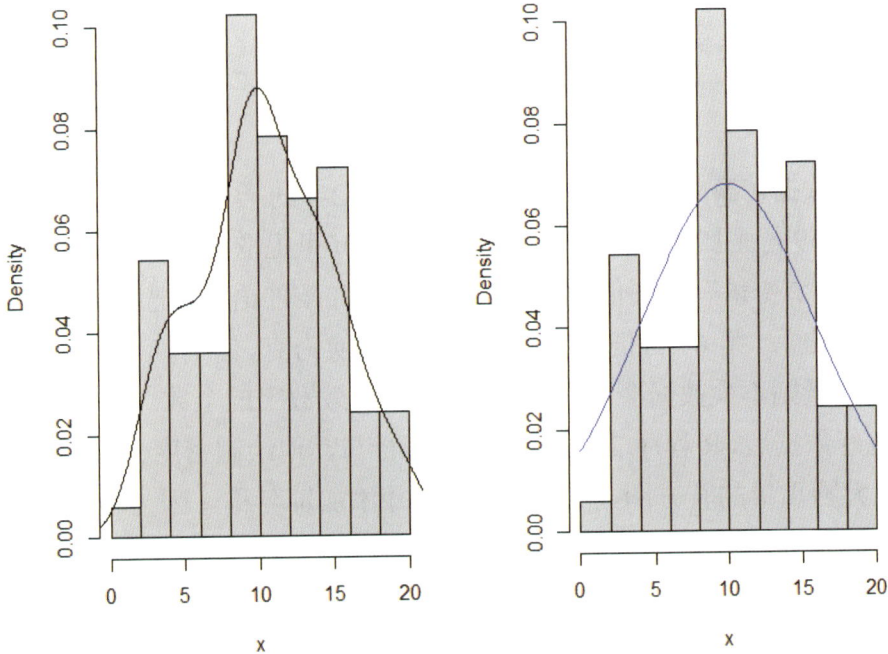

图 2-8　执行 R 程序 2-3 命令的结果

　　4. 利用直方图验证数据正态变换

　　实际上，在多数医学科研中，经常碰到的一个问题是手头收集到的数据往往并不服从正态分布，而是呈现出明显的偏态。此时，如果不进行处理而直接使用仅适用于正态分布数据的统计学分析方法，其结果就会出现问题，因为一两个较大的数据会左右整个分析的结果。直方图是帮助我们发现数据是否符合正态分布的一个非常有效的工具。如果数据呈偏态分布，就可以通过数学方法将其转换为正态或接近正态分布的数据。R 程序 2-4 的第 1 和第 2 部分以数据库 df 里动物大脑重量 brainwt 为例,介绍这种方法。

```
64  ### part 4 transfer to normal distribution
65  ## 1 data preparation and page set up
66  par(mfrow=c(1,2))                          # set page format
67  x2<-df$brainwt                             # put brainwt in variables x2
68  x2<-x2[!is.na(x2)]                         # remove missing
69  x2<-x2*1000                                # convert weight from kg to gram
70  #  2 make histogram of the original data
71  hist(x2,prob=T,main="",
72      xlab="brain weight (original data)")
73  # add smooth density by setting adjust=10
74  lines(density(x2,adjust=10),lwd=1.6,col="blue")
75  # 3 make histogram after log transformation
76  x=log(x2)                                              # log transformation
77  hist(x,ylim = c(0.00,0.18),probability = T,            # make histogram
78      main = "",
79      xlab = "log transfferd brain weight")
80  curve(dnorm(x,mean = mean(x),sd = sd(x)),ylim=1.8,
81      col="blue",lwd=1.6,add = TRUE,yaxt="n")            # add distribution curve
82  # 4 use box plot for comparison
83  boxplot(x2,main="Brain weight(gram)")                  # original data
84  boxplot(x,main="log transfferd brain weight")          # log-transferred data
85  ## 5 save data and re-open saved data
86  # save data in csv format for later use
87  write.csv(df,"sleepdata.csv")                          # save df in csv format
88  data<-read.csv(file = "sleepdata.csv")                 # read saved data
89  view(data)
```

R 程序 2-4

为比较数据转换前后统计图的变化,R 程序 2-4 的第 66 行把页面设置成 1 行 2 列。第 67~69 行则属于数据处理,先从数据库 df 里提取出变量 brainwt(动物的脑重)。由于这个变量有缺失值,第 68 行用 !is.na() 条件语句,把所有的缺失值从数据里去除。之后,第 69 行把重量单位由千克转换为克,因为如果使用千克来表示动物大脑重量则不少数据会带有小数点,影响有效数字的个数。

准备好数据后,R 程序 2-4 的第 71~72 行与其他绘制密度分布图的 R 程序一样,先做大脑重量的直方图,然后给图命名并添加轴名称。因为程序中有 prob=T(这里 prob 是 probability 的简写)的命令,所以绘制的是密度分布图而非频数分布图。程序的第 74 行用 R 命令 lines() 给直方图叠加分布曲线,利用 R 命令 col="" 和 lwd= 来指定回归线的颜色和粗细(col 和 lwd 分别是英文 color 和 line width 的简写)。与 R 程序 2-3 不同的是,这里在 density() 命令的括号里加入了"adjust=10",保证了在处理呈偏态分布的数据时,能够绘制出比较光滑的曲线,且输入的数字越大曲线就越光滑。

图 2-9(左)是运行这一部分程序后绘制出的密度分布直方图。很显然,动物大脑重量的范围很宽(0~6 000g)且分布呈现明显的正偏态,绝大多数动物的脑重都在 1 000g 以下,仅少数动物的脑重在 4 000g 以上。如果直接使用仅适用于正态分布数据的统计学分析方法,其结果可能会出现偏差。幸运的是,这类正偏态分布的数据通常可以通过对数变换实现正态转化。

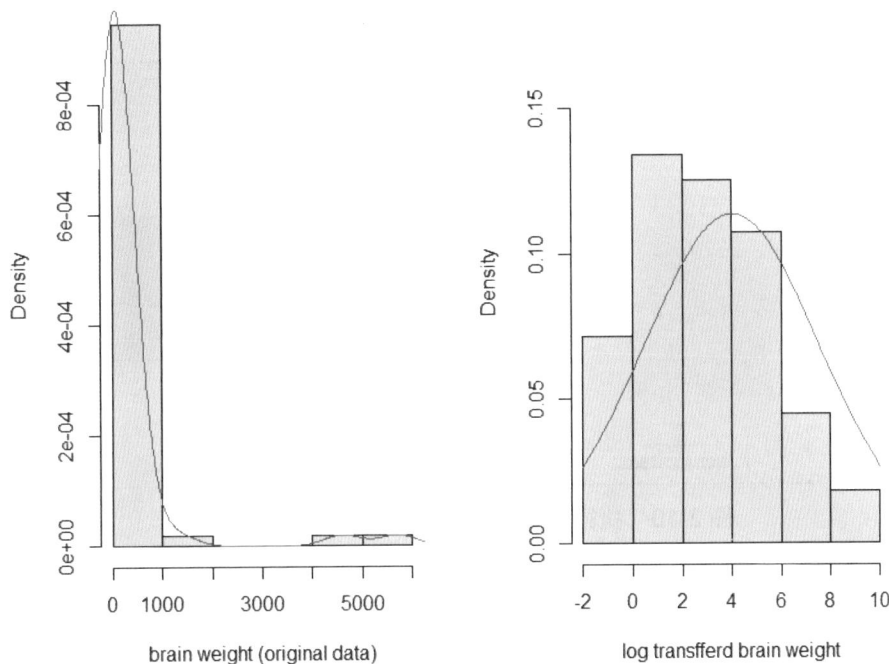

**图 2-9　执行 R 程序 2-4 第 1～3 部分命令的结果**

　　R 程序 2-4 的第 3 部分显示了如何进行对数变换，然后用直方图来查看结果。程序的第 76 行把代表大脑重量的 $x2$ 取对数之后存放在 $x$ 里，然后再仿照 R 程序 2-3 里的方法，叠加正态分布曲线来检查对数变换之后的数据分布情况。R 程序 2-4 中直接使用对数变换之后的数据计算 $\bar{x}$ 和 $s$ 来绘制正态分布曲线。

　　图 2-9（右）所示是这一部分程序输出的结果。通过对数变换，数据范围压缩到 −2～10 之间，且数据分布基本上接近正态分布。因此，变换之后的数据可以直接运用连续变量的统计学方法进行分析。

### （三）箱线图

　　箱线图（box-plot）是另一种在研究中经常用到的表示数据集中趋势和离散趋势的方法。R 程序 2-4 的第 83 行和第 84 行分别使用对数变换前和对数变换后的脑重数据（g）绘制箱线图。程序运行结果如图 2-10 所示。

　　先看图 2-10（右），该图显示了几个重要的统计学信息：①图中灰色盒子里的黑实线表示变量的中位数（median）；②灰色盒子包括了变量 50% 的样本；③箱体的上下限分别是数据的上四分位数和下四分位数；④虚线所示的是正常数据的范围。对比图 2-9 的右图可知，箱线图是以另一种方式显示数据的分布特征。

　　图 2-10 的左图是基于没有经过对数变换的原始数据绘制的箱线图，结果显示数据的中位数接近于 0，且很多数据点（图中的小圆点）不在正常范围内，因此属于高度偏态分布。但是通过对数变换之后，这些"异常值"都成了"正常值"。

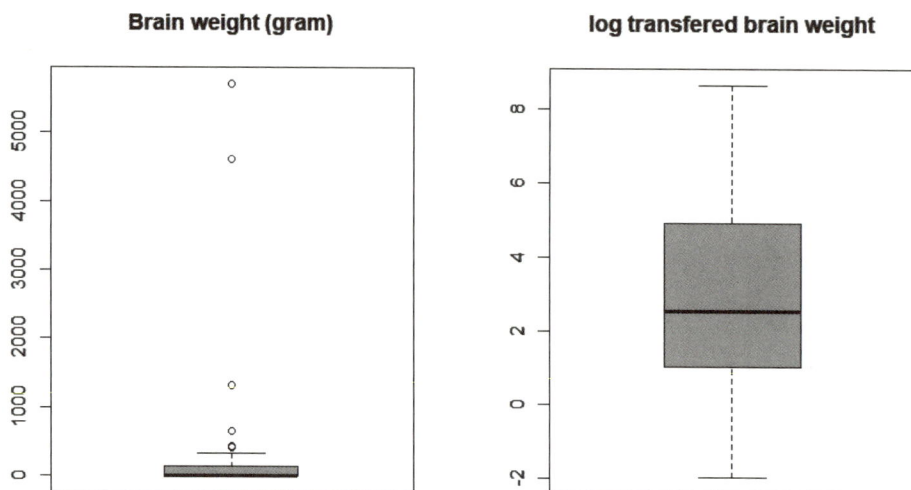

图 2-10　执行 R 程序 2-4 第 83～84 行命令的结果

## 五、数据存储和再分析

本章示例使用的是 tidyverse 里的现成数据。读者若想使用自己的数据进行分析或者把计算机里的数据存放在电脑里供今后使用，就必须熟悉数据的存储和读入。R 程序 2-4 的最后一部分通过 3 行命令演示了将数据存储和读入的方法。R 软件存储数据的通用格式为：

write.csv( 现有数据，file="存储数据的名字 .csv")。

因为本章示例所有数据来自数据库 df，因此括号里的第一项（现有数据）就是 df。为了便于记忆，通过 file=" "，把存储的数据命名为"slpeepdata.csv"，即表示与睡眠相关的数据。

为了验证存储的数据，R 程序 2-4 中的第 88 行将刚刚存储的数据 sleepdata.csv 通过命令 data<-read.csv(file="sleepdata.csv") 把数据重新导入 R 中，存放在一个新的数据文件 data 里（读者可以根据需要自定义文件名）。命令的最后一行用 view(data) 检查读入的数据与存放的数据是否相同。数据存放好之后，即使在没有联网的情况下，也可以在重新启动 R 时直接读取存储的数据。

## 六、本章小结

R 程序是一个非常有效的数据分析工具，可以用图示的方法来表示一个变量的分布情况。尽管本章使用较长的篇幅来介绍这个方法，但我们一旦熟悉并掌握本章的方法后，就可以轻松地使用相同的方法对很多变量完成绘图，进而得出结论。

　　除了直方图和箱线图的绘制外，本章还介绍了一些非常有用的 R 命令，包括从现有数据库里读取数据、从数据库中读取出需要的变量、检查变量的缺失值、对正偏态分布的变量进行对数变换等。这些方法在后续章节中还会经常用到。

　　最后，本章还介绍了数据文件的存储和再导入。这一部分虽然只有 3 行命令，但依然非常重要。

## 》》 练习题 《《

　　1. 反复练习本章里的例子，直到能够独立完成分析。

　　2. 参考医学文献中的小样本资料，用第一章介绍的方法将数据输入电脑，然后利用本章介绍的方法分析数据分布特征。

　　3. 分析自己、同学和同事手头的数据，可以将其通过 excel 转存为 csv 格式的数据，用 R 命令 data<-read.csv(file="文件名 .csv") 导入电脑，用本章学习的方法进行可视化分析。

　　4. 到互联网上寻找其他用于描述连续变量的方法，提升数据分析能力。

## 》》 思考题 《《

　　1. 有几种方法能够对连续变量进行可视化描述？

　　2. 与平均数、标准差等统计学指标相比，使用不同的图进行可视化描述有哪些优点和缺点？

　　3. 通过可视化分析发现数据呈现明显正偏态时，如何进行处理？

　　4. 如何应用 R 程序来判断经过处理之后的数据是否转换为正态或者基本正态分布？

　　5. 在 R 中，有哪几种方法可以用密度曲线目测数据是否接近正态分布？每一种方法是如何进行的？

## 》》 参考文献 《《

[1]　CHEN X G. Quantitative epidemiology［M］. Berlin，Germany：Springer Nature，2021.

[2]　VERZANI J. Using R for introductory statistics［M］. New York，United States：Chapman & Hall/CRC，2005.

## 第三章

# 离散数据 R 软件可视化分析

## 本章提要

与连续变量一样，离散变量在科学研究中也经常用到。典型的离散变量有性别、种族、教育程度、是否注射疫苗、是否生病、疾病类别、治疗效果以及疾病转归等。这类变量在数据科学和统计学上还有另外一个名称，叫作分类变量（categorical variable）。R 软件除了能够有效描述连续变量外，其描述离散变量的功能也很强大。描述离散变量的第一步就是清点离散变量中各类观察对象的个数，又称为频数（frequency）。有了频数，就可以计算构成比（proportion），进而绘制条形图（bar chart）或饼形图（pie chart）。这些可视化方法和技术能够帮助我们快速有效地把握数据的构成情况。另外，离散变量还可以用来对样本进行分组，然后描述连续变量或其他离散变量在不同组别的分布，及其随时间和空间（地区）变化而变化的趋势。这一章主要介绍如何用 R 软件对离散数据进行可视化分析，从而描述离散数据的分布和构成特征。所采用的数据仍然是 R 程序包 ggplot2 里面自带的数据库 msleep。

**关键词**：离散变量；分类变量；频数；构成比；条形图；饼形图；数据可视化

与连续数据不同，离散数据不能用平均数、标准差、条形图等可视化方法来描述。比如，在研究中，通常会用男女（M 和 F）来表示性别，由于男、女是两个完全不同的属性，从男到女不是一个连续的过程，因此并不能计算性别的平均数和标准差，也无法用条形图来表示。即使把性别这个变量数字化（如用 1 表示男性，2 表示女性）之后，可以按照公式来计算平均数和标准差，但得到的结果却没有实际意义。比如某项研究有 10 名研究对象，包括 4 名女性，6 名男性。如果用 1 表示男性，2 表示女性，则性别的平均数 =(2×4+1×6)/10=1.4。虽然准确计算出了结果，但无法解释这个平均数的意义。

点数（counting）是认识离散数据特征的最常用方法，通过清点每一个类别个体数的多少把握数据的分布与结构特征。点数的结果就是数据科学和统计学中常说的频数。得到频数之后，可以进一步分析各个类别的构成比，进而用数字描述变量的情况。最后，可以用不同的统计图，如条形图和饼形图等，以可视化的方式直观显示离散数据的多水平结构。

除了把握离散变量的结构特征外，R 程序还可以描述连续变量随离散变量改变的时间和空间变化趋势。例如把年龄分为儿童、青少年、中年和老年，可以用来分析身高、体重、血压、发病率、死亡率等与年龄变化的关系，描述各健康指标的时间趋势；把年份作为离散变量，可以用来描述前面各种连续性健康指标随着年份变化是增加、减少或不变，帮助把握事物的时间趋势；把一个国家各地区的 GDP 数据统计出来，就可以描述经济发展的地理趋势。

本章将着重介绍使用 R 软件描述离散变量的 3 种方法，即清点频数、绘制条形图和饼形图。与第二章相同，仍然使用 R 程序包 tidyverse 携带的数据库 msleep 来演示离散变量的可视化方法。不过，这一次选择表示动物食性的分类变量 vore。

## 一、数据准备

电脑开机启动 RStudio 后，按"Ctrl+Shift+N"建立一个新文件，把下面的 R 程序 3-1 逐行输入电脑。然后，命名文件，用".R"作为后缀把输入的 R 程序存入电脑。R 程序 3-1 包含两个部分。第 1 部分是数据准备。在注释行（2～6 行）之后，使用 library (tidyverse) 启动程序包 tidyverse（第 7 行），把 msleep 里的数据读入新数据库 data（第 8 行），查看数据库里所有变量（第 9 行），从中选出两个变量（第 10 行）：第一个是 vore，即动物食性，属于分类变量，也是本章的主要变量；第二个是 sleep_total，即动物的总睡眠时间，属于连续变量，在本章中主要用来描述不同食性动物的睡眠时间。

```
1
2  ### episode 3 visualization of categorical variables using R ###
3  # data from the R package "tidyverse" will be used for demonstration
4  #today:8/15/2022
5  #
6  ## part 1 data preparation
7  library(tidyverse)                      # activate R package tidyverse
8  data <- msleep                          # read msleep data from tidyverse
9  names (data)                            # check variable names
10 df<-data[,c("vore","sleep_total")]      # select 2 variables
11 str (df)                                # check data structure: 83 obs 11 var
12 colSums (is.na(df))                     # check missing 7 missing for vore
13 df <- na.omit (df)                      # remove obs with missing data n=76
14 #part 2: count frequencies and compute proportions
15 freq <- table(df$vore)                  # counting numbers
16 freq                                    # check result
17 freqs<-sort (freq)                      # sort result
18 freqs                                   # check sorted result
19 prop.table(freq)                        # compute proportion
20 round(100* prop.table(freq),digits=2)   # put results in %, keep 2 decimals
```

**R 程序 3-1**

如果在第二章中已经把数据存入电脑，第 1 部分的数据准备可以作如下调整：电脑开机后，启动 RStudio，按"Ctrl+Shift+N"建立一个新文件，在注释行之后用命令 data<-read.csv(file="文件名 .csv") 导入数据，然后从 R 程序 3-1 的第 10 行开始编写程序。

变量选择好之后，先要进行质量检查，然后才能进行分析处理和作图。R 程序 3-1 里的第 11 行用 str(df) 命令查看数据特征，包括样本量大小（$n$=83）和变量类型（vore 是 chr 型，即字符型变量，非连续变量；sleep_total 是 num 型，即数值型变量，连续变量）。程序第 12 行使用 colSum(is.na(df)) 命令来查看每个变量的缺失值情况。命令 colSum() 可以让计算机统计每一列（即每个变量）的情况。括号里 is.na(df) 可以令计算机查找数据缺失情况。运行该命令后，结果显示数据库 df 中的变量 vore 有 7 个缺失值；另外一个变量 sleep_total 没有缺失值。根据检查结果，命令第 13 行把 7 个有缺失数据的观察对象剔除，之后把清理好的数据继续存放在数据库 df 里用以分析。

## 二、频数分析

准备好数据库 df 之后，R 程序 3-1 的第 2 部分将介绍如何清点变量 vore 的频数以及计算相应的构成比。程序中第 15 行用来计算频数的命令是 table()，括号中使用 df$vore 要求计算机从清理好的数据库 df 中提取变量 vore，并清点该变量的频数。清点完成后，把结果放在一个叫作 freq 的数据库里。这个名称是用户自定的，可以使用任何自己觉得方便的名称。第 16 行直接键入该数据库名，即可看到结果。第 17 行命令把清点的结果按照频数大小进行排序，排序之后存放在另外一个数据库 freqs 里。程序的最后两行介绍如何根据清点的频数计算构成比，并保留两位小数，然后使用 % 表示。

图 3-1 显示的是执行 R 程序 3-1 的第 15～20 行命令之后计算机输出的结果。变量 vore 里一共记载了 4 种动物食性，按照先后顺序依次为 carni（carnivore），代表肉食性动物；herbi（herbivore），代表草食性动物；insecti（insectivore），代表以昆虫为食的动物，omni（omnivore），代表杂食性动物。根据 R 程序 3-1 的计算结果，在 76 个动物中有 19 个肉食性动物（carni）、32 个草食性动物（herbi）、5 个以昆虫为食的动物（insecti）以及 20 个杂食性动物（omni）。按照构成比，肉食性动物占 25.00%，草食性动物占 42.11%，以昆虫为食的动物占 6.58%，而杂食性动物占 26.32%。

```
> ## part 2: count frequencies and compute proportions
> freq <-table(df$vore)                    # counting numbers
> freq                                      # check result

  carni  herbi insecti   omni
    19     32      5      20
> freqs<-sort(freq)                         # sort result
> freqs                                     # check sorted result

insecti  carni   omni  herbi
     5     19     20     32
> prop.table(freq)                          # compute proportion

     carni      herbi    insecti       omni
0.25000000 0.42105263 0.06578947 0.26315789
> round(100*prop.table(freq),digits=2)      # put results in %,keep 2 decimals

  carni  herbi insecti   omni
  25.00  42.11    6.58  26.32
```

图 3-1　执行 R 程序 3-1 第 15～20 行命令的结果

## 三、频数分析可视化

### （一）条形图

除清点频数外，R 软件还有很强的对离散数据进行可视化分析的能力。R 程序 3-2 演示了 3 种离散数据可视化的方法，第 1 种是绘制条形图，第 2 种是绘制饼形图，第 3 种是根据分类变量分组，显示连续变量不同组别的平均水平。该程序是 R 程序 3-1 的延续，因此把这 3 种方法分别标记为第 3、4、5 部分。

```
23  ## part 3: make bar chart using computed frequencies
24  par (mfrow=c(1,2))
25  barplot (freq, main="")
26  barplot (freqs, main="")
27  barplot (freq,horiz = TRUE, main="")
28  barplot (freqs,horiz = TRUE, main="")
29
30  ## part 4: create pie chart using computed frequencies
31  pie(freq,main = "")
32  pie(freqs, main = "")
33
34  # part 5 describe continuous variable with a categorical variable
35  # compute mean of sleep_ total by group of vore
36  dat<-aggregate(df$sleep_total, list(df$vore), FUN=mean)
37  # sort the result
38  dat<-dat [order (dat $x) ,]
39  # set up page format
40  par (mfrow=c (1,1))
41  # draw bar chart
42  barplot (dat$x,horiz = TRUE,
43          names.arg = dat[1:4,] $Group.1,col="green",
44          main = "",
45          xlab="mean sleep hours in a day")
46  #chart for researchers
47  boxplot (sleep_total ~ vore, data=df,
48          main = "",
49          ylab="sleep hours in a day")
```

R 程序 3-2

R 程序 3-2 的第 3 部分是第 23～28 行，其中第 24 行命令通过 par(mfrow=c(1, 2)) 设置页面，平行放置两幅图；第 25 行命令使用没有排序的频数清点结果 freq

作图;第 26 行命令使用排序后的结果 freqs 作图;而第 27 和 28 行命令则分别使用 freq 和 freqs 数据绘制横向放置的条形图。程序里的 R 命令 barplot() 是 R 软件用来绘制条形图的基本方法,只需要在括号里输入计算好的频数表就可以绘制一幅条形图。在这里,括号里用来作图的数据 freq 和 freqs 分别来自 R 程序 3-1 第 15 行和第 17 行命令计算的结果。与第二章的直方图类似,该命令也提供了一个 main=" " 的功能,用户可以根据内容和需要给图添加标题。

图 3-2 是执行了 R 程序 3-2 第 25~26 行命令之后计算机输出的结果。首先,两张图分左右排列,与第 24 行命令设置的页面格式一致;其次,左图是没有排序、直接按照数据的自然顺序绘制的条形图,右图是经过排序的。相比于左图,右图能够更有效地帮助把握动物食性的特征:不同食性动物的数量差别很大,以草食性动物最多,肉食性动物与杂食性动物数量相近,而以昆虫为食的动物最少。可见,把计算的频数排序之后再作图,效果会更好,而且,离散变量类别越多(比如 5 类以上),排序之后的效果越明显。

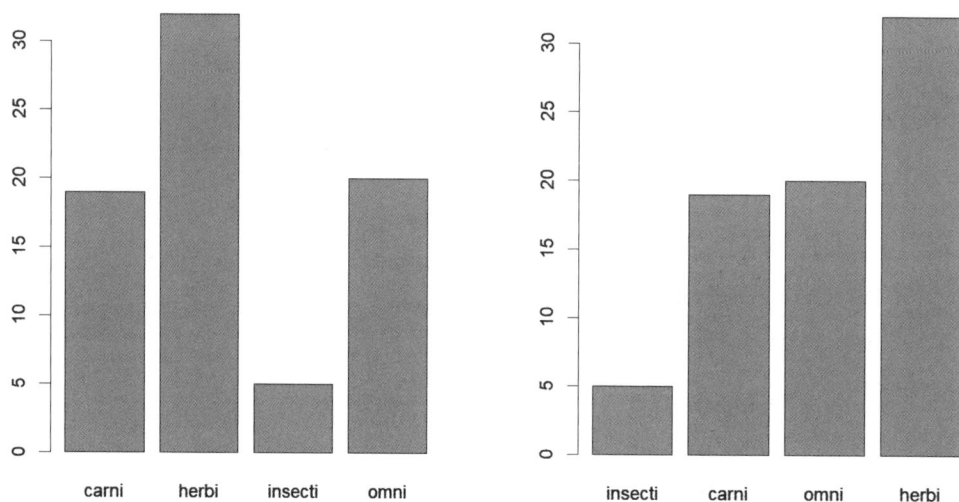

图 3-2　执行 R 程序 3-2 第 25~26 行命令的结果

除排序外,有时候会把条形图横过来水平摆放,绘制成横向条形图(又称水平条形图),也能较好地观察数据的真实结构。绘制横向条形图的方法简单,只需在 barplot() 的括号中增加选项 horiz=TRUE,计算机便会把绘制的条形图水平放置。图 3-3 是执行了 R 程序 3-2 里第 27 和 28 行命令后计算机输出的结果。所用的数据仍然是与图 3-2 完全相同的 freq 和 freqs。不同的是绘制的条形图是水平放置的,左侧显示的是没有排序的频数,而右侧则是排序后的频数。

对比图 3-2 和图 3-3 可以看出,在描述离散变量时我们有 4 个选择:按照自然顺序绘图、排序后再绘图、纵向绘图、横向绘图,用户可以根据需要和个人偏好灵活选用。在实际工作中，大多数都倾向于把数据排序后再作图，以直观反映哪一类变量的比例更高，哪一类变量比例更低。当变量类别较多时，横向条形图可能比纵向条形图的效果更好，这是因为横向条形图可以容许更多类别同时呈现而不受页面限制，且不会使读者觉得页面拥挤。

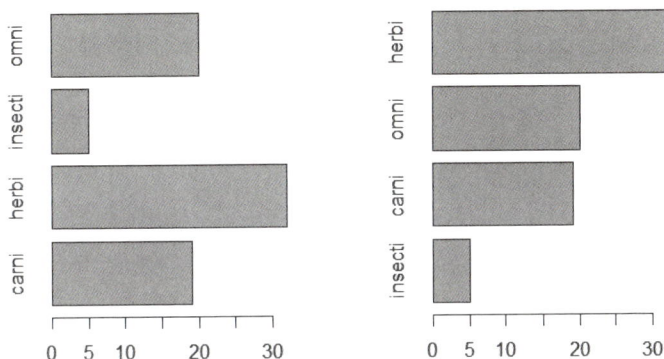

图 3-3　执行 R 程序 3-2 第 27～28 行命令的结果

## （二）饼形图

在 R 软件中，饼形图的绘制与条形图一样简单。R 程序 3-2 的第 4 部分用两行命令，分别显示对排序前和排序后的频数作饼形图。作饼形图所用 R 命令是 pie()，括号里分别是如前所示的 freq（排序前）和 freqs（排序后）。同理，R 命令 main=" " 可以用来给图加上标题。图 3-4 是执行这一部分程序后计算机输出的结果。

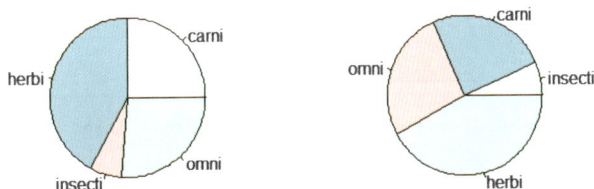

图 3-4　执行 R 程序 3-2 第 31～32 行命令的结果

图 3-4 左侧显示的是使用排序前的数据 freq 绘制的，右侧是使用排序后的数据 freqs 绘制的。图中各类分布由 3 点钟方位，即水平线位置开始，按顺时针方向排列。没有排序的按照数据的自然顺序呈现，而排序后的则按照各类别的构成比，从大到小排列。

可见，除条形图外，饼形图为用户提供了另一个数据可视化的选项，用以描述离散变量的构成和分布特征。

## （三）分组描述连续变量

在科学研究中，除描述单个变量外，更多的是要了解不同类别对象中某连续变量的变化情况。R 程序 3-2 的第 5 部分，以连续变量总睡眠时间（sleep_total）为例，介绍如何通过作图反映不同种类动物的平均睡眠时间。

程序的第 36 行使用 R 命令 aggregate() 来计算数据库 df 里 sleep_total 的平均值。其中，list() 用来指定分组所用的变量，即数据库 df 中的 vore。计算的方法是调用函数 mean，即程序里的 FUN=mean。计算完成后，把结果放在 dat 里备用。第 38 行命令对结果进行排序，如果要使用没有排序的结果，这一行命令可以跳过。之后，是用来绘图的程序命令。

结果同样以条形图呈现，但较前面的条形图稍微复杂。这是因为首先需要通过第 36 行命令计算各组的平均睡眠时间，然后将计算结果自动存放在新变量 $x$ 中，并进行排序；同时，计算机还产生了一个名为 Group.1 的变量，用来表示不同的动物类别。有了这些数据，计算机才能调用绘图工具 barplot() 作图。

图 3-5 是执行了这一部分命令后计算机输出的结果。由于第 40 行命令把页面重新设置为一页一图，因此输出的结果占满整个页面。从结果可以看出，4 类动物中，总睡眠时间最长的是以昆虫为食的动物，最短的是草食性动物，杂食性和肉食性动物居中。

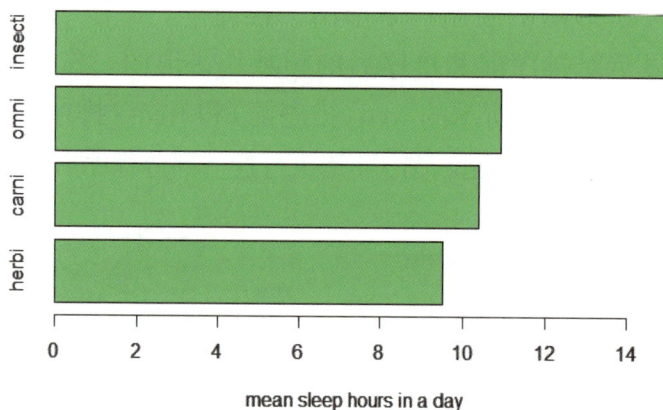

图 3-5 执行 R 程序 3-2 第 36~45 行命令的结果

此外，箱线图也是与条形图相似的用于分组描述的方法。箱线图在第二章里介绍过，主要供科研人员使用，而条形图可以在大众传媒里使用。R 程序 3-2 的第 47~49 行命令对这一方法进行了介绍，图 3-6 是计算机输出的相应结果。

与图 3-5 相比，图 3-6 还提供了更多有关总睡眠时间的信息。图中灰色盒子包含了 50% 的样本数据，其中的黑色线条表示数据的中位数；盒子上下的短横线表示正常值的范围；盒子之外的圆点表示按照正态分布属于异常值（outlier）的数据。如图 3-6 所示，总睡眠时间的数据质量在 4 种动物之间有差别。其中，杂食性动物（omni）的数据存在较多异常值，质量最差；以昆虫为食的动物（insecti）的数据位于中位数周围的太多，质量也不是很好；剩下两类动物的数据整体质量较好。这些信息对数据的进一步利用和分析非常重要,但图 3-5 并不能够提供这些信息。由此可见,箱线图可以帮助科研人员评价数据质量并依此选择科学的分析方法,因此该方法更多供科研人员使用。而对于大众来说,这些信息就不是那么重要,此时图 3-5 可能更受欢迎。

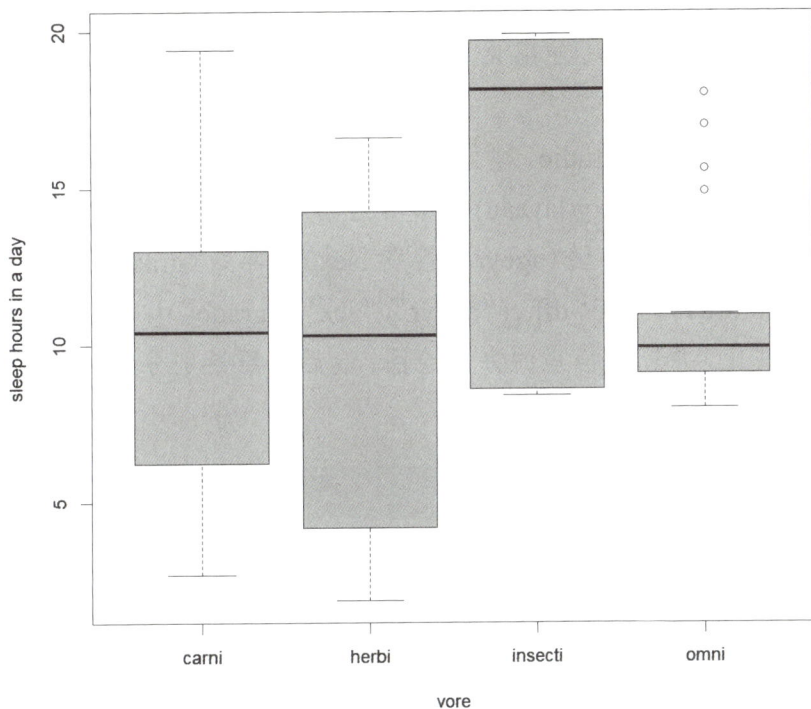

图 3-6　执行 R 程序 3-2 第 47 ~ 49 行命令的结果

## 四、本章小结

通过 R 软件对离散数据进行可视化处理,能够极大地提高对数据特征的把握能力。即使是统计学专业的人也喜欢用统计图来解释数据情况和说明问题。

本章利用 R 软件包携带的数据,系统地介绍了使用 R 软件对离散数据进行可视化分析的方法和技术,包括变量选择、质量检查、频数和构成比的计算以及条形图、饼形图、箱线图的绘制技术。最后还介绍了通过分类变量将样本分组,进而描述各组中连续变量的分布情况。

描述性统计,包括对连续变量和离散变量的描述,看似简单,但是功能却非常重要。在科研工作中,描述性统计首先让我们了解样本的基本情况,包括年龄、性别、受教育程度以及社会经济情况等,其次还是很多大规模项目用来把握现况、了解发展趋势、发现问题和评价干预措施的基础,对医疗卫生领域研究、决策和实践意义重大。

>> **练习题** <<

1. 练习本章中的所有例子,熟练掌握相关技术和方法,包括数据处理、频数清点、构成比计算以及可视化绘图技术等。

2. 从 msleep 数据库里选择其他连续变量如快波睡眠时间(sleep_rem)、体重(bodywt)、脑重(brainwt)等,使用 R 程序 3-2 中介绍的方法分析这些指标在不同类别动物之间的差别。

3. 打开电脑,启动 RStudio,建立一个新文件;练习用前面学过的命令 install.packages("lavaan") 和 library(lavaan) 安装并启动 lavaan 软件包;之后,使用下面的命令导入数据库,并选择年龄(ageyr)、性别(sex)和年级(grade)这 3 个变量: df<-HolzingerSwineford1939 df<-df[,c("ageyr","sex","grade")];然后,清点各变量的频数,计算构成比,并选择恰当的方法绘图;最后按照性别分组,用条形图比较各组的年龄差异。

>> **思考题** <<

1. 描述离散数据的常用方法和技术有哪些?

2. 描述性研究有哪些用处?

3. 为什么说描述性分析对医疗卫生领域的研究、决策和实践非常重要?

4. 与其他软件相比,R 软件描述离散数据有什么优势?

>> **参考文献** <<

CHEN X G. Quantitative epidemiology[M]. Berlin,Germany:Springer Nature,2021.

## 第四章

# 科研文档 R 软件文本挖掘和文字云分析

## 本章提要

前面两章介绍了针对连续数据和离散数据的统计学描述方法,这些在医学科研中属于基本的方法,而本章将介绍的内容不是用于描述数据而是用于描述文字的一种新技术——文字云(word cloud)。数据科学包括大数据、机器学习和人工智能,它们为医学科学研究提供了很多新工具,包括文档处理技术,而文字云就是其中的一种。医学科研是以人为研究对象的,因此文字信息在其中占有举足轻重的地位。但由于没有科学适当的技术手段,对医学相关文档的科学研究整体较为薄弱,而文字云则为描述文档资料提供了一种新的技术手段。文字云技术是先把一篇很长的文档,包括论文、学术报告、论著等,输入计算机,然后把文档拆分为最小单位,即能够独立表达某个意思的字(word)或词(phrase),之后再找出出现频率最高的字或词,通过这些高频字和高频词就可以较快且准确地把握一篇文档的主题内容。由于中英文文档的固有差异,本章将介绍用 R 软件分别对英文和中文文档进行文字云分析的方法。英文文档用的是一篇 pdf 格式的文章,中文文档用的是临床病案记录中的部分内容。

**关键词**:文字云;文档处理;文本挖掘;可视化分析;字频;数据

一提起医学科学研究,我们想到的大都是数据分析,很少会想到对文字进行计算机处理和分析。在大数据、机器学习和人工智能等新兴技术飞速发展的今天,文字型数据的分析获得了长足发展,并在计算机科学、情报科学和人文社会科学领域发挥着日益重要的作用。医学科学虽然隶属于自然科学,但主要研究对象是人,因此不可避免地会产生种类繁多的文本资料。为全面准确地反映医学科学问题,有必要引入文档数据分析方法,把大量文本资料当作数据进行计算机处理,从中快速准确地挖掘出有用的信息。

文字云是文本挖掘(text mining)的技术手段之一。其基本原理是把一篇文字内容事先输入电脑,将文档分解成为最小的信息单位,通过计算机剔除重复的字或词,然后逐一清点各个字或词出现的频率,并通过可视化分析技术从文档中挖掘出所需的信息。

把得到的字频或词频按从大到小排序之后,就可以知道在待分析的文档里哪些字或词出现的频率最高,以及哪些字或词出现的频率最低。显然,如果是一篇主题明确的文章,里面出现频率最高的字或词就能够反映文章的主题思想。比如,在心血管与肥胖关系的文章中,血管和肥胖这两个词出现的频率应该最高,否则这篇文章"跑题"的概率就比较大。

理论上,文档处理和信息挖掘对临床医学有很大的用处。比如当临床医师面对某疑难杂症而很难作出诊断时,常常会组织病案讨论,邀请相关科室的专家进行会诊。如果把会诊内容记录下来,输入电脑进行文档处理,统计出字频或词频,就可以快速捕捉会诊意见的集中点,进而有助于作出正确的诊断和制定相应的治疗方案。

除数据外,还可以把高频字和高频词绘制成图,通过可视化手段来反映结果,文字云便是其主要方法之一。R 软件有很强的文字处理和绘图功能,本章将介绍如何使用 R 软件进行文字处理,包括文档输入与分解、字频或词频统计以及条形图和文字云图的绘制。由于不同语种文档文件之间存在根本区别,我们将分别介绍中文和英文文档的文字云处理分析方法。

这里必须指出的是,文本挖掘是一门非常复杂的计算机科学,需要接受专门的教育和训练,而文字云只是入门。这就像前几章介绍的有关变量分布的描述,它们是掌握高级统计学分析方法的预备知识。熟悉本章介绍的内容,可以为有兴趣在这方面发展的读者打下基础。但掌握文字云的思想和方法,也可以为进一步掌握高级统计分析方法、开展深入实证研究奠定基础。

## 一、英文文字云分析

### (一)英文文档选择

为演示这一方法,选用一篇关于前列腺癌和肥胖关系的文章(见图 4-1)。

在分析之前,首先建立一个新文件夹,然后在期刊数据库中搜索这篇文章,找到文献链接并下载全文;下载后,以 pca 为文件名(pca 是前列腺癌的缩写)存放到新建的文件夹里供后续分析使用;之后,打开刚存入的文件并逐页浏览,如果没有发现问题就关闭文件,继续下面的步骤。

Received: 12 April 2018　　Revised: 26 June 2018　　Accepted: 2 August 2018

DOI: 10.1002/cam4.1747

WILEY Cancer Medicine

**ORIGINAL RESEARCH**

# BMI trajectories and risk of overall and grade-specific prostate cancer: An observational cohort study among men seen for prostatic conditions

Kai Wang[1] | Xinguang Chen[1] | Travis A. Gerke[2] | Victoria Y. Bird[3] | Hans K. Ghayee[4] | Mattia Prosperi[1]

[1]Department of Epidemiology, University of Florida, Gainesville, Florida

[2]Department of Cancer Epidemiology, Moffitt Cancer Center, Tampa, Florida

[3]Department of Urology, University of Florida, Gainesville, Florida

[4]Department of Internal Medicine, Division of Endocrinology, University of Florida and the Malcom Randall VA Medical Center, Gainesville, Florida

**Abstract**

**Background**: Dynamic longitudinal patterns in body mass index (BMI) have been suggested to better predict health outcomes than static measures. Effects of BMI trajectories on prostate cancer (PCa) risk have not been thoroughly explored.

**Methods**: Cohort data were derived from electronic medical records of patients who were admitted to a tertiary-care hospital in the Southeastern USA during 1994-2016. Patients with a history of urologic clinic visit because of any prostatic condition and with repeatedly measured BMI (n = 4857) were included. BMI trajectories prior to

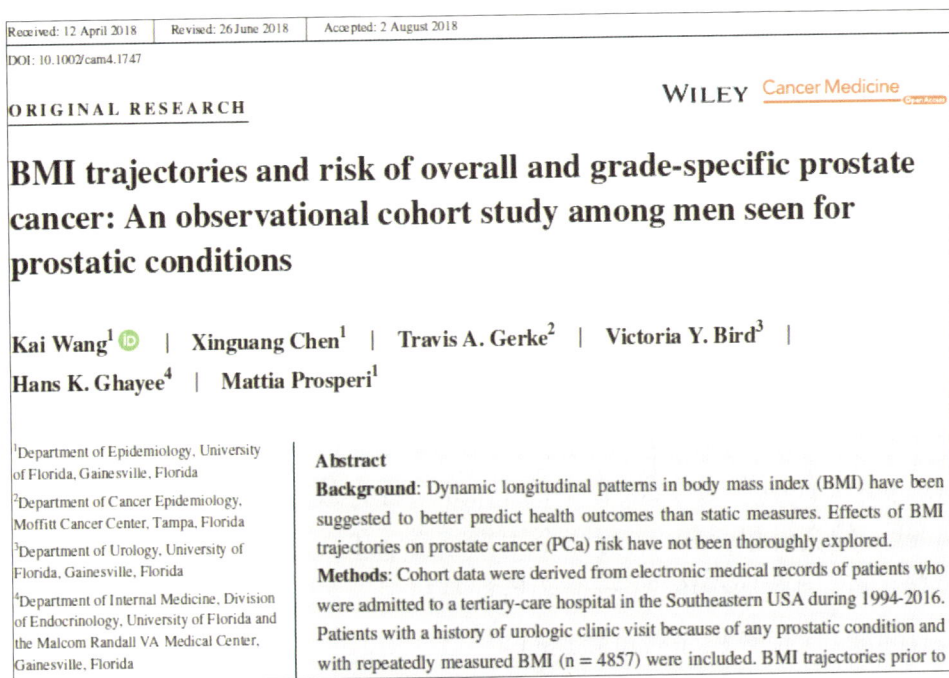

**图 4-1　英文文章选择**

## (二) 英文文档导入计算机

对英文文档进行文字云分析通常需要四个基本步骤,包括安装程序包、文档输入、文档计算机处理和文档可视化分析。R 程序 4-1 介绍了前两个步骤,读者可以把程序逐行输入计算机,完成之后,设定一个文件名并将其存放到新建的文件夹里(请注意:文件名必须以".R"作为后缀)。然后关掉 R 程序,进入文件夹,找到刚刚存入的程序,点击程序重新启动 R,继续学习理解程序,并且完成所有的操作。

```
1
2    ## R Program 1. Preparation for word cloud in medical research ##
3    # The first part of word cloud
4    #
5    #
6    ## part 1. install and activate packages needed for text mining - English
7    # 1 install.packages("pdftools")              # for read pdf files
8    # 2 install.packages("tm")                    # for text mining and processing
9    # 3 install.packages("dplyr")                 # for data processing
10   # 4 install.packages("wordcloud")             # for word cloud analysis
11   # 5 install.packages("RColorBrewer")          # color schemes for clouds
12   library(pdftools)
13   library(tm)
14   library(dplyr)
15   library(wordcloud)
16   library(RColorBrewer)
17   ## part 2. read in text from a pdf file: using a published paper by Wang & Chen
18   # BMI trajectories and risk of overall and grade-specific # prostate cancer:
19   # An observational cohort study among men seen for prostatic conditions
20   # Cancer Medicine,2018;7:5272-5280;DOI:10.1002/cam4.1747
21   ## read the paper in PDF into computer and check basic information
22   texts<-pdftools::pdf_text("C:/users/Desktop/pca.pdf")
23   length(texts)                 # number of pages pf pdf file
24   cat(texts[[1]])               # view any page by changing number in [[n]]
```

**R 程序 4-1**

R程序4-1第7～11行以注释形式列出了5个进行文档处理和可视化分析的软件包。如果已经安装过这些软件包，相应的命令行便可以省去；如果还没有安装，删除命令行前面的"#"号，运行该命令即可安装。为便于学习，我们对每个软件包的功能都做了简要说明。安装完毕后，运行第12～16行命令，分别启动相应的软件包。

把所有的软件包都启动之后，就可以进入第2部分，导入前面已经下载的pdf文档数据。其中，第17～20行注释了文件来源。

第22行是把pdf文档读入计算机的核心命令。在这行命令中，括号中是待导入的pdf文件的文件名，pdftools::pdf_text()是计算机读取pdf文件的命令（注意：需要指定pdf文件所在的位置，在本例中pdf文件存放在桌面），导入的文档存放在一个作texts的文件里。第23行命令用来查看pdf文件是否完全读入。由于该文章一共有9页，因此运行第23行命令后计算机显示的结果应该是9，否则，说明文件导入有问题，应检查程序后重新运行。

在处理文档文件时，有时候文件内容非常长，可能长达几百页甚至几千页。对此，为便于查阅导入的文档，程序的第24行提供了一个R命令：cat（文件名[[页]]），用于分页查看输入的文档文件。本例中，该行命令中的页=1，表示查看导入文档的第1页。

### （三）英文文档计算机处理

文字云分析的第2部分是文档处理，这是文本挖掘和文字云分析的核心环节。R程序4-2显示文档处理和文本挖掘的技术方法。这一部分是R程序4-1的延续，请读者按照顺序，将命令逐行输入电脑。输入完成之后需点击存储键将其存入电脑。

```
25
26  ## R Program 2. Text processing and text mining using R
27  # 1 separate documents into single words
28  docs <- Corpus(VectorSource(texts))
29  inspect(docs)                          # view the contents
30  # 2 remove unwanted strings, characters and symbols
31  docs <- docs %>%
32    tm_map(removeNumbers) %>%                       # remove numbers
33    tm_map(removePunctuation) %>%                   # remove punctuations
34    tm_map(removeWords,stopwords("english")) %>%    # remove stop words
35    tm_map(content_transformer(tolower))  %>%       # change to small cases
36    tm_map(stripWhitespace)                         # remove spaces
37  # 3 transfer docs into matrix format
38  dtm <- TermDocumentMatrix(docs)
39  matrix <- as.matrix(dtm)
40  # 4 computer word frequency and sort the computed frequencies
41  words <- sort(rowSums(matrix),decreasing=TRUE)
42  # 5 take out the words with higher frequencies (here use >=8 as an example)
43  df <- data.frame(word = names(words),freq=words)
44  df <- df[df$freq>=8,]
```

**R程序4-2**

从 R 程序 4-2 可以看出，文档处理过程通过 5 个循序渐进的步骤完成。

第 1 步（第 28～29 行）是把前面读入的 texts 文件转化为单个文字的文件，这一步通过第 28 行命令完成，把转换的结果存放在名为 docs 的数据库中。第 29 行命令 inspect() 可以用来查看转换后的结果。

文档处理的第 2 步（第 31～36 行）是删除不必要的内容，用到了一个叫作快通道（pipe）的方法"%>%"（把前面步骤输出的结果直接输入下一步进行分析，可以使代码更加整洁、可读，并且可维护性较高），所用的是由软件包 tm 携带的 tm_map() 命令，括号里的选项就是根据软件包 tm 定义的。在文档处理时需要进行的删除操作包括：第 32 行 removeNumbers 删除数字、第 33 行 removePunctuation 删除标点符号、第 34 行 removeWords, stopwords（"english"）删除英文停用字、第 35 行 content_transformer(tolower) 把大写字母转变为小写、第 36 行 stripWhitespace 删除空格。空格、数字、标点符号等对文档处理没有意义，必须去除。英文里的大写和小写，尤其是第一个字母是否大写并不改变字的意义，但是如果不进行英文大小写的转换，计算机就会把以大写开头和以小写开头的字分开进行统计，导致结果不准确。

此外，文档处理过程还涉及一个新名词：停用字（stopwords）。英文文档处理中一共有 25 个停用字，包括 a、an、and、are、as、at、be、by、for、from、has、he、in、is、it、its、of、on、that、the、to、was、were、will 和 with。这些单字在文本挖掘中意义比较小，要从数据中去除。软件包 tm 里就有一个词库——stopwords，专门用来存放这些停用字。R 程序 4-2 中的第 36 行就是专门用来剔除停用字的。

完成了第 2 步之后，接下来第 3 步就是把顺序排列的字转变为矩阵（matrix）格式，以便后续分析。这一任务通过 TermDocumentMatrix() 功能实现，即由第 38～39 两行命令来完成。变成矩阵之后，相同的字放在一行，计算机处理起来就方便多了。

接下来进入第 4 步。R 程序 4-2 的第 41 行同时行使数据统计 rowSums() 和排序 sort() 两个功能。命令 rowSums() 按照行统计不同字的个数，命令 sort() 把统计结果按照从大到小的顺序排列，然后把所有的结果存放在 words 这个数据库里。

最后第 5 步，是把每个字和相应的频数从 words 里面取出来，重新命名，并且以数据格式（data.frame）存放在数据库 df 里（第 43 行），并保留那些字频大于一定数值的字（第 44 行）。程序里选的是 8，即 df 里面只包含那些至少在文章重复出现过 8 次的英文字。读者可以根据自己的需要选择频数。如果频数分布很集中，可以选择大一点的数；反之则选小一点的。

## （四）英文字频的可视化和结果解释

有了字频统计结果，文本资料的可视化就很容易了。R程序4-3演示了两种可视化方法：第一种是绘制条形图（第48～50行），第二种是绘制文字云图（第52～53行）。

```
45
46  ## R Program 3. result visualization
47  # 1 barplot to show the words with top frequencies
48  barplot(df[1:8,]$freq,las=2,names.arg=df[1:8,]$word,
49          col ="lightgreen", main ="Top 8 most frequent words",
50          ylab = "Word frequencies")
51  # 2 wordcloud
52  set.seed(1231)
53  wordcloud(words=df$word,freq=df$freq, c(8,0.4),
54          random.order=F,rot.per=0.35,
55          colors=brewer.pal(8,"Dark2"))
```

R 程序 4-3

绘制条形图的命令是第48～50行。其中，df[1:8,]是为了演示如何从df中选择频率排名前8的字作图。案例把最小频数设为8，但读者也可以根据实际需要改变这个数字，让计算机从df中选择频数最高的若干字作图。图4-2就是执行了这一段程序后的结果。

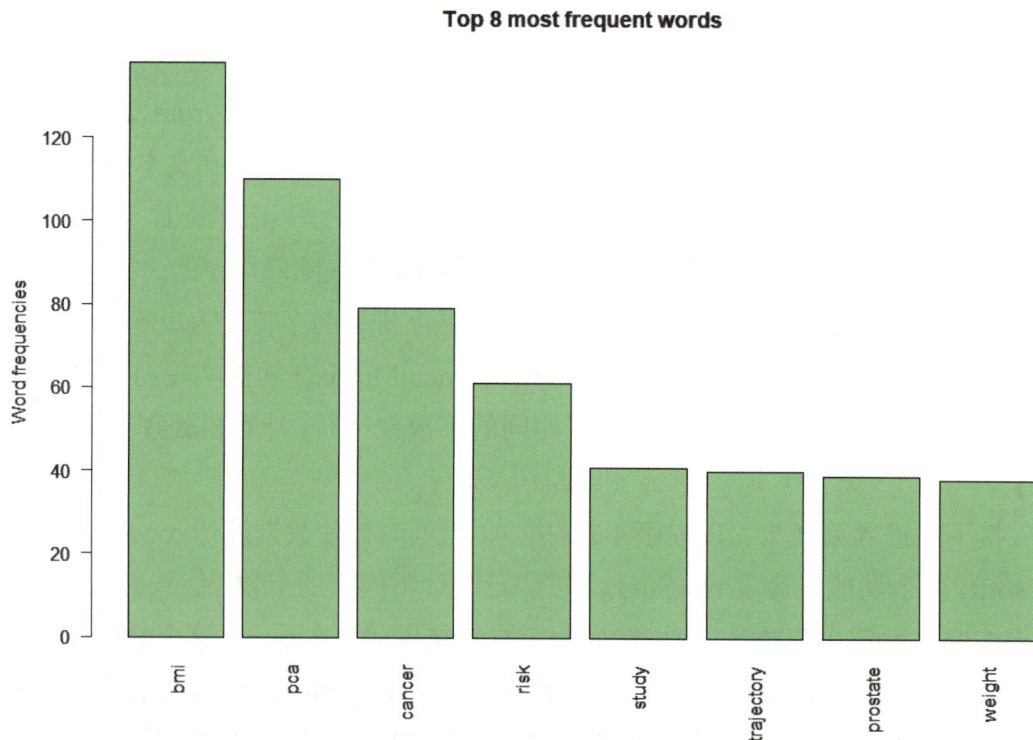

图 4-2 执行R程序4-3第48～50行命令的结果

如图4-2所示，该文章中出现频率最高的前八个有意义的字分别是：bmi、pca、cancer、risk、study、trajectory、prostate、weight。根据这些结果，就可以对文章内容有一个整体把握：首先，这篇文章着眼于 BMI 和前列腺癌；其次，由于"study"和 "risk"这两个字的频率也很高，可以推测这是一篇有关前列腺癌危险因素的科研论文；最后，"trajectory"出现的频率也很高，进而推测论文用了纵向数据来描述结果的变化趋势。

绘制文字云图的命令是第 52～55 行。为了使云图有更好的视觉效果，一般用不同的颜色标注图中不同频率的字。此外，为了结果能够重复，程序一开始设定了一个随机种子。只要在绘图之前运行这行命令，每次绘出来的图就都会是一样的。如果不执行这行程序而直接进入下面的绘图程序，则每次出来的结果都会不一样。图 4-3 就是执行这几行命令后输出的结果。

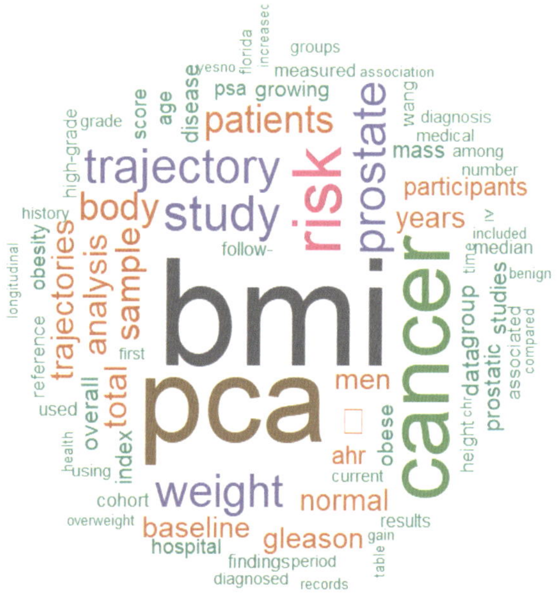

图 4-3　执行 R 程序 4-3 第 52～55 行命令的结果

首先，文字云图比直方图显示的信息更多，除了 8 个频率最高的字之外，还增加了数十个其他相关的字。其次，不用看任何数字，就完全可以推断这篇文章的主要内容。如图 4-3 所示，有四个字最显眼：bmi（代表 BMI，因为文字处理时把大写都变成了小写）、pca（前列腺癌英文的简称）、cancer（癌症）和 risk（风险）。通过这几个核心字，再加上其他文字，便可以推断出这篇文章的内容是研究前列腺癌的影响因素，主要集中在体重和肥胖两个方面（因为有 BMI），而且还用到了 Gleason 评分方法对前列腺癌进行分类。

### （五）删除用户自定义的停用字

在进行文档处理时，有时候用户要删除特殊的字或者符号，这可以通过自定义停用字来实现。例如，想要从文字云中删除 strange、rocks、stop 和 Ctrl，可以通过在 R 程序 4-2 的第 36 行后面插入下面两行命令来完成：

```
my_stopwords<-c ("strange", "rocks", "stop", "Ctrl")
tm_map(docs, removeWords, my_stopwords)
```

## 二、中文文字云分析

### （一）中文文档文件准备

由于中文和英文文档的格式不同，对中文文档进行文字云分析时不能够直接套用英文文档文字云分析的方法。其中，最主要的区别在于开始的三个部分，即所使用的 R 软件包、文档的计算机导入以及文档的计算机处理。由于这方面的 R 处理技术发展迅速，本章将介绍一种最新的方法，同时也鼓励有兴趣的读者关注中文文档文字云分析技术的新进展，引入新方法，提高中文文档处理和信息挖掘能力。

与英文不同，中文文档除单个字外，还有非常丰富的词和词组。因此，从理论上讲，中文挖掘的潜在价值要大于英文。目前，最适合文本挖掘的中文文档是以 txt 格式存放的文件，可以有不同的中文代码，如 Unicode UTF-1、UTF-8 和 UTF-16。一个字可以用不同的代码表示，计算机读入文字时必须指定代码，才能识别输入的文字。在多种中文代码里，最常用的文字代码是 Unicode UTF-8。下面的文档是一份真实病例记录，可以看出，其内容条理不清，格式较为混乱，标点符号使用也不规范，直接阅读难以理解内容、把握重点，此时使用中文文字云分析可以帮助快速获取其中的重要信息。可以通过向我们的团队公众号"行为与健康科学研究"发送"R 语言"获取在线文档的二维码，将该记录导出为 word 文档，选择 unicodeUTF 代码用文件名 case.rpt 以 txt 的格式存放。

---

患者 63 岁，男，因"反复腹痛 3 个月，加重伴呕吐、纳差、便秘 1 周"于 2022-05-19 16：34 入非急诊步行入科。

**病例特点：**

1. 中年男性，起病缓，病程长。

2. 患者及家属（弟弟）共诉患者 2022-02-20 开始进食后出现腹痛，以右中上腹胀痛为主，夜间疼痛较明显，腹部屈曲、蹲位时疼痛可稍缓解，持续时间数十分钟至数小时不等，偶有阵发性干咳，无恶心、呕吐，无腹泻，无头痛、头晕，无晕厥、黑矇，无胸闷、胸痛，无反酸、嗳气，无畏寒、发热，无解血便、黏液脓血便、黑便，无尿频、尿急、尿痛，无血尿等不适，未予特殊处理。上述症状反复出现，遂于 2022-04-06～2022-04-16 至某县中医医院就诊，查 CA-125：23.96U/ml；

上腹部 CT 提示：肝脏多发占位病变，转移瘤可能；无痛电子胃镜检查提示：慢性非萎缩性胃炎伴胆汁反流；无痛电子肠镜检查提示：回肠末段淋巴滤泡增生、全大肠黏膜未见明显器质性病变；诊断"1. 肝转移瘤？ 2. 慢性肠炎 3. 慢性非萎缩性胃炎伴胆汁反流"，予护胃、补液等对症支持治疗后腹痛可稍缓解，但反复，遂于 2022-05-12～2022-05-17 至某县某镇中心卫生院就诊，查血常规提示 WBC：$8.84×10^9$/L，RBC：$5.14×10^{12}$/L；腹部超声提示：肝内多发实质性占位，诊断"肝占位性病变"，予护肝、止痛等对症支持治疗，腹痛未见明显好转，伴出现呕吐、纳差、便秘，呕吐物为胃内容物，大便硬结，2～3d/ 次。现患者为求进一步就诊，遂至我科门诊，门诊拟"腹痛 查因"收住我科，自病程以来，患者精神、食欲、睡眠欠佳，小便正常，大便同上，体重下降 6kg。

3. 既往史：平素健康状况：一般。既往病史：2020 年发现血压、血糖升高，未诊治，具体不详。否认冠心病病史。传染病史：否认肝炎、结核或其他传染病史。预防接种史：已接种新型冠状病毒疫苗 3 针。过敏史：否认过敏史。外伤史：否认外伤史。手术史：否认手术史。输血史：否认输血史。系统回顾：无特殊。

4. 查体：T：36.0℃，P：88 次 /min，R：18 次 /min，BP：145/100mmHg。神志清楚，正常面容，皮肤巩膜无黄染，全身淋巴结未扪及肿大，颈静脉无怒张。胸廓对称无畸形，无局部隆起或凹陷，胸壁无压痛，呼吸节律规整。双侧乳房对称，未见异常，双肺叩诊呈清音，双肺呼吸音粗，未闻及干湿啰音及胸膜摩擦音。心界不大，心率 88 次 /min，心律齐，各瓣膜区未闻及杂音。腹部平坦，全腹紧张，剑突下、右上中下腹压痛，无反跳痛，余无压痛及反跳痛，腹部未触及包块，肝脏肋下未触及，脾脏肋下未触及。移动性浊音阴性。

5. 专科情况：与体检部分相同。

6. 辅助检查：（2022-04-06～2022-04-16 某县中医医院）CA-125：23.96U/ml。上腹部 CT 提示：肝脏多发占位病变，转移瘤可能；无痛电子胃镜检查提示：慢性非萎缩性胃炎伴胆汁反流；无痛电子肠镜检查提示：回肠末段淋巴滤泡增生、全大肠黏膜未见明显器质性病变。（2022-05-12～2022-05-17 某县某镇中心卫生院）血常规提示 WBC：$8.84×10^9$/L，RBC：$5.14×10^{12}$/L。腹部超声提示：肝内多发实质性占位。2022-05-18 新型冠状病毒核酸检测（混采）：SARS-CoV-2-ORF1ab：阴性（－），SARS-CoV-2-N：阴性（－）。

如果是第一次使用这种方法存储文件，可以参考以下步骤：从视窗上方选择"文件"，再选择"另存为"，给文件命名之后，按照图 4-4 所示选择"其他编码"，然后选择"Unicde（UTF-8）"。

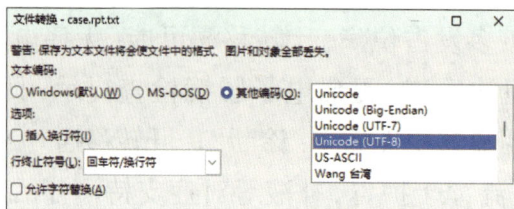

图4-4　中文文档文件准备示意图

完成以上操作之后，请核查文件夹，看文件是否已经存好、文件名是否正确、文件格式是不是txt，否则存放的中文文档将无法导入计算机。

### （二）中文文档的计算机处理

R 程序 4-4 用一份临床病案讨论的文本来显示中文文本挖掘和文字云分析的过程。

```
1
2   ## R Program 4. word cloud for documents in Chinese
3   # part 1 preparation
4   # 1 document preparation
5   # put Chinese doc in word, save it as plain text and choose Unicode UTF-8
6   # 2. install packages for use
7   # 1 #install.packages("jiebaR")                # for separating Chinese words & phrases
8   # 2 install.packages("tmcn")                   # for processing Chinese & phrases
9   # 3 install.packages("wordcloud2")             # for creating wordcloud
10  # 3 activate packages
11  library(jiebaR)                                # separate Chinese words & phrases
12  library(tmcn)                                  # processing Chinese words & phrases
13  library(RColorBrewer)                          # color scheme
14  library(wordcloud2)                            # draw clouds
15  # 4 read in document in Chinese saved as plain text using unicode UTF-8
16  ctexts<-readLines('D:/work/OneDrive - 个人/1-Work/4-Book/Books/R/F1/case.rpt.txt',encoding = 'UTF-8')
17  length(ctexts)                                 # check the number of pages
18  # 5 process documents in Chinese
19  engine=worker(type = "mix", dict = DICTPATH, hmm = HMMPATH,
20          user = USERPATH, idf = IDFPATH, stop_word = STOPPATH, write = T,
21          qmax = 20, topn = 5, encoding = "UTF-8", detect = T,
22          symbol = F, lines = 1e+05, output = NULL, bylines = F,
23          user_weight = "max")                   # define the segmentation rules
24  cwords <- segment(ctexts, engine)              # separate text by Chinese word/phrase
25  cwords <- unlist(cwords)                       # make word list (not ordered)
26  cwords                                         # check the word list
27
28  # 6 remove stop words and phrases, make word frequency data
29  dfc<-createWordFreq(cwords,onlyCN = TRUE, nosymbol = TRUE, useStopDic= T,
30          stopwords=c(' ',"无","史","伴","患者","次","未","电子","某县","否认","出现","触及",
31                      "分","遂"))
32  dfc$word                                       # check word list by frequency
33  dfc$freq                                       # check frequency of individual words
34
```

R 程序 4-4

该程序一共分为6个部分：

（1）文档文件准备，前文已经介绍。

（2）安装中文文档处理所需的 R 软件包（第 6～9 行），共 4 个，其中有 3 个是专门用于处理中文文档的：第 1 个是 jiebaR，能把中文文档按照字或者词分解成为最小的信息单位；第 2 个是 tmcn，包含有一个功能强大的函数 createwordFreq()，能够让用户自定义停用字或词，同时统计字频和词频；第 3 个是 wordcloud2，其绘图功能优于 wordcloud，更适合对中文文档进行文字云图的绘制。

（3）启动中文文档处理所需的 4 个软件包（第 10～14 行）。

（4）导入中文文档（第 16 行）。这里所用的命令是 readLines()，括号中放入文档的路径和文件名，并指出文件编码使用的是 UTF-8，之后把导入的文档存放在一个名为 ctexts 的数据库里。文件导入之后，使用 R 命令 length() 查看文件的页数，如果为 0，表示文件导入不成功。

（5）文档处理（第 18～26 行），这是本程序的重要部分之一。第 19～23 行定义中文拆分规则：用 worker 进行定义，将拆分规则存放于 engine 中；type="mix" 定义拆分规则是综合拆分，利用多个拆分规则，其中 dict、hmm、user、idf、stop_word 均使用了默认规则，读者可以根据自己的兴趣进行不同的尝试；第 24 行使用 R 命令 segment(ctexts，engine) 把刚刚导入的中文文档拆分为单个的字和词，按照文档的段落，用 list 格式，把结果放在一个新数据库 cwords 里；紧接着，使用 unlist(cwords) 命令去除段落，把分段的文档变成不分段的文档；最后运行第 26 行命令查看结果。

（6）文档统计（第 28～33 行），这是本程序最核心的部分。首先，程序第 29 行用 createWordFreq() 来统计数据库 cwords 的中文字和词的频率，把结果存放在一个新数据库 dfc 中。第 1 个选项 onlyCN=TRUE 让计算机只选择中文文字；第 2 个选项 nosymbol=TRUE 让计算机排除所有非中文的符号，包括标点符号；第 3 个选项 useStopDic=T 让计算机根据后面自主规定的停用字字典排除停用字，如我、你、它、之等。第一次运行时，先不要加入第 30 行命令，在"useStopDic=T"之后加"stopwords="")"，然后执行该命令。执行之后直接运行第 32 和 33 行命令查看结果。如果发现里面还有一些对问题的判断没有意义的字或词，用 stopwords=c() 在括号里列出所有不需要的字和词。程序第 30 行给出了例子。完成这一步之后，再查看结果。由于通过 dfc$word 列出的字和词较多，而文字云在意的则主要是频数最高的那些，因此在使用 stopword=c() 这一功能时，不一定要查看所有的字和词，只需要运行 dfc$word 看一看前面 15～20 个出现频率最高的字或词就可以了。

理解了程序之后，把程序逐行输入电脑。需要指出的是，处理中文文字云的 R 程序不要和处理英文文字云的程序存放在同一个文件里，要将其作为一个新文件单独存入电脑。建议把中文文字云的 R 程序以 ChineseCloud.R 命名存放在新建文件夹，同时也用于存放文档 case.rpt.txt。然后，退出 R 工作室，进入文件夹，查看 R 程序和 txt 文档是否均成功存入。如果没有问题，点击 ChineseCloud.R 重新启动程序。

注意，当运行到程序的第 29 行时，先在该命令的最后用括号括起来，与第 30

行命令断开，然后只运行这一行的内容。这一部分属于通用的基本中文处理命令。基本中文处理系统不能够很好地去掉停用字或词，执行这一部分命令之后直接跳到第32～33行查看存放在数据库 dfc 里的结果，根据结果再把第30行命令加到第29行中。

由于目前还没有专门为医学文献开发的停用字或词库，因此如果仅使用通用的中文文档处理命令处理医学文献，会有很多停用字或词无法去掉。其中一个补救的方法就是根据通用命令处理的结果，把那些对问题分析没有意义的字或词放在 stopword=c() 的括号中剔除掉，剔除之后再查看结果。这一步骤有时候需要重复几次，以完全排除那些没有意义的字和词。最后，数据库 dfc 里面存放的就是处理好的字频和词频数据。

### （三）条形图词频可视化和结果解释

与英文一样，有了字或词频率数据 dfc 之后，可视化处理就很容易了。R 程序 4-5 一共演示了 4 种可视化技术，第一种便是条形图法，使用前文提到的 R 命令 barplot() 实现，以显示出现频率最高的一组字或词。括号里的 dfc［1:10,］表示用数据库 dfc 里前 10 个字或词来作图；$freq 表示用数据库 dfc 里统计的频数来作图；而 names.arg=dfc［1:10,］$word 让计算机用数据库 dfc 里相应的词来标记条形图。

```
36  ##R Program 5.visualization of Chinese documents
37  # 1 make bar plot: list the first 10 most frequent words/phrases
38  barplot(dfc[1:10,]$freq,las=2,names.arg=dfc[1:10,]$word,
39          col = "lightgreen",main="最常见的10个字和词",
40          ylab="字频/词频率")
41  # 2 create wordcloud using wordcloud2()
42  # Chinese fonts for use: Fangsong, Dengxia, kaiti, semHei
43  # method 1
44  set.seed(1231)
45  wordcloud2(dfc[dfc$freq>2,],fontFamily="kaiti",
46          size=0.6,
47          color ="random-light",
48          minRotation=-pi/6,maxRotation=-pi/6,
49          rotateRatio=0)
50  # method 2
51  wordcloud2(dfc[dfc$freq>2,],fontFamily="kaiti",
52          size=0.6,
53          color ="random-dark",
54          backgroundColor="orange")
55  # method 3
56  wordcloud2(dfc,size=1,minRotation=-pi/2,maxRotation =-pi/2)
57  # method 4
58  wordcloud2(dfc,size=1,shape='cardioid',
59          color ='random-dark',backgroundColor ="white")
```

R 程序 4-5

图 4-5 是计算机分析后显示的结果。从前 10 个频率最高的词中可以看出，该患者可能患有肠胃方面的疾病，且"占位"一词出现的频率较高，因此可推测该患者可能患有胃肠方面的肿瘤，可是诊断无法确定，因为"提示"这个词的频率最高。

**最常见的10个字和词**

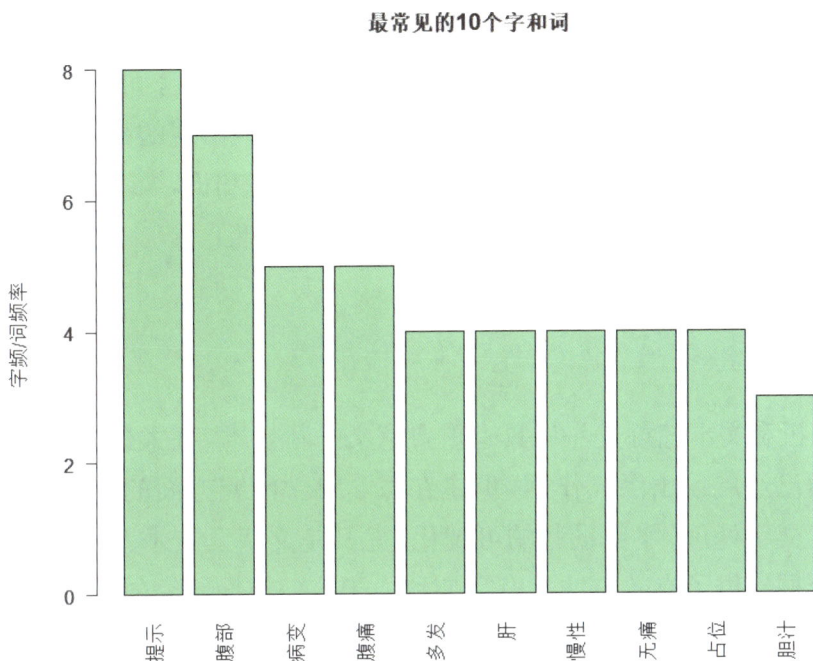

图 4-5 执行 R 程序 4-5 的第 38～40 行命令的结果

## （四）中文文字云结果和解释

R 程序 4-5 中一共列举了 3 种使用 R 软件绘制中文文字云的方法，每一种方法都可以让用户选择出现频率最高的字或词做文字云图（例子里用的是 freq>2，表示任何一个词只要出现 2 次以上即纳入）。其他一些参数则主要是为了优化文字云图的视觉效果而设定的，用户可以自行调整。图 4-6 是使用第 2 种方法输出的中文文字云图。

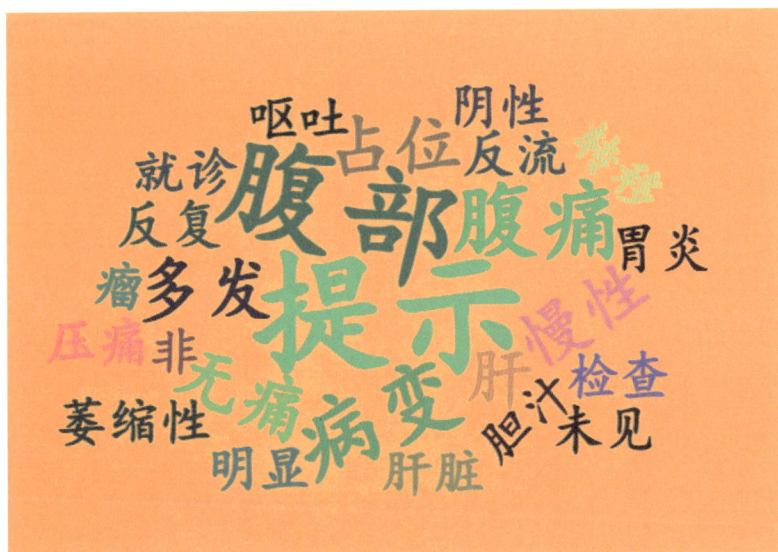

图 4-6 执行 R 程序 4-5 第 51～54 行命令的结果

与图 4-5 相比，图 4-6 文字云提供了更多有关病人患病情况的信息，明确了疾病涉及的器官包括胃、肝、胆，因为是慢性的，还有占位病变，可能是消化道癌症伴有转移。总体而言，诊断尚不明确，因为"提示"这个词出现的频率最高。与图 4-5一样，图 4-6 的结果进一步显示了很多没有价值的字和词，如"未见""检查""非"等。此时，把这些字或词去除之后得到的信息会更精准。

## 三、本章小结

文档分析和文本挖掘是一项具有重要意义的新技术，在大数据、机器学习和人工智能方面已经展现出巨大作用，但是在医学科学研究方面的应用极少。本章介绍的中英文文字处理、字频词频的可视化，尤其是文字云技术，为医学科学文档分析和信息挖掘提供了有效方法。有兴趣致力于这一方面研究的读者可以在此基础上，开展大量的文档文件分析，促进医学科学发展。

文本挖掘首先可以用来分析一篇科研论文是否偏离主题。如果专门靠阅读文章来判断，会存在主观偏差，同一篇文章有人认为没有偏题，但也可能有人认为偏题。如果用本章所介绍的方法，通过字频词频的统计分析以及文字云结果来作判断，既可以避免主观偏差，又能够快速准确把握文本信息。即使是自己写的文章，也可以使用本章提供的文本分析方法查看文章的主题是否集中并作必要修改，从而提高写作水平和文稿质量。

其次，文本挖掘也可以帮助临床工作者和医学生提高分析和把握复杂病情的能力。在大量收集主诉、实验室检测结果、病案讨论等相关内容的基础上，通过文本挖掘，能够从纷繁复杂的文字里总结出主要的线索，有助于形成准确的诊断。目前，这方面在研究中的应用尚较为薄弱，尽管英文文献有所报道，但总体上研究偏少，主要原因可能是该方法尚不够普及。

由于文档处理处于早期阶段，许多方法和技术还有待完善与标准化。比如，目前处理中文文档的方法较为烦琐，还没有专门为分析医学文档而开发的字或词集合，因此通过计算机拆分的结果可能会错过很多具有重要价值的内容。相应的，也缺乏专门为分析医学文档而建立的停用字或停用词集合，导致在文档处理时要花时间定义停用字或停用词，不仅费时费力，还可能造成主观偏差。

———————————————— 》》 **练习题** 《《 ————————————————

1. 找一篇已经发表的英文文章（pdf 版），先不要阅读，下载后直接存放在电脑里。然后利用本章介绍的方法进行文本挖掘，绘制条形图和文字云图，对结果进行解释。然后再去读文章,评价文字云对你读文章有没有帮助。

2．对比分析两篇质量迥异的文章,一篇水平很高,而另一篇水平一般,看一看二者文字云分析结果有什么差异。

3．选择一篇中文文章或病例报告,将其存为纯文本文件,然后进行文字处理,统计字或词的频率,绘制条形图和文字云图,并对结果进行说明。

4．用中文写一封信,500～800 个字左右。写好之后,进行文字云分析,看一看你自己的思路是否集中。

## 》》 思考题 《《

1．处理中文文档时,文件必须是哪一种格式才可以直接导入计算机?

2．处理英文文档时最常用的文件格式是什么?

3．进行文档处理和绘制文字云图要经过哪些步骤?

4．为什么说文档处理和文本挖掘在医学科学方面有很大的应用和发展前景?

## 第五章

# R 软件编制 2×2 列联表和卡方检验

## 本章提要

卡方检验是分析分类变量组间差异的一种统计学方法。以性别为例，理论上男性和女性的期望频率应分别为 50%，如果在随机抽样条件下观察到的性别比与理论上的不同，那么这种差异将符合皮尔逊（Pearson）分布，即卡方分布。卡方分布可以用来检验观察结果和预期结果之间的差异，以及差异的产生是否有可能归因于抽样误差。如果这种可能性很小（如概率小于 5%），那么就尚不能认为观察结果和预期结果之间的差异归因于抽样误差，即观察到的差异是真实存在的。在医学科研中，卡方检验经常用来比较病例组和对照组（如肺癌患者和非肺癌患者）暴露于某一危险因素（如吸烟）的比例。因为两个变量分别分为两类进行检验，因此又被称为 2×2 列联表分析。本章首先通过随机数模拟来验证随机抽样误差，然后介绍使用 R 软件进行卡方检验的方法，包括数据处理、可视化分析、卡方检验和结果解释等。除了 2×2 列联表数据，卡方检验还可以分析多分类表，如 2×C 和 R×C 列联表，本章将主要介绍 2×2 列联表的编制与卡方检验。

**关键词**：分类变量；皮尔逊分布；卡方分布；期望值；2×2 列联表；抽样误差

在医学科学研究过程中，常常需要比较两个组在某个非连续性指标中的差异，如比较肺癌患者和非肺癌患者中的吸烟者构成是否有差异，比较心脏病治疗有效和无效的病人中过去经常参加体力活动的比例是否有差异，比较新生儿先天畸形与否的母亲在怀孕期间的酒精暴露差异等。除疾病外，还经常比较某种健康指标的男女性别差异、受教育水平差异、两种预防措施效果的差异以及两种治疗方案治愈率的差异等。

单纯就数字而言，上面所列举的案例中的指标都可以归纳为数学上的一个变量：构成比（proportion）。男女性比是一种构成比，它表示不同性别的人各占总人口的比例；患病率是一种构成比，它表示患病的人占全体人群的比例；发病率也是构成比，它表示新发病的人占全部可能发病的人的比例。由于对比的条件分为两类，对比的结果也分为两类，把观察到的结果用表格表示，就可以得到 2×2 列联表（表 5-1）。

表 5-1　卡方检验 2×2 列联表的基本格式

| 治疗方案（$X$） | 新型冠状病毒感染治疗效果（$Y$） | | 合计 |
| --- | --- | --- | --- |
| | 1= 有效 | 0= 无效 | |
| 方案 A | $N1$ | $N2$ | $N1+N2$ |
| 方案 B | $N3$ | $N4$ | $N3+N4$ |
| 合计 | $N1+N3$ | $N2+N4$ | $N1+N2+N3+N4$ |

　　一个 2×2 列联表包含两个变量，一个用于比较分类，相当于因果关系里的自变量 $X$；另一个为结果变量，相当于因果关系里的因变量 $Y$。如表 5-1 所示，比较两个治疗方案 A 和 B 对新型冠状病毒感染疗效的差异，诊疗方案 A 和 B 就是自变量 $X$，而新型冠状病毒感染治疗有效或者无效就是因变量 $Y$。通过科学研究收集了大量数据之后，就可以把数据统计成为 2×2 的表格，通过计算构成比，进而对比、判断各组构成比之间差异的真实性，这就是卡方检验（chi-square test）。如果通过卡方检验计算的 $P$ 值小于 0.05，便可以认为观察到的结果是真实的，这是因为抽样误差导致观察到差异的概率不到 5%，是一个小概率事件。反之，如果 $P$ 值大于 0.05，则表示结果很可能是抽样误差导致的，因此尚无法断定差异是真实的。

## 一、抽样误差与卡方检验

　　卡方检验最早是由英国统计学家卡尔·皮尔逊（Karl Pearson）提出的，因此又称为 Pearson 卡方检验。卡方检验的本质是比较观察到的结果（如实际上的性别比）与预期结果（理论上的性别比）之间的差异。皮尔逊最先发现这种差异与正态分布不同，可以用来检验观察到的结果有多大可能是抽样误差导致的。假设某医院想对比两种不同治疗方案（A 和 B）的疗效差异，在分别治疗了一定数量的患者后通过统计发现，A 方案的有效率为 68%，而 B 方案的有效率为 53%。不具备统计学知识的人可能就轻易下结论：A 方案比 B 方案好。

　　那么，为什么不能轻易下此结论呢？这是因为从理论上要想知道 A 方案和 B 方案哪一个更好，就必须治疗完所有的患者。目前完成治疗的只是全部患者中的一小部分，可以看作是一个样本。要想得到具有普遍意义的结论，有两个方法：一是治疗全部的患者，这实际上是不可能的；二是通过卡方检验来排除抽样误差造成的影响。但是，卡方检验需要知道 A 和 B 两种治疗方案理论上的有效率，因此也成了一道难题。为了克服这个难题，就有了统计学上的零假设：假设 A 和 B 两种治疗方案的有效率相同，然后再计算观察到的差异有多大可能是抽样误差导致的。

## 二、计算机模拟抽样误差

为深入理解抽样误差对分析结果的影响，我们利用 R 软件的随机抽样功能来演示二分类变量的抽样误差。为了排除主观影响，我们通过 R 软件包 gssr 直接下载美国 2016 年综合社会调查（General Social Survey，GSS）的全国数据，选出一个叫作 happy（幸福感）的变量。在原始数据中，该变量分为三类：1= 非常幸福，2= 幸福，3= 不太幸福。习惯上把前面两类归为一类，定义为幸福，后面一类定义为不幸福。我们首先把所有的数据看作总体，计算出总体的幸福感比例，然后从总体中随机抽取两个独立的 n=30 的样本，再用样本的数据推算感到幸福的人的比例。如果没有抽样误差，用两个样本数据计算出的幸福感比例都应该与总体的幸福感比例相同或非常接近。如果差异很大，便可以归因于抽样误差。具体操作见 R 程序 5-1。

```
1  ## R program 1 for demonstrating the sampling error
2  # # 1 data preparation and variable selection
3  # install.packages("remotes")                        # install package remotes
4  # library(remotes)                                    # activate package
5  remotes:: install_github ("kjhealy/gssr")             # install packages
6  library(gssr)                                         # activate package
7  data <- gss_get_yr (2016)                             # get 2016 data
8  data <- data[, 'happy']                               # select variable happy
9  data$happy<-ifelse (data$happy==3, "unhappy", "Happy") # re-code happy (1,2,3)
10 data<-na.omit (data)                                  # remove missing
11 addmargins (table (data))                             # check distribution
12
13 # 2 random sampling: Randomly select two samples from the data with n=50
14 # install.packages("tidyverse")                       # install package tidyverse
15 library (tidyverse)                                   # activate package for sample_n
16 set.seed (17)                                         # ensure repeatedness
17 smp1 <- sample_n(data, 50)                            # 1st sampling
18 table (smp1)                                          # frequency for sample 1
19 set.seed (3);smp2 <- sample_n(data, 50)               # 2nd sampling
20 table (smp2)                                          # frequency for sample 2
```

R 程序 5-1

R 程序 5-1 的第 1 部分用于安装 R 软件包 gssr（第 5 行命令）。这个软件包能够读取 GSS 的所有数据，因此必须通过 github 远程安装。在远程安装之前，需要安装"remotes"软件包并激活（第 3~4 行命令）。安装之后，程序的第 6 行命令用于启动软件包，第 7 行则使用 gss_get_yr() 命令读取 2016 年的数据，并把结果存放在新数据库 data 里。

数据读入后，程序的第 8 行命令用于选择我们需要的变量 happy。第 9 行命令对变量 happy 重新赋值，把"不太幸福"标记为"unhappy"，另外两类选项（"非常幸福"和"幸福"）标记为"Happy"。程序第 10 行用 R 命令 na.omit() 剔除数据库 data 中有缺失值的调查对象。

数据处理完成后，第 11 行用两个 R 命令——addmargins() 和 table()，来清点总人数以及"幸福"和"不幸福"的人数。结果显示，无缺失数据的观察对象一共有 2 859 人，2 407 人感到幸福，占 84.2%；而感到不幸福的有 452 人，占 15.8%。

接下来，R 程序 5-1 的第 2 部分演示如何从前面的数据库 data 中随机抽取一个样本来评价幸福感。其中，程序第 15 行命令用于启动携带随机抽样功能的 R 软件包 tidyverse。第 16～17 行命令演示如何从数据库 data 中随机抽取 50 个观察对象。考虑到每次随机抽样的结果都不相同，为了保证结果的可重复性，抽样之前在程序第 16 行命令中使用 set.seed 给定一个随机种子，紧接着在第 17 行中使用软件包 tidyverse 携带的 sample_n(data, 50) 让计算机从数据库 data 中随机选择 50 个观察对象，并将抽取的样本存放在数据库 smp1 里。程序第 18 行命令则用 table(smpl1) 清点样本频数。

根据随机样本 smpl1 的清点结果，有 40 个人感觉到幸福，占总数的 80.0%；10 个人感觉到不幸福，占总数的 20.0%。很显然，通过样本计算出的感到幸福的比例与总体的情况不同。总体的幸福感比例是 84.2%，而样本的只有 80.0%，样本幸福感低于总体，而不幸福感高于总体。

为进一步验证抽样误差，R 程序 5-1 的最后两行把上述操作重复了一次，得到的结果是 43 个人感到幸福，占 86.0%，高于总体的 80%；7 个人感到不幸福，占 14.0%，低于总体的 15.8%。

从上面的演示可以看出，即使是从同一个总体里抽出的随机样本，其计算结果也会与总体的结果不同，既有可能高于总体的指标，也有可能低于总体的指标。不仅如此，来自同一总体的不同样本所对应的计算结果之间也会存在差异，这种差异就是抽样误差。

卡方检验的目的就是要确定观察到的两个对比组之间的误差是真实存在的还是抽样误差导致的。这也是为什么卡方检验的零假设（$H_0$）设为"研究样本来自同一个总体"，因为只有在来自同一个总体的情况下，才能够确定抽样误差的分布特点，从而进一步计算差异出现的概率。因为二分类变量的抽样误差服从卡方分布，因此可以计算出观察到的误差是抽样所致的概率。

## 三、统计2×2列联表数据

　　使用 R 程序进行卡方检验，有两种情况：①通过手工统计或其他方法，已经有了 2×2 列联表，可以直接将其输入 R 程序进行检验；②从原始数据开始，清点数据、编制 2×2 列联表，再进行卡方检验。这里主要介绍第二种方法（见 R 程序5-2），包括处理数据、清点频数、计算构成比、绘制分布构成图，并从可视化的角度进行初步判断；在此基础上，完成卡方分析，判断结果是否有显著意义，并检查每个单元格的期望频数是否存在 $1 \leqslant T < 5$，如果有，则进一步使用 Yates 校正；进一步检查每个单元格的期望频数是否存在 $T < 1$，如果有，则进行费希尔精确检验（Fisher's exact test）。

```
22  ## R program 2 for chi-square test
23  # 1 data preparation and variable selection
24  df <- gss_get_yr(2016)                              # get 2016 data
25  df <-df[df$age>69 & df$age<80, c('sex', 'happy')]   # select 70-79 & 2 vars
26  df<-na.omit (df)                                    # remove missing
27  df$happy<-ifelse(df$happy==3, "unhappy", "Happy")   # re-code happy
28  df$sex <-ifelse(df$sex==1, "Male","Female")         # re-code sex
29  write.csv(df,file='happiness.csv')                  # save data for late use
30  # 2 count frequencies, proportions and make a 2 by 2 table
31  tb<-table(df)                                       # count frequencies
32  addmargins (tb)                                     # add sum to table
33  round (addmargins (prop.table(tb,1)) ,digits = 2)   # get row percentage
34  round (addmargins (prop.table(tb,2)) ,digits = 2)   # get col percentage
35  # 3 plot data for a visual assessment
36  par (mfrow=c (1,2))
37  # mosaic plot
38  mosaicplot (tb, color = T,
39              main = "Plain mosaic plot")
40  library(RColorBrewer)    # activate package for color scheme assuming installed
41  mosaicplot (tb, color = 2:4,
42              main = "Color Mosaic plot")
43  # bar plot
44  tbp <- round (prop.table(tb, margin=1), 2)          # compute result
45  barplot (t (tbp), main = "plain bar plot")
46  barplot (t (tbp), main="color bar plot",
47           col=brewer.pal (3, "Set2"))
48  # 4 chi-square test
49  chisq.test (tb)                                     # conduct test
50  chisq.test (tb)$expected                            # check expected frequencies
51  # fisher test for data with expected freq <5 in a cell
52  fisher.test(tb)
```

R 程序 5-2

　　R 程序 5-2 是 R 程序 5-1 的延续，默认 gssr 软件包已经安装且已经启动。该程序分为 4 个部分，第 1 部分是第 23～29 行。第 24 行把 2016 年的数据导入一个新数据库 df 中（与前面的 data 区别）。第 25 行包括两个功能：①选择年龄在 70～79 岁之间的观察对象，因为该年龄段不幸福的人比例较高，且性别差异较大，便于演示分析方法；②选择 sex（性别）和 happy（幸福感）两个变量进行统计学分析，目的是要用卡方检验来对比幸福感在男女之间的差异。

选择好变量之后，程序中第 26 行命令用于从数据库中删除两个变量中有缺失值的调查对象。第 27 行和第 28 行命令分别对两个变量进行重新赋值，便于统计学分析和计算机输出结果的识别。第 29 行命令用于把处理好的数据以文件名 happiness.csv 存入电脑。因为 GSS 的原始数据库很大，如果统计分析不能一次完成，下一次继续分析时可以直接读入处理好的数据，避免从头开始。

程序的第 2 部分包含 4 行命令。其中，第 31 行命令用于统计频数，把结果存放在新变量 tb 里面。与第三章介绍离散变量时的命令不同的是，这里没有指出变量的名字，而是直接把数据库名称 df 放在 table() 的括号中。这是因为数据结构 df 里面只有两个变量，而且顺序也是自变量性别（sex）在前，因变量幸福感（happy）在后，如此编排数据库可以提高统计分析的效率。

程序的第 32 行用 R 命令 addmargins(tb) 计算行列表的累计频数，第 33 和第 34 行命令 prop.table(tb) 用统计好的 tb 按照行和列计算百分比，全部保留两位小数。图 5-1 是计算机执行了这一部分命令后输出的结果。

```
> # 2 count frequencies, proportions and make a 2 by 2 table
> tb<-table(df)                                          # count frequencies
> addmargins(tb)                                         # add sum to table
        happy
sex       Happy Unhappy Sum
  Female    110      36 146
  Male       82      17  99
  Sum       192      53 245
> round(addmargins(prop.table(tb,1)),digits = 2)         # get row percentage
        happy
sex      Happy Unhappy  Sum
  Female  0.75    0.25 1.00
  Male    0.83    0.17 1.00
  Sum     1.58    0.42 2.00
> round(addmargins(prop.table(tb,2)),digits = 2)         # get col percentage
        happy
sex      Happy Unhappy  Sum
  Female  0.57    0.68 1.25
  Male    0.43    0.32 0.75
  Sum     1.00    1.00 2.00
```

图 5-1　执行 R 程序 5-2 第 31～34 行命令的结果

基于图 5-1 的结果，就可以手工编辑 2×2 列联表了。表 5-2 就是根据图 5-1 的结果编辑的 2×2 列联表示例。这是一个典型的 2×2 列联表，行变量（性别）表示自变量，列变量（幸福感）表示因变量。结果显示，样本包含 245 个观察对象，其中男性 99 人，女性 146 人；192 个观察对象感到幸福，53 个观察对象感到不幸福。

表 5-2　根据图 5-1 统计的幸福感性别差异 2×2 列联表

| 性别 | 幸福感 | | 合计 |
| --- | --- | --- | --- |
| | 幸福 | 不幸福 | |
| 男性 | 82（83%） | 17（17%） | 99（100%） |
| 女性 | 110（75%） | 36（25%） | 146（100%） |
| 合计 | 192（78%） | 53（22%） | 245（100%） |

从表格中数字可以看出，女性感到幸福的比例为 75%，明显低于男性的 83%。如果没有学习统计学，人们也许可以下结论了：在美国 70～79 岁的老年人中，男性的平均幸福感比女性高。但是，学习了统计学之后，就要考虑抽样误差的影响。在排除抽样误差的影响之前，是不能轻易下结论的。接下来要做的，就是通过卡方检验来帮助判断幸福感的性别差异是否具有统计学意义。

## 四、2×2 列联表数据的可视化处理

表 5-2 中的数据提供了关于幸福感男女差异的数字化信息。为了更加直观地显示幸福感的男女差别，R 软件提供了非常有效的可视化方法来显示表 5-2 中的结果。R 程序 5-2 的第 3 部分演示了两种可视化技术，一种称为马赛克图（mosaic plot），在程序命令的第 35～42 行；另一种为条形图，在程序命令的第 43～47 行。条形图在第三章中介绍过，这里介绍的是一种新的用法。为了获得更好的视觉效果，程序里同时列举了黑白和彩色绘图方法供读者选用。

图 5-2 显示的是黑白（左）和彩色（右）的马赛克图。马赛克图信息丰富，首先从图中直条的宽度可以判断，女性的样本量比男性的大；其次，男性幸福感的构成比明显高于女性，不幸福感的构成比低于女性。虽然是完全相同的数据，但是右边的彩色马赛克图看起来似乎比左边的黑白马赛克图有更好的视觉效果。

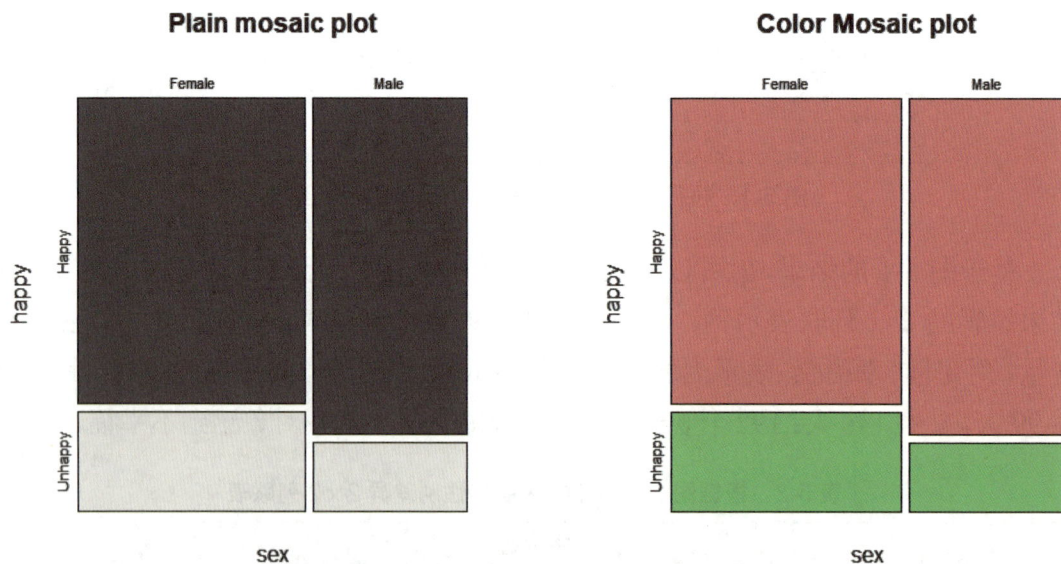

图 5-2　执行 R 程序 5-2 第 35～42 行命令的结果

除具有良好的视觉效果外，马赛克图还可以通过马赛克面积的大小来反映构成比的差异，从而直观反映两个对比组之间的差异。然而，马赛克图没有用 $Y$ 轴

来表示构成比的数目,而条形图正好克服了这一缺点。图 5-3 显示的是用完全相同的数据作的条形图,同样包括黑白和彩色的。

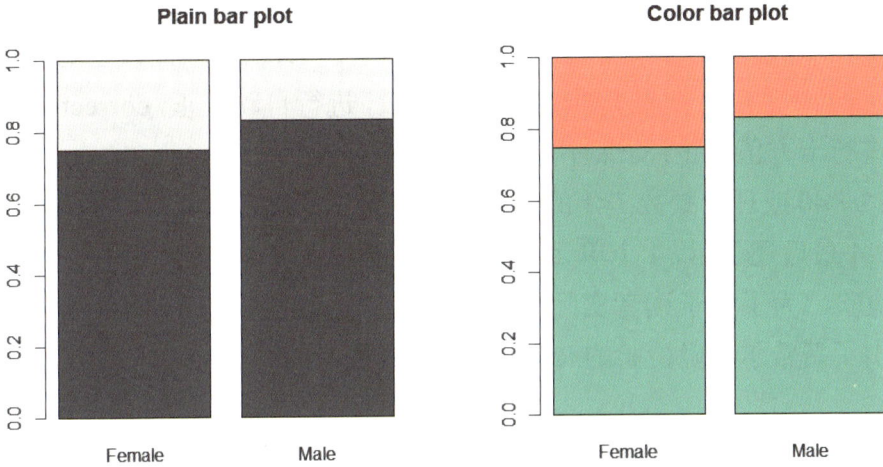

图 5-3　执行 R 程序 5-2 第 43～47 行命令的结果

图 5-3 虽然在格式上与图 5-2 不相同,但是反映的内容却是一样的。此外,条形图中加上了 $Y$ 轴,可以根据 $Y$ 轴的刻度,粗略判断出幸福感和不幸福感的性别比例构成。

从前面的介绍可以看出,两种绘图方法各有特点,用黑白还是彩色其视觉效果也有差异。因此,R 软件提供了多种选项,供科研人员选择使用。

## 五、2×2 列联表的卡方检验

R 程序 5-2 的第 4 部分介绍如何进行卡方检验。前面的 2×2 列联表和几种统计图都显示幸福感可能存在性别差异,因此有理由进行统计学检验。卡方检验的 R 命令是程序的第 49～50 行: chisq.test(),括号里是统计好了的 2×2 列联表。

卡方检验要求 2×2 列联表中每个单元格的期望(理论)频数都要大于或等于 1,否则必须用费希尔精确检验。程序的第 50 行给出查看理论频数的方法。图 5-4 是运行了这两行命令之后计算机输出的结果。

```
> # 4 chi-square test
> chisq.test(tb)                              # conduct test

        Pearson's Chi-squared test with Yates' continuity correction

data: tb
X-squared = 1.5335, df = 1, p-value = 0.2156

> chisq.test(tb)$expected                     # check expected frequencies
        happy
sex      Happy  Unhappy
  Female 114.41633 31.58367
  Male    77.58367 21.41633
```

图 5-4　执行 R 程序 5-2 第 49～50 行命令的结果

结果显示，根据表 5-2 中的数据计算出卡方值 =1.53，自由度 df=1，相应的 $P$=0.215 6，大于 0.05。这提示无法排除表 5-2 中的男女幸福感差异是抽样误差所导致的。因此，根据选定的数据无法判断男女的幸福感是否有差异。

从图 5-4 的结果还可以看出，该分析是经过了 Yates 连续性校正的。这是因为 chisq.test() 函数在使用时默认样本为小样本量，进行自动校正，correct 参数默认为 TRUE，进行卡方值修正；如果不想要校正可以修改为 chisq.test(tb, correct=F)。当样本数量 $n$<40 或理论频数 $T$<1 的时候使用费希尔精确检验。

图 5-4 最后还显示，4 个单元格的期望频数都大于 1，因此没有必要考虑费希尔精确检验。为了便于读者实际工作对费希尔精确检验的需要，R 程序 5-2 的第 52 行列出了费希尔精确检验的 R 命令，供读者参考使用。

## 六、单样本数据卡方检验

在医学科研中，有时候没有对照组的数据，只有一组研究样本的数据。这样的数据也可以进行卡方检验，来判断其与理论值或者总体值之间的差异是否显著。比如，用一种新的疗法治疗了 350 个病人，其中 175 个有显著疗效（50% 的有效率），此时科研人员想知道该结果是否有统计学意义。由于没有对照组，很多人会认为研究设计有问题，于是就放弃了。事实上，这是一个单样本卡方检验的问题，需要从文献中找到一个治疗相同疾病且认定有效的疗法，并确定其有效率。如果该疗法的有效率 =65%，就可以把这个有效率当作理论（期望）值，用 R 程序的 prop.test 进行卡方检验：

prop.test(x=175, n=350, p=0.65, alternative="two.sided")。

如果检验结果 $P$>0.05，表示差异没有统计学意义，此时可以推论新疗法与现行疗法疗效类似，即有效。如果差异显著，则根据具体结果分情况讨论：如果新疗法的有效率小于认可的疗法，则表示新疗法不如现行疗法；如果新疗法的有效率高于现行疗法，则表示新疗法优于现行疗法。图 5-5 是计算机分析的结果。

```
> prop.test(x=175, n=350, p=0.65, alternative="two.sided")

        1-sample proportions test with continuity correction

data:  175 out of 350, null probability 0.65
X-squared = 33.959, df = 1, p-value = 5.628e-09
alternative hypothesis: true p is not equal to 0.65
95 percent confidence interval:
 0.44649 0.55351
sample estimates:
  p
0.5
```

图 5-5　单样本卡方检验结果

　　结果显示，R 软件完成的是单样本检验，还做了连续性校正。数据部分指明 350 个观察对象中有 175 个有效。计算的卡方值 =33.959，自由度 df=1，P<0.001。同时，程序还给出了估计的治愈率为 0.50，95% 的置信区间：0.45～0.55。根据卡方检验结果可以推论，新疗法的有效率低于已被认可的现行疗法。

　　根据文献得知，如果不进行治疗，约 45% 的病人会自己痊愈。如果把 45% 当作自然痊愈率，用相同的方法进行检验，结果得到的卡方值 =3.336 2，P=0.067 7。由于 P>0.05，因此可以推断新疗法的治愈率与该病的自然痊愈率没有显著差异。因此，根据现有数据及分析结果，我们无法确定新疗法是否有效。这一部分的分析，留给读者练习。

## 七、已知 2×2 列联表里频数的卡方检验

　　有时候 2×2 列联表的数据已知，却没有原始数据。比如，在阅读他人文章时，怀疑卡方检验的结果有误，想验证一下，这时候可以用 R 程序 5-3 显示的方法进行验证。例如，已知病例组（癌症患者组）中有 70 人吸烟，35 人不吸烟；而对照组有 45 人吸烟，80 人不吸烟。此时，先把数据输入电脑，排成表格，并给变量命名，再用前面介绍的方法 chisq.test() 进行分析。图 5-6 是 R 程序 5-3 输出的主要结果。

```
# cancer 70 smoke, 35 no smoke, control 45 smoke 80 no smoke
# create table
data <- matrix(c(70, 35, 45, 80), ncol=2, byrow=TRUE)
colnames(data) <- c("cancer", "control")
rownames(data) <- c("smoking", "no smoking")
data <- as.table(data);data
chisq.test(data)
```

R 程序 5-3

```
> data <- as.table(data); data
          cancerr control
smoking        70        35
no smoking     45        80
> chisq.test(data)

        Pearson's Chi-squared test with Yates' continuity correction

data:  data
X-squared = 20.258, df = 1, p-value = 6.769e-06
```

图 5-6　执行 R 程序 5-3 命令的结果

　　首先，程序生成的频数表符合标准格式：行表示自变量，即吸烟和不吸烟；列表示因变量，即病例组（癌症组）和对照组。卡方检验结果的标题显示该计算为皮尔逊卡方检验，并进行了连续性校正。所用的数据即前面 R 程序 5-3 输入的 data。

其结果为：卡方值 =20.258，$P<0.001$。这表示，癌症患者中吸烟者的构成比非常显著地高于对照组，而这种差异归因于随机抽样的可能性小于 0.001，因此归因于抽样误差的可能性极小。这一结果反过来证明吸烟与癌症有极为显著的统计学关系。

# 八、本章小结

卡方检验是医学科学研究中最基本的统计学方法之一，用来比较样本构成比的差异。本章首先通过计算机模拟介绍了卡方检验的目的，即排除抽样误差对观察到的样本构成比的影响，因此能够通过样本数据来讨论事物之间的真实关系。之后，运用 R 软件包携带的数据，系统介绍了 2×2 列联表的卡方检验，包括处理原始数据、清点频数、计算构成比、编制表格、频数数据的可视化处理、卡方检验和结果分析，并介绍了在期望频数小于 1 的情况下如何进行费希尔精确检验。最后，本章介绍了单个样本的卡方检验方法以及频数已知但原始数据未知时的卡方检验及其应用。

希望通过本章的学习，读者能够熟练掌握卡方检验的原理和方法，能够独立运用 R 软件完成数据处理和卡方检验，同时对结果进行科学解释。不仅如此，还能够在特殊情况下运用卡方检验解决医学科学研究中的问题，包括对只有一个组的数据进行分析等。

**》》 练习题 《《**

1. 重复本章所有程序中的分析内容，直到在不看任何资料的情况下，能够从原始数据开始，独立地完成卡方检验，包括绘图、列表和结果解释。

2. 从网上下载含有卡方检验的文章，找出里面的 2×2 列联表，用本章最后介绍的方法来验证其结果。如果遇到期望频数小于 1 的情况，则进行费希尔精确检验。

3. 用本章学习的方法分析自己或同学、同事的数据资料。

**》》 思考题 《《**

1. 统计学显著性检验的目的是什么？

2. 卡方检验比较的是什么内容？为什么需要进行检验？

3. 卡方检验时得到 $P<0.05$ 的结果是什么意思？

4. 单个组的数据也可以作卡方检验吗？如何进行分析？

>> 参考文献 <<

PEARSON，K. On the criterion that a given system of deviations from the probable in the case of a correlated system of variables is such that it can be reasonably supposed to have arisen from random sampling［J］. The London，Edinburgh，and Dublin Philosophical Magazine and Journal of Science，1900，50（302）：157-175.

◆ 第六章

# 多水平和多组样本构成差异的 R 软件卡方检验

## 本章提要

第五章介绍了 2×2 列联表的卡方检验，包括数据处理、频数清点、构成比计算、数据可视化以及使用 R 软件进行卡方检验和结果解读。有了 2×2 列联表和相应的卡方检验的基础，2×C 列联表以及任意大小的 R×C 列联表的卡方检验就相对容易了。除一般的卡方检验外，还可以利用多分类列联表尤其是 2×C 的列联表计算两个离散变量之间的相关系数并进行趋势检验，本章将介绍这方面的内容。本章所用数据取自另一个 R 软件包 stats，内容是关于育龄妇女生育情况。除卡方检验外，本章还将演示新的变量选择方法和变量重新赋值技术，帮助提高读者的数据处理和分析能力。本章将介绍两个卡方检验案例：第一个是用 2×4 列联表来演示 2×C 列联表的卡方检验，分析所用的自变量 $X$ 是受教育水平，因变量 $Y$ 是育龄妇女累计生育胎数；第二个是用 3×4 列联表演示任意的 R×C 列联表的卡方检验，使用的自变量和因变量分别是育龄妇女的年龄和累计生育胎数。

**关键词**：R×C 列联表；卡方检验；趋势检验；变量转换

在医学研究中，经常会遇到结果变量 $Y$ 不止两类的情况，比如患者的发热程度可以分为低热、中等热、高热以及超高热；疾病诊断可以分为早期、中期和晚期；一种药物的治疗效果可以分为治愈、好转和无效；患者对诊疗效果的评价可以分为满意、比较满意、一般、不太满意和不满意；等等。除结果变量外，自变量 $X$ 也可能是两类以上，比如吸烟或喝酒情况可以分为无、偶尔、经常三类；治疗时药物剂量可以分为小剂量、中等剂量和大剂量；疾病病程可以分为短期、中期和长期；体育锻炼可以分为低强度、中等强度和高强度；抑郁情况也可以分为无、轻度、中度和重度；等等。

如果自变量或者因变量的分类有两项以上，那么第五章所介绍的 2×2 列联表卡方检验方法就不能直接使用了，而必须使用 2×C 列联表卡方检验。如果自变量和因变量的分类都在两项以上，就要使用 $R×C$ 列联表卡方检验。如果 $2×C$ 或者 $R×C$ 列联表卡方检验发现有统计学显著性，结果只是表明各个分类之间的构成比有显著差异，但具体是哪两个类别之间的差异，则需要根据结果对列联表进行分割或者合并之后再次进行卡方检验。

除一般的 $R×C$ 列联表外，$2×C$ 列联表还有两个非常重要的作用：一是计算两个离散变量之间的相关系数，又称为列联系数（contingency coefficient）；二是进行趋势检验，又称为 Cochran-Armitage 趋势检验。

## 一、数据准备

本章所用的数据来自 R 软件中一个名为 stats 的软件包。该软件包中有一组关于育龄妇女生育情况的数据，包括总生育次数、引产情况、自然流产情况等。此外，还有年龄和受教育程度等社会人口学变量的相关数据。R 程序 6-1 演示了如何安装和启动软件包 stats（第 5～6 行）、如何把程序包中的数据 infert 导入数据库 df（第 7 行）、如何查看数据库中变量的名称（第 8 行）和数据结构（第 9 行），以及挑选变量（第 10 行）准备分析。

```
1
2   ## R program 1 chi-square test for R by c tables
3   # part 1 data preparation
4   # use fertility data carried by the R package stats for demonstration
5   # install.packages("stats")        # run this line if not installed
6   library(stats)                     # activate package
7   df <- infert                       # read data into df for use
8   names(df)                          # check variables in df
9   str(df)                            # check data structure
10  df <- df[,c(1:3,4,6)]              # select variables for analysis
11
12  # part 2 exploratory of the data
13  library(tidyverse)                 # activate the package for %>%
14  df %>%
15    select(education, parity) %>%
16    table()  # frequency for sample 1
17  df %>%
18    select(education, induced) %>%
19    table()  # frequency for sample 2
```

R 程序 6-1

在编写 R 程序时，利用 names() 命令选择变量是一个非常有效的方法。通过这一命令我们不仅可以知道变量的名称，还可以知道它们在数据库中的排列顺序。这样一来，在选择变量时就不需要再拼写变量的名称。这种方法在分析数据量比较大的资料时会更加方便。运行第 8 行命令后计算机输出的结果见图 6-1。

根据计算机输出的结果，本章暂时选择以下变量进行分析：受教育程度（education）、年龄（age）、累计生育次数（parity）、引产（induced）和自然流产（spontaneous）。由于这几个变量在数据库里的顺序分别是 1、2、3、4 和 6，第 10 行程序用 c(1:3,4,6) 从数据库 df 中挑出了这 5 个变量，其中的"1:3"是"从第 1 个变量到第 3 个变量"的简洁表达方法。

```
> df <- infert                                    # read data into df for use
> names(df)                                       # check variables in df
[1] "education"      "age"           "parity"          "induced"
[5] "case"          "spontaneous"   "stratum"         "pooled.stratum"
```

**图 6-1　执行 R 程序 6-1 第 8 行命令的结果**

R 程序 6-1 的第 2 部分使用快通道方法"%>%"，从刚刚建立的数据库中任意挑选两个变量查看结果如何、判断是否有必要进行卡方检验或重新分组后再进行分析。作为演示，程序中只选择了两对变量，分别是 education 与 parity 以及 education 和 induced。这一部分命令运行结果见图 6-2。读者可以用相同的方法对数据库 df 中其他变量进行类似的预分析。

```
> df %>%
+   select(education, parity)%>%
+   table()
         parity
education  1  2  3  4  5  6
  0-5yrs   3  0  0  3  0  6
  6-11yrs 42 42 21 12  3  0
  12+ yrs 54 39 15  3  3  2
> df %>%
+   select(education, induced)%>%
+   table()
         induced
education  0  1  2
  0-5yrs   4  2  6
  6-11yrs 78 27 15
  12+ yrs 61 39 16
```

**图 6-2　执行 R 程序 6-1 第 14～19 行命令的结果**

图 6-2 包括两个部分，第 1 部分是执行了第 14～16 行命令的结果。该命令让计算机从数据库的 5 个变量中挑选两个（education 和 parity）出来，然后进行交叉列表。由于使用了快通道方法，得以省去烦琐的编程过程。反之，如果不用快通道方法，要得到相同的结果则必须用 table(df$education, df$parity) 命令。频数统计结果显示，原始数据中的 education 分为 3 类，即 0～5 年、6～11 年、12 年及以上；parity 的范围是 1～6。因此，可以构建一个 3×6 列联表，通过卡方检验来分析 education 与 parity 之间的相关关系是否具有统计学意义。

同理，图 6-2 的第 2 部分是执行了第 17～19 行命令之后计算机输出的结果。这个数据构成一个 3×3 列联表，通过卡方检验来验证 education 和 induced 之间的相关关系是否具有统计学意义。

## 二、变量编码、频数和构成比计算

根据前面的分析，选择 education 和 parity 来演示 2×C 列联表和 R×C 列联表的卡方检验方法，把 education 与 induced 关系的卡方检验留给读者自己练习。R 程序 6-2 演示了如何在预分析的基础上，对所选变量（education 和 parity）作进一步处理。

```
20  # R program 2 prepare and explore for chi.sq test
21  # 1 dichotomize variable education
22  df$educat2 <-ifelse(df$education=="12+ yrs","12+ years","<12 years")
23  #re-code variable parity from 6 to 4 categories
24  df$parity[df$parity>4]<-4
25  # 2 count freq to make 2 by C table
26  table(df$educat2,df$parity)
27  # 3 get total and proportions
28  tb <-table(df$educat2,df$parity)
29  addmargins(tb)                                  # add sum to table
30  round(addmargins(prop.table(tb,1)),digits=2)  # get row proportions
31  round(addmargins(prop.table(tb,2)),digits=2)  # get col proportions
32  # 4 mosaic plot the result
33  mosaicplot(tb,color=3:8,cex=1.2,
34            main="Mosaic plot of the Relation of Education with Parity",
35            xlab="Education level")
36  # 5 bar plot
37  ptb <-round(prop.table(tb,margin=1),2)
38  barplot(t(ptb), main ="Bar plot of Education and Parity for chi-sq Test",
39            ylab="proportion of parity")
```

R 程序 6-2

根据图 6-2 可知，如果按照 3×6 列联表形式进行展示，则表中有 4 个单元格的频数为 0。这样的数据虽然可以进行卡方分析，但从统计学的角度来看，如果列联表中有太多的 0，检验结果便会缺乏稳健性。

为了避免出现一部分单元格的频数偏小甚至为 0 的情况，程序第 22 行通过 ifelse() 命令，把受教育程度由 3 类压缩为 2 类，即把受教育程度为 0～11 年的归为一类，而 12 年及以上仍然保留为一类。通过该命令对变量进行重新定义，并制作为 2×6 列联表，此时所有单元格的频数都不再为 0。

受教育程度由 3 类压缩为 2 类解决了频数为 0 的问题，可是仍有部分单元格的频数过小，同样会影响数据分析结果的稳健性。R 程序 6-2 的第 24 行命令进一步把 parity 从 6 类压缩到 4 类，即把 4、5 和 6 归为一类（4 胎及以上）。把频数小的类别合并起来，就可以解决部分单元格频数偏小的问题。通过合并，最后形成了一个 2×4 的列联表。

把变量重新定义之后，接下来就是清点频数（第 26 行），分别计算行、列的和（第 28～29 行），并计算各类别的构成比（第 30～31 行）。可见，这些 R 命令与第五章中 2×2 列联表的卡方检验是一样的。表 6-1 是根据这部分 R 程序的计算结果制成的。

表 6-1 育龄妇女受教育程度与累计生育次数列联表

| 受教育程度 | 累计生育次数 | | | | 合计 |
| --- | --- | --- | --- | --- | --- |
| | 一胎 | 二胎 | 三胎 | 四胎及以上 | |
| 0~11 年 | 45（45%） | 42（52%） | 21（58%） | 24（75%） | 132（53%） |
| 12 年及以上 | 54（55%） | 39（48%） | 15（42%） | 8（25%） | 116（47%） |
| 合计 | 99（100%） | 81（100%） | 36（100%） | 32（100%） | 248（100%） |

如表 6-1 所示，累计生育次数随受教育程度的增加显示出一定的负向关系。在只生育一胎的育龄妇女中，受教育 12 年及以上的占比是 55%，明显高于受教育 0~11 年的 45%；在累计生育四胎及以上的育龄妇女中，受教育 0~11 年的占比是 75%，而受教育 12 年及以上的占比是 25%，这样的结果需要使用卡方检验作进一步分析。

为了更直观地显示累计生育次数与受教育程度之间的关系，R 程序 6-2 的第 4 和第 5 部分使用第五章中所介绍的绘图技术分别绘制马赛克图和条形图。作为演示，图 6-3 显示了用 R 程序 6-2 中第 37~39 行命令绘制的条形图（马赛克图留给读者练习）。从图 6-3 中可以清楚地看出，与受教育程度较高的育龄妇女相比，受教育不足 12 年的育龄妇女育有 3 胎和 4 胎及以上的比例更高（条形图上面浅色的两行），而反过来，受教育 12 年及以上的育龄妇女，只生育过 1~2 胎的比例更高（条形图下面深色的两行）。

**Bar Plot of Education and Parity for Chi-Sq Test**

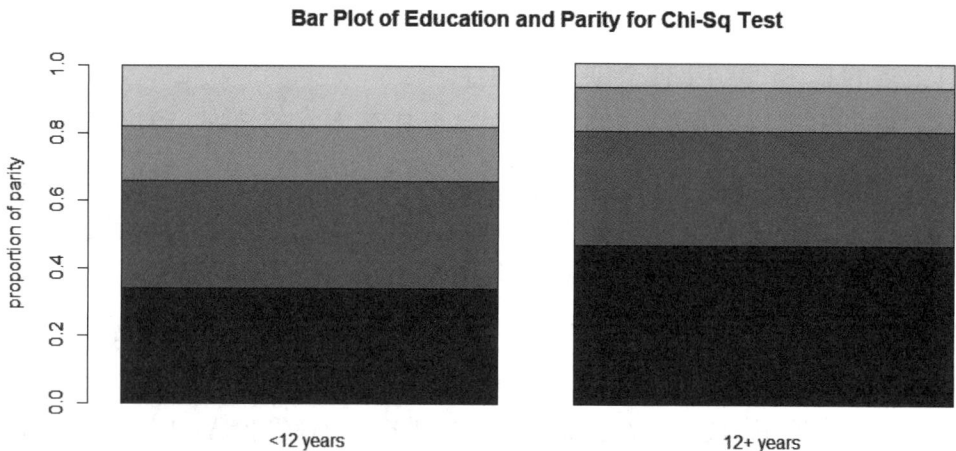

图 6-3 执行 R 程序 6-2 第 37~39 行命令的结果
图中阴影由深到浅分别是累计生育 1 胎、2 胎、3 胎和 4 胎及以上

## 三、2×C 列联表的卡方检验

本部分用前面统计得到的 2×4 列联表来介绍 2×C 列联表的卡方检验。R 程序

6-3 的第 1 部分演示了 2×4 列联表的卡方检验方法,所用的命令仍然是 chisq.test(),这与第五章的 2×2 列联表卡方检验一样,只是括号中的数据不同。这里的"tb"用的是通过 R 程序 6-2 第 28 行命令计算得出的 2×4 列联表,包括受教育程度与累计生育次数的频数。运行第 44 行命令完成卡方检验之后,把结果存放在数据库 chisq 里,然后执行第 45 行命令查看结果(图 6-4)。

```
42  ## R Program 3 chi-square test
43  # 1 conduct chi-square test and get result
44  chisq<-chisq.test(tb)                          # conduct test
45  chisq                                          # check result
46  chisq$expected                                 # check expected freq
47  fisher.test(tb)                                # Fisher exact test
48  # 2 Cochran-Armitage Trend test
49  install.packages("DescTools")
50  library(DescTools)
51  CochranArmitageTest(tb)
52  # 3 obtain other important statistics
53  # pearson(contingent) correlation coefficient
54  ContCoef(df$educat2, df$parity, correct = FALSE)    # no continuous correction
55  ContCoef(df$educat2, df$parity, correct = TRUE)     # continuous correction
```

R 程序 6-3

```
> chisq<-chisq.test(tb)                          # conduct test
> chisq                                          # check result

        Pearson's Chi-squared test

data:  tb
X-squared = 8.9342, df = 3, p-value = 0.03018

> chisq$expected                                 # check expected freq

                    1         2         3         4
 <12 years 52.69355 43.1129 19.16129 17.03226
 12+ years 46.30645 37.8871 16.83871 14.96774
```

图 6-4 执行 R 程序 6-3 第 44 ~ 46 行命令的结果

图 6-4 的第 1 部分是执行了第 45 行命令后计算机输出的结果,其中卡方值 = 8.93,自由度 df=3("行 −1"与"列 −1"的乘积),$P$=0.030<0.05,提示受教育程度与累计生育次数在相关关系上有统计学意义。

由于担心存在期望频数小于 5 的情况(当 $n \geqslant 40$,有 20% 及以上的格子理论频数 $1 < T < 5$ 时,适用 Fisher 精确检验),命令第 46 行直接从卡方检验的结果 chisq 里面读出期望频数,结果见图 6-4 后面部分。结果显示,所有格子的期望频数均大于 5,因此没有必要做 Fisher 精确检验。虽然没有必要,但程序的第 47 行仍然列出了精确检验的 R 程序,供读者在需要的时候参考。

## 四、利用 2×C 列联表进行趋势检验

2×C 列联表在医学科研中的一个重要应用就是趋势检验,又称为 Cochran-

Armitage 趋势检验，最早用于分子生物学方面的研究，后来被广泛用于一般的医学科学研究。进行趋势检验需要调用一个叫作 DescTools 的 R 软件包，R 程序 6-3 第 2 部分的第 49~50 行命令演示了如何安装和启动该软件包；第 51 行命令使用 CohnranArmitageTest() 进行分析，通过计算 $z$ 值来检验 2×C 列联表中 $Y$（累计生育次数）随 $X$（受教育程度）下降的趋势是否具有显著统计学意义。图 6-5 结果显示，$z=2.90$，$P=0.003\ 7<0.01$，具有显著的统计学意义。根据这一结果，我们可以推论育龄妇女的累计生育次数与受教育程度不仅有关，而且具有显著趋势性。

```
> CochranArmitageTest(tb)

        Cochran-Armitage test for trend

data:  tb
Z = 2.9002, dim = 4, p-value = 0.003729
alternative hypothesis: two.sided
```

图 6-5　执行 R 程序 6-3 第 51 行命令的结果

## 五、利用 2×C 列联表计算相关系数

R 程序 6-3 的第 3 部分显示了如何基于 2×C 列联表计算两个离散变量之间的相关系数。所用的 R 命令是 ContCoef()，表示计算两个 cont（即离散变量）的相关系数 Coef（coefficient 的简写）。括号里的两个变量是前文 2×4 列联表计算中用到的 educat2（2 类）和 parity（范围 1~4）。两个离散变量的相关系数在英文文献中又称为 contingency 相关系数 $C$，以区别于连续变量的相关系数 $r$。关于两个连续变量之间的相关系数，不属于本章的范围，后面会有专门介绍。

由于在计算两个离散变量之间的相互关系时，常常需要做连续性校正，因此这一部分把校正前（第 54 行命令）和校正后的（第 55 行命令）算法都列出来，以供读者参考。计算结果显示（图 6-6），校正前的相关系数 =0.186 5，而进行了连续性校正后的相关系数 =0.263 7。

```
> # pearson(contingent) correlation coefficient
> ContCoef(df$educat2, df$parity, correct = FALSE)    # no continuous correction
[1] 0.1864736
> ContCoef(df$educat2, df$parity, correct = TRUE)     # continuous correction
[1] 0.2637135
```

图 6-6　执行 R 程序 6-3 第 54~55 行命令的结果

## 六、R×C 列联表的卡方检验

熟悉了 2×C 列联表的卡方检验和统计学分析后，任意 R×C 列联表的计算就非常简单了。R 程序 6-4 使用了一个 3×4 列联表演示任意 R×C 列联表的卡方检验方

法。本例选择的自变量 $X$ 是育龄妇女的年龄，$Y$ 仍然是累计生育次数。

```
58  ## R Program 4
59  # 1 data preparation
60  df1<-df%>%select(age,parity)
61  df1$ageg<-cut(df1$age,breaks=3,labels = c("young" ,"middle" ,"old"))
62
63  # 2 count freq to make R by c table
64  tb<-table(df1$ageg,df1$parity)
65  addmargins(tb)
66  round(addmargins(prop.table(tb,1)),digits=2)
67
68  # 3 mosaic plot
69  mosaicplot(tb,color=3:8,cex=1.2,
70              main="Mosaic plot of Parity Proportions by Age Group",
71              xlab ="Age group")
72
73  # 4 chi-square test
74  chisq<-chisq.test(tb)
75  chisq
76  chisq$expected
```

R 程序 6-4

在 R 程序 6-2 中，累计生育次数已经从 1～6 的范围压缩到 1～4，以避免太多的频数为 0，因此可以直接用于分析。而育龄妇女的年龄为连续变量，取值介于 21～44 岁，因为分组太多，无法直接进行分析。为解决这一问题，R 程序 6-4 的第 60～61 行代码产生了一个新的数据库 df1，第 61 行命令 df1$ageg<-cut(df1$age, breaks=3) 把年龄分为频数相同的 3 组，并把结果存放在新变量 ageg 里。第 64 行程序选择 ageg 和 parity 两个变量，存放在 tb 数据库中。

数据处理好后，第 65 行程序清点 $X$ 和 $Y$ 的频数，做成 3×4 列联表；第 66～71 行命令根据结果制表、绘图；第 74 行命令则进行卡方检验。这些步骤与前文所述 2×$C$ 列联表几乎一致，这里不再赘述。

必须指出的是，$R$×$C$ 列联表的马赛克图和条形图比 2×$C$ 列联表更为丰富。图 6-7 是执行了 R 程序 6-4 中第 69～71 行命令后计算机绘制的马赛克图。结果显示，在 21～44 岁年龄范围，累计生育次数与年龄之间似乎没有明确关系。相比于

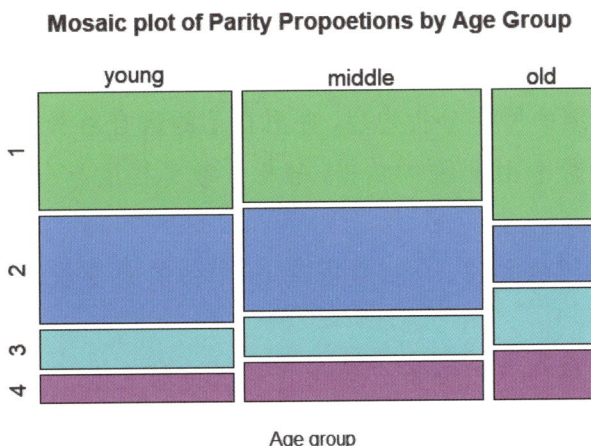

图 6-7　执行 R 程序 6-4 第 69～71 行命令的结果

年轻组（young），中年组（middle）生育 2～4 胎的人数更多；但是在高龄组（old）只生育一胎的比例反而比另外两组都要高。

卡方检验的结果显示（图 6-8），卡方值 =5.76，自由度 df=6=(3-1)×(4-1)，对应的 $P$=0.45>0.05，提示育龄妇女的累计生育次数与年龄没有显著的统计学关系。

```
> chisq<-chisq.test(tb)
> chisq

        Pearson's Chi-squared test

data:  tb
X-squared = 5.7612, df = 6, p-value = 0.4505
```

**图 6-8　执行 R 程序 6-4 第 74～75 行命令的结果**

## 七、本章小结

离散数据在医学科研中经常用到，卡方检验是分析离散数据最基础的统计学方法。在第五章中介绍了 2×2 列联表的卡方检验，本章进一步介绍了 2×$C$ 列联表和 $R$×$C$ 列联表的卡方检验。此外，本章还介绍了计算两个离散变量之间相关系数和进行趋势检验的方法。同时，也顺便介绍了几种比较实用有效的数据处理方法，包括 R 软件的快通道（pipe）方法 %>%，来处理数据和进行探索性分析。最后，本章还强调了分类数据的可视化处理，尤其是马赛克图和条形图的绘制。熟练掌握和灵活运用这些方法，对开展医学科学研究非常重要。

### 》》 练习题 《《

1. 本章介绍的 4 个 R 程序实际上是一个程序的前后延续。请读者把所有程序一次性输入电脑，并存放为一个文件备用。

2. 重复本章介绍的所有分析内容，并用自己的语言解释分析结果。

3. 使用本章数据库 df 里面的数据，分析受教育程度与引产的关系以及年龄与引产的关系。

4. 利用本章介绍的方法，分析数据库 df 中的其他变量，查看、解释和讨论分析结果。

5. 利用本章介绍的方法分析自己的资料。分析之前，通过 excel 或者其他软件把数据以英文命名并存放为 csv 格式，之后利用如下命令读入电脑进行分析：data<-read.csv(file="你的数据文件名")。

## ⟫⟫ 思考题 ⟪⟪

1. 2×2 列联表和 2×C 列联表各有什么用途？

2. 如果 2×C 列联表卡方检验 $P<0.05$，这一结果表示什么意思？有没有必要作进一步分析？

3. 在什么条件下，2×C 列联表可以转换为 2×2 列联表进行分析？

4. 2×C 列联表的数据是否可以进行趋势检验？如果可以，进行趋势检验时用什么统计学方法？请举例说明。

5. 一般认为只有连续变量才可以计算相关系数，你觉得这个结论正确吗？为什么？

## ⟫⟫ 参考文献 ⟪⟪

[1] ARMITAGE P. Test for linear trends in proportions and frequencies[J]. Biometrics，1955，11（3）：375-386.

[2] R Core Team. R: a language and environment for statistical computing[M]. R Foundation for Statistical Computing，Vienna，Austria，2025.

## 第七章

# R 软件 *t* 检验和方差分析

## 本章提要

在科学研究中，经常需要对比一些指标在两个组之间的差别。比如，为了证明 BMI 是否与高血压有关，往往需要先计算高血压患者和非高血压患者的平均 BMI，然后进行对比。如果结果显示高血压患者的平均 BMI=26.2，而非高血压患者的平均 BMI=23.7，那么能不能据此给出"BMI 与高血压病有关"的结论呢？答案是否定的。这是因为我们通常用来计算平均 BMI 的研究对象事实上只是所有患高血压和未患高血压的人（即总体）中的一个样本而已。若要得出符合事实的结论，还要排除抽样误差带来的影响。*t* 检验就是用来比较两个样本均数的差异在多大程度上来源于抽样误差的方法。如果抽样误差的影响可以忽略，就可以判断差异具有统计学意义，即差异是真实的。基于 R 软件的强大功能，本章首先通过计算机模拟 BMI 的性别差异来演示抽样误差的影响，接着再使用模拟的数据演示两组样本均数比较的 *t* 检验方法，包括随机分组数据的 *t* 检验、配对数据 *t* 检验、自身前后对比的 *t* 检验、样本均数和总体均数的 *t* 检验等。介绍完两组均数的 *t* 检验方法之后，然后介绍用于多组（三组及以上）样本均数差异检验的方差分析，即 *F* 检验。演示方差分析的数据是从计算机携带的数据库 msleep 中选取的，数据库中有不同食性动物的总睡眠时间，可以用来同时比较多组样本均数之间的差异。为了保证分析结果准确可靠，在方法介绍的整个过程中，本章还特别强调了分析思路以及分析之前数据的可视化处理。

**关键词**：*t* 检验；方差分析；数据可视化

前面两章系统地介绍了卡方检验，用于比较两组（第五章）或多组（第六章）样本的构成情况。在本章中，我们将介绍另一种数据分析方法——学生 *t* 检验（Student's t-test），国内习惯称之为 *t* 检验（t-test）。*t* 检验可以看作卡方检验的姊妹方法，主要适用于对连续变量的统计学分析。*t* 检验的目的是比较两组之间的平均值差异,因此,一般先分别计算每组的样本均数,然后再进行对比分析。

对两组连续变量之间差异的对比在科学研究中非常普遍,包括基础医学、预防医学、药学、临床医学、医院管理学等。比如,为了把握研究对象的情况,必须了解各种生理生化指标的性别差异;为了评估体力活动作为超重的预防措施的效果,就必须对比经常参加和不经常参加体力活动的研究对象的体重差异;为了了解抗高血压药物的治疗效果,就必须评估治疗组和对照组的血压值差异;为了评估一项新规定所带来的服务质量的改变效果,就要对比执行和没有执行该项规定的医院的患者满意度评分。

但是,并不能简单地根据两组连续变量之间的均值差异下结论。比如:作为一种代谢性疾病,高血压是目前威胁公众健康的主要危险因素之一。为了研究超重和肥胖两者与高血压的关系,科研人员招募了两组研究对象,测量每个人的身高和体重,同时计算 BMI。计算结果显示,高血压组的平均 BMI=26.2kg/m²,而正常血压组的平均 BMI=23.7kg/m²。根据这一结果,我们能够下结论说 BMI 与高血压有关系吗? 答案是否定的,因为这一结果是通过样本计算出来的,而这只是所有患高血压和未患高血压人群中很少的一部分样本。与前面第五、第六章介绍的变量一样,通过抽取全体人群中的部分样本所计算出的结果会有抽样误差,只有排除了抽样误差的影响之后,才能够作出符合事实的判断。

除了按照某特征(如性别、健康状况、治疗效果等)进行分组比较外,*t* 检验还适用于其他场景的比较分析。比如,在临床试验中,往往把研究对象随机分为两组;在流行病学研究中,经常根据研究对象的某些特征进行配对分组;如果有追踪数据,相同研究对象在不同的时间点得到的数据也可以进行比较;最后,在许多情况下还需要比较样本均数与总体均数的差异。由于在这些情况下样本均数的抽样误差与前面介绍的抽样误差是不相同的,因此要介绍专门的 R 软件方法,来对这一类数据进行 *t* 检验。

除两组均数的比较外,医学科学研究还经常涉及两个以上样本均数的差异比较,如不同教育水平人群 BMI 和血压的差异比较;不同种族儿童生长发育指标的差异比较;多种治疗方案的疗效差异比较等。这些问题因为涉及两组以上的样本均数的比较,*t* 检验就不能用了,取而代之的是方差分析(analysis of variance),也就是平常所说的 *F* 检验(F-test)。

本章将首先介绍学生 *t* 检验,然后再介绍 *F* 检验。

## 一、*t* 检验

*t* 检验专门用来评估两个样本均数的差异有多大可能性是真实的,抑或是这

一差异在多大程度上是抽样误差导致的。即使两样本来源于同一个总体,但由于抽样误差的存在,得到的样本均数也有可能不同。比如,从同一所学校的全体学生中随机抽取两个样本来计算平均身高,其结果相同的机会是很小的,主要原因就是抽样误差的存在。幸运的是,抽样误差导致的差异是有规律的,并符合 $t$ 分布。只要有了观察到的样本均数,在假设两个样本都来自同一个总体的条件下,就可以计算出抽样所致组间差异的 $t$ 值,进而推算出抽样误差导致差异的机会,即概率 $P$。根据统计学原理,$t$ 值越大则 $P$ 值越小,抽样误差导致差异的机会就越小;反之,抽样误差导致差异的机会就越大。按照习惯,如果计算出的 $P$ 值很小,比如 $P<0.05$ 或 $P<0.01$,我们就有依据来推断所观察到的差异不太可能是抽样误差导致的;反之,如果过大,比如 $P>0.05$,我们就没有足够的把握下这样的结论。

### (一)模拟研究抽样误差的影响

下面通过计算机模拟来验证抽样误差对观察结果的影响(R 程序 7-1)。R 程序 7-1 共包含 3 个部分,第 1 部分为 3～10 行,以成年男女各 250 人作为总体,随机产生一组 BMI 数据。用于产生随机数据的参数包括 BMI 的平均数(女性 =20.75,男性 =23.76)和标准差(女性 =2.81,男性 =3.24),这几个参数是根据文献资料确定的。程序第 10 行通过命令 data.frame() 把产生的数据合并在一起,通过赋值命令 "<-" 将其存放在数据库 data 里。

```
1
2   ### R Program 1 Simulation study of sampling error for group mean
3   # 1 generate population BMI data by sex as the population
4   install.packages( 'colorspace' , depend=TRUE)
5   n=250                                          # sample size/group
6   F<-rep ("F", n) ;M<-rep("M",n); sex<-append (F,M)  # sex
7   set.seed (112); BMI_F<-rnorm(n, mean=20.75, sd=2.81)# BMI of female
8   set.seed (111); BMI_M<-rnorm(n, mean=23.76, sd=3.24)# BMI of male
9   BMI<-append(BMI_F, BMI_M); BMI<-round (BMI,digits=2)# add BMI together
10  data<-data.frame(sex, BMI)                     # create dataset
11  # 2 data visualize: density distribution
12  library (ggplot2)                              # package for plotting
13  library (plyr)                                 # ddply() to compute mu
14  mu <-ddply(data, "sex",summarise,grp.mean=mean(BMI))# compute group mean
15  # plot
16  ggplot (data=data, aes(x=BMI, group=sex, fill=sex)) +
17    geom_density(adjust=2,alpha=.4) +
18    geom_vline (data=mu, aes (xintercept=grp.mean, color=sex),
19             linetype="dashed",size=1)
20  # 3 demonstrate sampling errors
21  # install.packages ("rstatix")                 # for sample_n_by()
22  library(rstatix)                               # activate package
23  n=50                                           # change sample size n
24  set.seed (123);dat<-sample_n_by(data, sex,size = n) # draw random sample
25  dat %>% ddply("sex", summarise,
26             grp.mean=mean (BMI),grp.std=sd(BMI))  # compute result
27
```

R 程序 7-1

R 程序 7-1 的第 2 部分演示了如何对计算机模拟数据进行可视化和查看结果。这一部分把全部的模拟数据作为总体来看待,第 12～13 行程序分别用于启动绘图所需的软件包（ggplot2）和计算所需的软件包（plyr）（两个 R 软件包都需要事先安装）；第 14 行命令使用软件包 plyr 携带的命令 ddply()，分性别计算总体的均值 mu；第 15～19 行命令用于绘图，并用虚线标记总体均数 mu 所在的位置。图 7-1 是执行了这一部分程序之后，计算机绘制的 BMI 分布图。

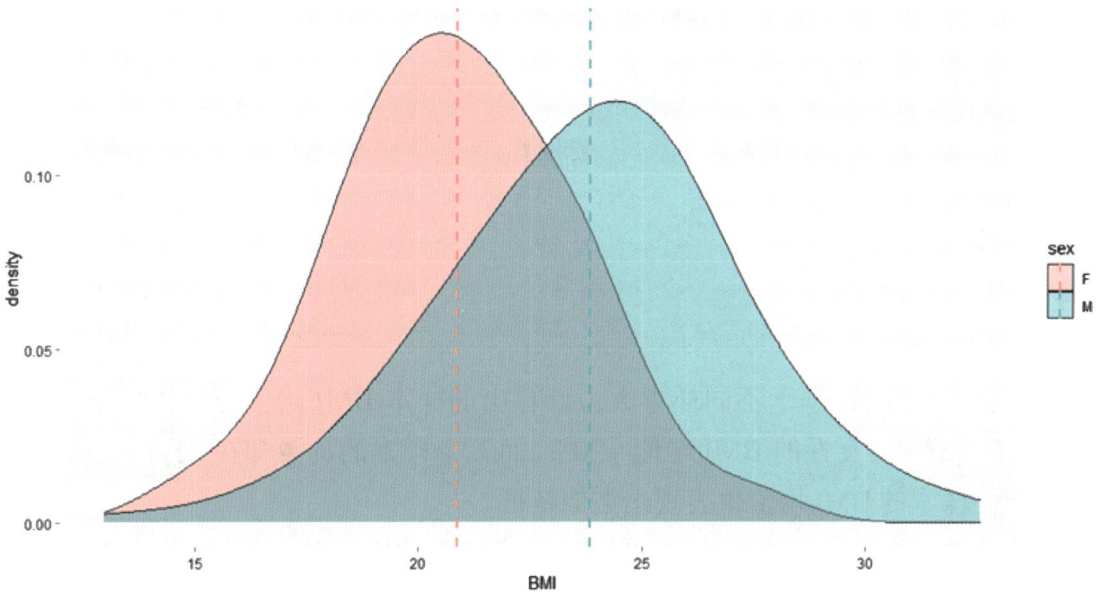

图 7-1　执行 R 程序 7-1 第 12～19 行命令的结果

如图 7-1 所示，计算机模拟的 BMI 数据，无论是男性（浅蓝色）的还是女性（粉红色）的，看起来都十分接近正态分布。计算机模拟数据时给定的参数总体均数和标准差，也在样本数据中得以反映。例如，女性 BMI 的均值和标准差都比男性小，因此图中女性 BMI 分布的中心点（红色虚线）位于男性的（蓝色虚线）左侧。从分布形态来看，由于女性所用的标准差小于男性，因此女性数据的分布比男性更为集中。

除数据的分布外，图 7-1 也显示了不同性别 BMI 分布的重叠区域，这一信息对我们理解连续变量的分布非常重要。可以看出，虽然男性和女性的 BMI 有差异，但仍有很大比例的研究对象的 BMI 是相同的。因此，用 t 检验只能够比较样本平均值的差异，而不是每一个人的差异。

R 程序 7-1 的第 20～26 行命令进一步演示了抽样误差对观察结果的影响。其中，第 22 行命令用于启动分层随机抽样的软件包 rstatix；第 23 行命令通过 n= 提供了一个窗口让用户设定样本量大小；之后，从存放总体的数据库 data 里面随机抽样，并把抽样得到的数据存放在一个新数据库 dat 里；第 24～26 行命令运用快通道方法（%>%）分别计算女性和男性 BMI 的样本均值和标准差。

为了确认随机抽样对结果的影响，本例先后使用样本量为 15、25 和 50 的 3 个不同样本，重复运行第 24~26 行命令，得到三组结果（表 7-1）。为了更好地显示抽样误差，表 7-1 的最下面一行加入了在 R 程序 7-1 中用来模拟总体的指标，作为比较。

表 7-1　样本和总体的男女 BMI 均数和标准差

单位: kg/m$^2$

| 样本大小 | 女性 | | 男性 | |
|---|---|---|---|---|
| | 平均数 | 标准差 | 平均数 | 标准差 |
| $n$=15 | 22.4 | 2.3 | 23.2 | 4.5 |
| $n$=25 | 21.4 | 2.9 | 23.0 | 4.3 |
| $n$=50 | 21.2 | 2.7 | 24.0 | 3.3 |
| 总体 | 20.8 | 2.8 | 23.8 | 3.2 |

如表 7-1 所示，基于不同样本大小计算出的样本 BMI 均值与总体均值不同。比如，在总体中，女性的 BMI 均值 =20.8，而三个样本的均数却在 21.2 和 22.4 之间。男性样本的 BMI 均值也表现出类似特征。

这种样本均数与总体均数之间的差异，定义为抽样误差。因此，当计算出两样本均数的差异之后，不能马上下结论，必须通过 *t* 检验来验证差异由随机抽样产生的可能性大小。如果太大，如大于 5%，就没有把握作出"差异真实存在"的结论；如果很小，如小于 5%，就有一定的把握作出"差异真实存在"的结论，但也还有 5% 的可能性作出错的结论。

### （二）用模拟数据练习 *t* 检验

理解了 *t* 检验的原理和目的之后，使用 R 软件进行 *t* 检验将比卡方检验更为容易。不过为得到准确和可靠的结论，进行 *t* 检验时需遵循以下步骤：

（1）查看数据有没有缺失值，如果有的话，必须进行处理。

（2）查看两样本特征，一是看样本大小，二是看两样本之间的差异。样本太小或者两组之间的差异太大，都会影响结果。

（3）查看两个对比组的数据分布是否服从正态分布，如果与正态分布相距太远，必须进行正态变换；如果正态变换之后的效果仍旧不好，则不能进行 *t* 检验。

（4）计算两个对比组的平均数，如果没有差异或差异很小，则没有必要进行 *t* 检验，除非分析的目的是要证明两个对比组没有差异。

（5）计算和比较两个对比组的方差是否有显著差异。如果差异不显著，可以直接进行 *t* 检验；如果差异显著，就需要用校正的 Welch *t* 检验。

如果前面 5 条均通过，接下来便可以进行 *t* 检验。

　　R 程序 7-2 直接使用前面计算机模拟的数据来演示 t 检验的步骤和方法。程序共分为 3 个部分，第 1 部分（第 30～31 行）利用命令 sample()，从模拟的数据库 data 里选择 *n*=24 的随机样本。其中，第 30 行命令首先利用 R 软件里的 sample() 函数把 data 里面按照性别排列的数据充分混匀，减少抽样误差；第 31 行命令从数据库 data 中按照行随机抽取 24 个观察对象的数据，包括性别和 BMI。完成抽样之后，把数据存放在 df 里供后续分析使用。这两行程序在实际工作中都非常有用。

```
28   ### R Program 2 Practice t test using simulated data
29   # 1 sample 25 subjects from simulated data
30   set.seed (11); rows<-sample (nrow(data));datar<-data [rows, ]
31   set.seed (5); df<-data[sample(nrow(data), replace = FALSE, size=24), ]
32
33   # 2 exploratory and preparation before conducting t test
34   table(df$sex)                                    # check sample size
35   library (ggpubr)                                 # for high quality boxplot
36   ggboxplot (df,x = "sex", y = "BMI",
37             ylab = "BMI(weigh(kg)/height-squaured)",
38             xlab = "Sex of the participants")
39   # compare variance if equal
40   var.test(BMI~sex,data=df)                        # test equal variances
41   install.packages ('dplyr')                       # support mutate_if
42   mean.sd<-ddply(df,"sex",summarise,
43             Mean=mean(BMI) , SD=sd(BMI))            # compute mean & SD
44   library (dplyr)
45   mean.sd %>% mutate_if(is.numeric, round, digits=2)  # keep 2 decimal points
46
47   # 3 student t test
48   t.test (BMI~sex, var.equal=TRUE, data = df)      # test and result
49   t.test (BMI~sex, data = df)                      # get the same result
50
```

R 程序 7-2

　　数据准备好之后，需检查缺失值情况。因为本例是计算机模拟的数据，所以没有缺失值。程序的第 34 行直接使用 R 软件的 table() 功能，清点男女两个组的样本量。如第五章卡方检验所示，虽然总体中的性别比是 1∶1，但随机样本的性别比不一定是 1∶1。根据第 34 行命令清点的结果，男性 14 例，女性 10 例，男女性别比为 7∶5。

　　查看样本之后，第 35～38 行命令用 R 软件包 ggpubr 携带的程序来检查男女 BMI 数据的分布情况（如果是第一次使用该软件包，首先需要使用 install.packages ('ggpubr') 对其进行安装，然后才能够使用）。与以前学习过的 boxplot() 不同，这里所用的是 ggpubr 携带的 ggboxplot()，图的质量更好，可以直接用于发表。从图 7-2 中可以看出，男性的 BMI 有一个异常值（对应垂直线下方的小圆点）。

　　除了数据的分布，男性 BMI 的中位数比 24kg/m² 稍微大一点，而女性 BMI 的中位数比 20kg/m² 稍微大一点。这一结果表明，BMI 可能存在性别差异，有必要通过 t 检验进行确定。在进行 t 检验之前，从箱线图可以看出，男性和女性的 BMI

方差可能不同,因为箱线图中男性的盒子窄,表示方差小,而女性的宽,表示方差大。此外,女性的方差比男性的大,这与数据总体相反(总体中男性大于女性,见表7-1)。当然,由于这里使用的是随机抽取的样本,这种误差应该归因于抽样。

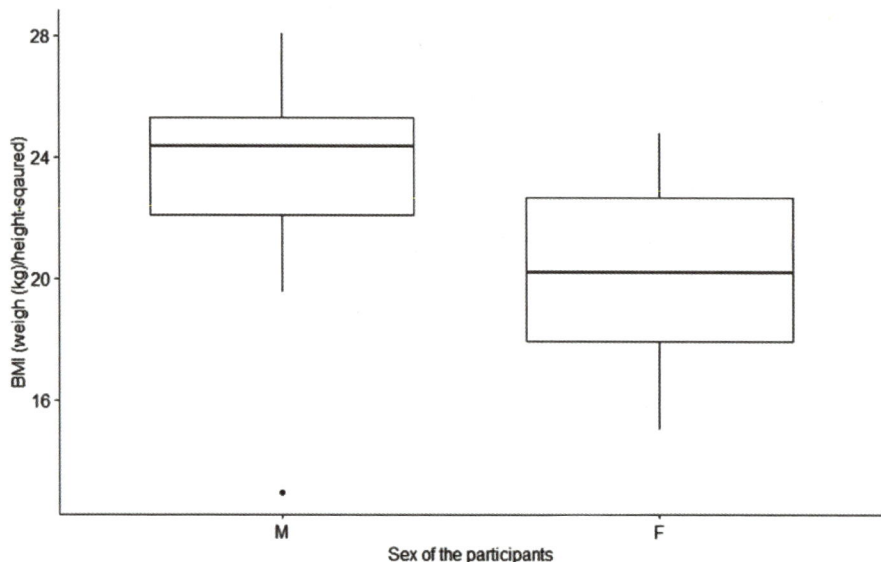

图 7-2 执行 R 程序 7-2 第 35～38 行命令的结果

为证明这一点(也是 *t* 检验所必须要知道的),R 程序 7-2 的第 40 行使用 var. test() 进行方差齐性分析。图 7-3 结果为 $F=0.728\,24$,自由度 $df_1=13$ 和 $df_2=9$,$P=0.644\,1$,表明虽然样本方差与总体方差不同,但是无法排除这种差异是随机抽样导致的,因此不影响对数据进行 *t* 检验来比较 BMI 的性别差异。

```
> var.test(BMI~sex,data=df)

        F test to compare two variances

data:  BMI by sex
F = 0.72824, num df = 9, denom df = 13, p-value = 0.6441
alternative hypothesis: true ratio of variances is not equal to 1
95 percent confidence interval:
 0.219877 2.789592
sample estimates:
ratio of variances
        0.7282397
```

图 7-3 执行 R 程序 7-2 第 40 行命令的结果

方差齐性检验结果为进行 *t* 检验提供了重要参考。进行 *t* 检验之前,R 程序第 42～45 行计算了男女 BMI 的平均数和标准差。按照计算结果(图 7-4),男性的 BMI 平均数 $=23.41\text{kg/m}^2$,标准差 $=3.73$;女性的 BMI 平均数 $=20.29\text{kg/m}^2$,标准差 $=3.19$。

```
> mean.sd %>% mutate_if(is.numeric, round, digits=2)  # keep 2 decimal points
  sex Mean  SD
1   F 20.29 3.19
2   M 23.41 3.73
```

**图7-4　执行 R 程序 7-2 第 45 行命令的结果**

R 程序 7-2 的最后部分介绍了 *t* 检验的具体方法。*t* 检验的基本命令是 t.test()，具体的程序命令（48 行）是括号里的第一项"BMI～sex"。这一命令让计算机比较 BMI 的性别差异。通过前面的方差齐性检验可知，男女 BMI 的方差没有显著性差异，因此括号里加了 var.equal=TRUE 的选项，让计算机在进行分析时无须再进行方差齐性检验，直接进行比较即可。而程序的第 49 行命令是第 48 行命令的快速方法，当不知道方差是否齐同时，该命令可以让计算机根据数据自动地选择 *t* 检验的方法。如果两组方差不同，就做方差校正后的 *t* 检验。

图 7-5 就是运行了 R 程序 7-2 第 48 行命令之后计算机输出的结果。结果一开始显示的是计算所用的模型和数据，接着说明进行的是两个样本的 *t* 检验，而计算结果为 $t=-2.145\,7$，自由度 df=22，$P=0.043\,19$，即 $P<0.05$。因此，根据 24 个样本数据得到的结果可以推断，BMI 的性别差异具有统计学意义。结果的最后部分给出了男女 BMI 的平均数，没有标准差。R 程序 7-2 中第 49 行命令，留给读者自己执行，然后与图 7-5 的结果进行对比。

```
> t.test(BMI~sex, var.equal=TRUE,data = df)            # test and result

          Two Sample t-test

data:  BMI by sex
t = -2.1457, df = 22, p-value = 0.04319
alternative hypothesis: true difference in means between group F and group M is not
 equal to 0
95 percent confidence interval:
 -6.1484532 -0.1046897
sample estimates:
mean in group F mean in group M
       20.28700        23.41357
```

**图7-5　执行 R 程序 7-2 第 48 行命令的结果**

### （三）用实际数据练习 *t* 检验和 *U* 检验

前面一节基于计算机模拟的数据介绍了如何使用 R 软件进行 *t* 检验，接下来将通过 R 程序 7-3 和实际数据来演示 *t* 检验，进一步介绍相应的方法和技术。R 程序 7-3 里一共列举了 4 个关于 *t* 检验的方法和实际案例，下面逐一介绍。

1. 两独立样本 *t* 检验

第 1 种方法是随机分组数据的 *t* 检验（R 程序 7-3 第 1 部分，第 52～62 行）。所用的数据取自 Verzani 关于随机分组安慰剂（placebo）对照药物治疗（treat）试验研究。程序的第 53 行和第 54 行直接将数据手动输入电脑，并存放在两个变量

placebo 和 treat 中。这个方法比前面的计算机模拟更加直观，由于数据量不大，选择了手工输入。

```
51  ## R Program 3. Student t test and other related methods with ready data
52  # 1 data from published book by Verzani, 2005
53  placebo=c (0,0,0,2, 4, 5,14,14,14,13,13,17,15)        # manual input data
54  treat =c (0,6,7,9,11,13,16,16,16,17,18,19,21)
55  # check distributions
56  boxplot (placebo, treat)                              # plot to check data
57  # assume normal distribution and conduct t. test
58  t.test (placebo, treat)                               # t test
59  # not normal, Mann Whitney U test using Wilcox.test ()
60  wilcox.test (placebo, treat)                          # quick U test
61  wilcox.test (placebo, treat, correct=FALSE,
62              alternative=c("two.sided","less","greater")) # detailed test
63  # 2 paired t test
64  # online data: http://www.sthda.com/english/wiki/paired-samples-t-test-in-r
65  # body weight of mice before and after treatment
66  prior<-c (200.1, 190.9,192.7,213.0,241.4,196.9,172.2,185.5,205.2,193.7)
67  post <-c (392.9,393.2, 345.1,393.0,434.0,427.9,422.0,383.9,392.3,352.2)
68  # install.packages("PairedData")
69  library(PairedData)                                   # use for plot
70  pdf<-paired (prior, post)                             # prepare data
71  plot (pdf, type = "profile")                          # plot
72  t.test (prior,post, paired = TRUE)                    # paired t test
73  # 3 single sample t test compare sample to population
74  # hypothetical data: rats' hour of activities per day
75  x<-c(3,7,11,0,7,0,4,5,6,2)                            # manual data entry
76  # population mu=4.3 from literature
77  t.test(x, mu=4.3)                                     # test
78  # 4 use R to compute Cohen's D as effect size
79  # data format: as in R Program 2, test variable ~ group
80  library(rstatix)                                      # install if not installed yet
81  cohens_d(variable ~ group, var.equal = TRUE)          # compute d
```

R 程序 7-3

为节省篇幅，在进行 *t* 检验之前只用了箱线图（第 56 行命令）来查看数据的分布情况。箱线图（文中没有呈现图，留给读者自己查看）结果显示，两个组的方差明显不同。前面已经讲过，当不指明方差是否相同时，R 软件进行 *t* 检验时会根据两组方差的情况自动选择相应的方法，因此程序 58 行演示使用快速简单的 *t* 检验命令 t.test() 来演示这种方法。应用这种方法，只需要在括号里直接输入两个组的变量名，这里分别是 placebo 和 treat。图 7-6 是计算机输出的结果。

```
> t.test (placebo, treat)                                #t test

            Welch Two Sample t-test

data:  placebo and treat
t = -1.7808, df = 23.775, p-value = 0.08774
alternative hypothesis: true difference in means is not equal to 0
95 percent confidence interval:
 -9.6350567  0.7119798
sample estimates:
mean of x mean of y
 8.538462 13.000000
```

图 7-6  执行 R 程序 7-3 第 58 行命令的结果

对比图 7-5，图 7-6 中的标题是 Welch Two Sample t-test，表示计算机选择的不是 *t* 检验，而是用能够校正方差不齐的 Welch *t* 检验。检验结果显示，虽然两个组的平均值分别为 8.54 和 13.00，但是 *P*=0.087 74，*P*>0.05，因此不能判断治疗是否有效。

通过第 56 行命令绘制的箱线图可知，两组数据方差不同，且不服从正态分布。根据统计学原则，当数据呈明显偏态分布时，应该使用非参数统计分析方法进行检验，比如 Mann-Whitney $U$ 检验。R 程序 7-3 的第 60～62 行命令演示了如何使用 wilcox.test() 进行 $U$ 检验。这里没有列出计算机输出的结果，读者可自行练习并作参考。通过 $U$ 检验，结果显示 $P$ 均大于 0.05，提示没有统计学意义。

2. 实验前后配对数据 *t* 检验

第 2 种方法是实验前后配对数据的 *t* 检验（R 程序 7-3 第 2 部分，第 63～72 行）。在医学科学研究中，经常会碰到配对数据，最典型的就是实验前和实验后的数据，比如服药前和服药后血压的变化。与一般的 *t* 检验不同，这类数据的检验假设是试验前后的指标差异为 0，然后把观察到的真实差异与 0 进行对比。相比较而言，这种自我前后对比的分析混杂因素更少，因此分析结果也更为可靠。但是由于是自我前后对比，不能直接用前面介绍的两组均数比较的方法。

所用的数据是网上下载的，程序第 66～67 行将从网上下载的治疗前（prior）和治疗后（post）的指标数据手动输入电脑。进行配对 *t* 检验之前，要先查看一下各研究对象治疗前和治疗后的变化情况，最好的方法就是绘图。对配对数据进行绘图需要使用专门的 R 软件包 PairedData 对手工输入的数据进行编排，因此需要安装（第 68 行）和启动（第 69 行）该软件包。程序的第 70 行完成对手工输入数据的编排，第 71 行完成作图，结果见图 7-7。图 7-7 清楚地显示，相比于治疗前，每个研究对象的观察指标数据在治疗后都是增加的。

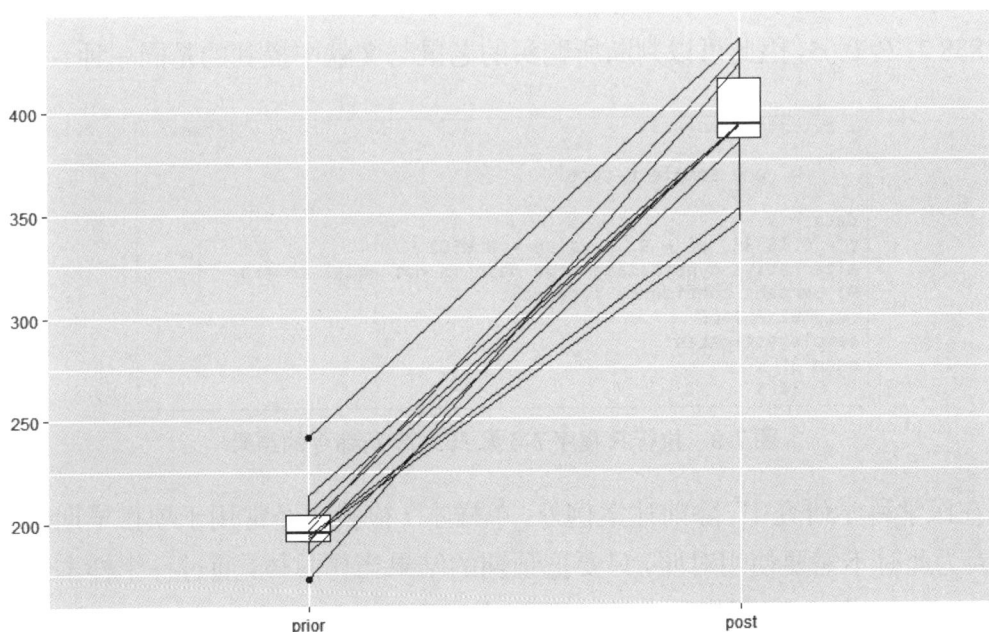

图 7-7 执行 R 程序 7-3 第 70～71 行命令的结果

最后，程序的第 72 行用于进行配对 *t* 检验。这里用到的仍然是 t.test() 命令，只是在括号里指出了必须是配对数据（paired=TRUE）。图 7-8 显示 *t*=−20.88，*P* 远远小于 0.001，提示疗效具有极显著的统计学意义。

```
> t.test (prior,post, paired = TRUE)           # paired t test

        Paired t-test

data:  prior and post
t = -20.883, df = 9, p-value = 6.2e-09
alternative hypothesis: true mean difference is not equal to 0
95 percent confidence interval:
 -215.5581 -173.4219
sample estimates:
mean difference
         -194.49
```

**图 7-8　执行 R 程序 7-3 第 72 行命令的结果**

### 3. 比较样本与总体均数 *t* 检验

第 3 种方法是单样本 *t* 检验（R 程序 7-3 第 3 部分，第 73～77 行）。该方法适用于分析只有一个样本的数据，其目的是证明该样本是否来自一个已知的总体。比如，开展某实验买了 15 只老鼠，在称重后怀疑这批老鼠的积极活动时间相比于文献报道的（可以认为是已知的）较少。在这种情况下，单样本 *t* 检验便可以派上用场。为演示这种方法，程序的第 75 行将 15 只老鼠的每天积极活动时间手工输入电脑，并存放在变量 *x* 中。根据文献，这一种老鼠的平均积极活动时间是 mu=4.3 小时。此时，要通过 *t* 检验来查看这一批老鼠是不是从相同的一类老鼠中购买回来的。通过单样本 *t* 检验（第 77 行命令）得出（图 7-9），*t*=0.183 86，df=9，*P*=0.858 2，*P*>0.05，因此可以判断所购买的老鼠与文献中提到的是同一种。

```
> t.test(x, mu=4.3)                            # test

        One Sample t-test

data:  x
t = 0.18386, df = 9, p-value = 0.8582
alternative hypothesis: true mean is not equal to 4.3
95 percent confidence interval:
 2.0392 6.9608
sample estimates:
mean of x
      4.5
```

**图 7-9　执行 R 程序 7-3 第 75～77 行命令的结果**

在医学科学研究中，除前述案例外，单样本 *t* 检验还经常用于项目早期的预实验，因为此时不需要使用对照，只要把预期的结果当作总体，通过一个样本的数据也可以进行 *t* 检验。比如，已知高血压患者的平均收缩压为 160mmHg，为了证明某降压疗法的效果，在临床上观察了 50 个患者治疗后的血压，就可以将这 50 个血压数据作为样本，将 mu=160 作为参照，通过单样本 $t$ 检验初步比较和判断治疗方法的效果。

同样的，为了评估一种新药治疗高血压的效果，现有 28 个高血压患者的用药后血压值，显示平均下降了 8mmHg。那么，能不能用 $t$ 检验来分析这种新药的效果？答案是肯定的。如果用 $x$ 表示每个病人治疗前后血压的下降值，用 mu 表示目前公认有效的高血压治疗药物能够降低的血压值（比如为 12mmHg）。此时，相应的 R 程序就是：

t.test(x, mu = 12)

如果不知道目前公认有效的治疗高血压药物的平均效果，还可以有两个选项。第 1 个选项就是假设不治疗血压不会变化，这时候可以用 mu=0 来进行 $t$ 检验：

t.test(x, alternative = "greater", mu = 0)

这里加入了 alternative="greater"，即备选假设，目的是要证明新药的效果至少要大于 0 才有统计学意义。

第 2 个选项就是使用临床公认有效的抗高血压药物的平均降血压水平（如 10mmHg），这时候便可以以 mu=10 来进行 $t$ 检验：

t.test(x, alternative = "greater", mu = 10)

这里也加入备选假设 alterntive="greater"，表示新药的降压效果不低于公认的标准才能认为有效。

4. 计算 Cohen's d 评价效应大小

第 4 种方法是计算一个与 $t$ 检验相关的指标——效应值（effect size），也称为 Cohen's d。R 程序 7-3 的第 4 部分（第 80～81 行）介绍了 Cohen's d 的计算方法，其命令如下：

cohens_d(variable ~ group variable, data= 数据库 )

Cohen's d 的意义在于，当评价一种疗法的疗效时，$t$ 检验可以判断结果是否具有统计学意义，但是没有给出疗效的效应大小。虽然两组均值的差异可以在一定程度上反映疗效，但不能用来评价不同指标的效应，而且还会受到标准差的影响。Cohen's d 就是用两个对比组的差值除以标准差，得到了一种标准化后的可比性指标。除了能够反映疗效外，Cohen's d 还经常用来评价自变量对因变量的影响力。

Cohen's d 评价效应大小的标准为：0.2 左右为小效应，0.5 左右为中等效应，0.8 及以上为大效应。例如，用命令 cohens_d(BMI～sex, data=data) 计算性别对 BMI 的影响时，其效应值 =−0.999（女性的 BMI 小于男性的，因此为负值），属于大效应。

## 二、方差分析( $F$ 检验)

不同于 $t$ 检验适用于两样本均数的比较,方差分析( $F$ 检验)可以同时比较多个组(三组及以上)样本均数的差异。从统计学的角度来看,$F$ 检验是 $t$ 检验的扩展,二者在理论和实用条件方面有诸多相同之处,这里不再赘述,有需要的可以查看本章前述相关内容。这里将主要通过 R 程序 7-4 来演示方差分析方法。

```
83  ## R Program 4. Variance Analysis F test
84  # 1 read in data
85  df = read.csv(file="sleepdata.csv")                    # read saved data
86  df = df[,c("vore","sleep_total","brainwt","bodywt")]   # select 4 variables
87  df$lgbrrnwt =log(df$brainwt)                           # log transform
88  df$lgbdywt =log(df$bodywt)                             # log transform
89  names(df)
90
91  # 2 visualization of the variables to be analyzed
92  # original body weight
93  par(mfrow = c(1, 2))
94  boxplot(bodywt ~ vore, data=df,
95          main = "Difference in brain weight by vore",
96          ylab = "body weight in kilogram")
97  # log-transformed body weight
98  boxplot(lgbdywt ~ vore, data=df,
99          main = "Difference in log body weight by vore",
100         ylab = "log body weight")
101 # 3. Anova analysis: F test
102 # original data
103 body <- aov(bodywt ~ vore, data=df)                    # analysis body weight
104 summary(body)                                          # check results
105 coefficients(body)                                     # obtain group means
106 # log transformed
107 lg.body<-aov(lgbdywt ~ vore, data=df)                  # log transformed
108 summary(lg.body)
109 coefficients(lg.body)
110 # 4 readers do the following
111 sleep <-aov(sleep_total ~ vore, data=df)               # total sleep hour
112 brain <-aov(brainwt ~ vore, data=df)                   # brain weight
113 lg.brain<-aov(lgbrrnwt ~ vore, data=df)                # log brain weight
```

R 程序 7-4

开始分析前,首先建立一个文件夹,命名为 F_test,把在第二章建立并存放在电脑里的数据库 sleepdata.csv 拷贝到新文件夹里备用;之后,启动 RStudio,同时按"Ctrl+Shift+N"建立一个新的 R 程序;把 R 程序 7-4 逐行输入电脑;输入完成后,以 F.test.R 为文件名存入新文件夹;关闭 RStudio,进入新文件夹 F_test,查看拷贝过来的数据文件 sleepdata 和刚刚存放的 R 程序 F.test.R。如果文件都在且名称正确,则表示前面的工作没有错误。此时,可以点击 F.test.R 重新打开刚刚存入的程序。在编辑窗里,应该能够看到刚刚输入的全部程序。之后,便可以进行统计学分析。

R 程序 7-4 包括 4 个部分,第 1 部分是数据准备(第 84~89 行),其中第 85 行命令使用 read.csv() 命令读入数据,第 86 行命令选择 4 个变量进行分析,包括动物食性 vore（有 4 类，将作为分组变量）、总睡眠时间 sleep_total、脑重 brainwt 和体重 bodywt。在第二章中，已经知道该数据库中动物的脑重和体重呈现严重的偏态分布，但比较平均数要求数据服从正态分布，于是第 87～88 行命令将两个变量进行对数变换，并分别用 lgbrnwt 和 lgbdywt 记录变换后的结果。最后，使用 R 命令 names() 查看所有变量，包括两个经过对数变换之后的变量。

### （一）多组数据可视化比较

在进行统计学分析之前，首先需要对待分析的数据进行可视化处理，判断是否适合分析。R 程序 7-4 的第 2 部分（第 91～100 行）演示了如何将对数变换前后的体重数据 bodywt 和 lgbdwt 进行可视化对比分析，结果见图 7-10。

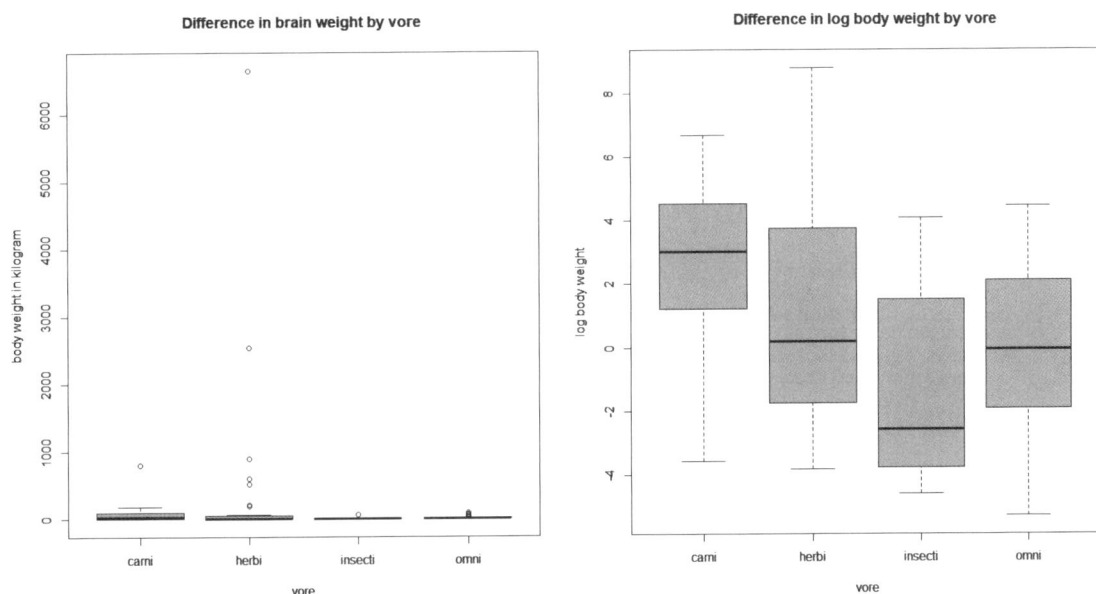

图 7-10　执行 R 程序 7-4 第 91～100 行命令的结果

图 7-10 左侧部分显示的是原始数据，可见 4 种不同食性动物的体重都呈现高度偏态分布，且大部分数据点集中在很窄的数字范围内；按照正态分布的标准，异常值也很多，尤其是草食动物（herbi）的体重，最大的达到 5 000kg 以上。此外，从图中看不出体重在 4 种动物之间的差异。如果没有明显差异，就没有必要进行组间差异比较，但是从理论上讲，这些动物体重是有明显差异的。

图 7-10 的右侧部分显示的是对数转换之后的 lgbdwt。可以看出：①对数变换之后 4 种动物的数据都倾向于正态分布；②异常值消失；③不同动物之间的差异显现出来。根据这一结果，可以通过方差分析，即 $F$ 检验，来比较体重在 4 种不同食性动物之间的差别。

此外，$F$ 检验的前提也要求各对比组之间的方差没有显著差异。以 lgbdwt

为例,比较多个组的方差可以使用下面的R命令:bartlett.test(lgbdywt ~ vore,data=df)。结果显示 $P=0.364\,2$,提示各组间方差没有显著差异。

请读者使用相同的方法分析其他变量,并解释分析结果,包括在第三章中分析过的总睡眠时间。

### (二)方差分析结果解释

经过数据处理、可视化分析并选择了变量之后,便可以进行方差分析。R程序7-4的第3部分演示了 $F$ 检验的过程。$F$ 检验的命令是 aov(待比较的变量 ~ 分组变量,所用数据)。为了进行比较,程序里同时使用了动物体重的原始数据(第102~104行)和经过对数变换后的数据(第106~108行)进行分析,并把分析结果存放在新数据库中,然后使用 summary() 查看结果,用 coefficients() 查看各个对比组的平均值。

图7-11显示的是直接使用原始数据进行 $F$ 检验(第102~104行)时计算机输出的结果。可以看出,$F=0.972$,$P=0.411$,提示4种不同食性动物的体重没有显著性差异。但由于原始数据并不服从正态分布,因此不能根据这一结果下结论。

```
> body <- aov(bodywt ~ vore, data=df)          # analysis body weight
> summary(body)                                 # check results
             Df   Sum Sq  Mean Sq  F value  Pr(>F)
vore          3  1967982   655994    0.972   0.411
Residuals    72 48590751   674872
7 observations deleted due to missingness
```

图7-11 执行R程序7-4第102~104行命令的结果

图7-12是把数据进行对数变换之后再进行 $F$ 检验(第106~109行)的结果。根据 summary(lg.body) 读取的结果可知,数据在进行对数变换之后的方差分析结果为 $F=3.061$,$P=0.033\,5$,$P<0.05$,提示4种不同食性动物的对数平均体重的差异具有统计学意义。

```
> # log transfmored
> lg.body<-aov(lgbdywt ~ vore, data=df)          # log transformed
> summary(lg.body)
             Df Sum Sq Mean Sq  F value Pr(>F)
vore          3   90.7  30.233    3.061 0.0335 *
Residuals    72  711.2   9.878
---
Signif. codes:  0 '***' 0.001 '**' 0.01 '*' 0.05 '.' 0.1 ' ' 1
7 observations deleted due to missingness
> coefficients(lg.body)
(Intercept)   voreherbi  voreinsecti    voreomni
   2.664675   -1.603199    -3.738530   -2.579569
```

图7-12 执行R程序7-4第106~109行命令的结果

方差分析属于线性模型,使用对比组作为自变量来估计因变量,用第1个组(肉食性动物 carnivore)作为参照,因此使用R命令 coefficients(lg.body) 来提取方差分析的系数。执行该命令后,计算机输出了4个组(肉食性动物、草食性动物、食用昆虫的动物以及杂食性动物）的平均对数体重的 intercept（截距），分别为 2.664 7、−1.603 2、−3.738 5 和 −2.579 6。

此时，可以得出如下结论：动物的体重经过对数变换再进行方差分析，可得 $F=3.061$，$P<0.05$，显示不同食性动物的体重存在显著性差异。必须指出的是，方差分析只能检验所有对比组之间的平均数是否有差异，但不能检验差异来自哪一个或哪几组。要想知道具体是哪几组之间有差异，还需要逐一进行两两比较（*t* 检验）进行分析。读者可以参照前面介绍的两组均数的比较方法作 *t* 检验，以进行更深入的分析。

## 三、本章小结

比较两组和多组平均数的差异在医学科研中经常用到，使用 R 软件进行 *t* 检验和 *F* 检验不仅简单，而且在进行分析之前还可以对数据进行深入了解，帮助选择正确的方法，从而能够得到准确可靠的结果。比如，可以通过统计频数判断样本大小是否足够；通过查看数据分布判断其是否属于正态分布；进行方差齐性检验查看各组的方差是否有显著的差异，然后选择适当的方法进行数据分析。*t* 检验和 *F* 检验非常适合分析实验性研究的数据，因为这两种方法一次只能分析一个因素，不能考虑其他干扰因素的影响。实验性研究往往通过不同的研究设计来控制各种干扰因素，仅余随机抽样一个因素。非实验性研究和大量现场调查研究的数据，往往需要使用更复杂的分析方法，如多元回归来进行分析，后面将有专门介绍。

>> 练习题 <<

1. 重复本章里所有的示例，熟练使用 R 软件进行 *t* 检验和 *F* 检验，包括数据处理、可视化分析、统计学检验和结果解释。

2. 完成本章示例中尚未完成的分析，包括计算机模拟分析和实际数据分析。

3. 分析自己的数据或者文献上找来的数据。

4. 如果自己收集的数据量比较大，可以考虑先通过其他途径把数据存为 csv 格式，然后使用 data<-read.csv( 文件名 .csv) 将数据读入电脑进行分析。通过电脑读入的数据必须将变量和比较指标进行分组并排成两列。进行 *t* 检验时在 t.test() 的括号里按照下面的方法定义 *t* 检验：t.test( 比较指标～分组变量，data= 你的数据库 )；进行 *F* 检验时则用 aov()，括号里的部分与 t.test() 类似。

5. 在进行 *F* 检验时，如果通过 bartlett.test() 检验分析各对比组方差有显著差异（即 bartlett 检验显示 $P$ 值小于 0.05），要改用下面的命令进行方差分析：oneway.test( 分析变量 ～ 分组变量，var.equal ＝ FALSE，data＝ 数据库 )。

## 思考题

1．$t$ 检验和 $F$ 检验的数据需要满足什么条件？如果不满足会出现什么问题？

2．两个对比组方差是否相同会影响 $t$ 检验的结果吗？如果方差不同，应该选择什么样的方法？

3．既然使用 R 软件进行 $t$ 检验和 $F$ 检验都非常简单，为什么还要经过那么多步骤？

4．如果数据偏离正态分布，可以用什么方法来代替 $t$ 检验进行两组数据的比较？

5．Cohen's d 和效应值是什么意思？如何使用 R 软件计算效应值？得到结果之后，如何确定效应是小、中等还是大？

6．如何理解通过方差分析估计的系数？

## 参考文献

[1] COHEN，J. Statistical power analysis for the behavioral sciences［M］. 2nd Edition. Hillsdale，NJ，United States：Lawrence Erlbaum Associates，1988.

[2] VERZANI J. Using R for introductory statistics［M］. Washington D.C.，United States：Chapman & Hall/CRC，2004.

## 第八章

# 连续变量R软件线性相关分析

### 本章提要

　　与卡方检验、$t$ 检验和 $F$ 检验一样，线性相关也是用来分析两个变量之间相关关系的方法。不同的是，当两个变量都是连续变量的时候，就必须使用线性相关分析。两个变量之间的相关关系有多种形式，主要包括直线相关和曲线相关两大类。本章主要关注直线关系，也就是常说的线性相关分析。本章首先介绍了相关关系的概念和意义，其次用实际数据演示了两方面的内容：一是两个和多个变量两两之间的相关关系的相关系数计算方法；二是 4 种分析多变量相关系数矩阵的可视化方法，包括正方图、三角图、热能图和全息图。分析所用的数据是 msleep，该数据库是由 R 软件包 tidyverse 携带的且在前面几章已经使用过。为了演示方法，将用到数据库中的 6 个连续变量，包括动物的脑重、体重、总睡眠时间、快波睡眠时间、睡眠周期和清醒时间。此外，还对动物的脑重和体重进行了对数正态变换。

　　**关键词**：线性相关；相关系数；相关系数矩阵；数据可视化；大数据

　　两个连续变量之间是否有关联，在科学研究中会经常碰到。例如，身高和体重两个变量都属于连续变量，可以通过相关分析来评价二者之间的相互关系；体力活动和 BMI 也是经常用到的两个连续变量，科学文献经常报道"体力活动可以帮助控制体重"，这一结论就是基于相关分析得出的。此外，还包括诸如儿童青少年年龄与生长发育指标之间的关系，钠盐的摄入量与血压之间的关系，抽烟、饮酒、吸毒量与抑郁程度之间的关系，社会支持与自杀行为倾向性之间的关系等，都是常见的相关关系分析案例。

　　统计学所说的相关关系，可以类比两个人之间的相互关系。两个人之间相关关系的强弱程度取决于两个人在多少事情上的看法和行动一致。如果是两个素不相识的人，或者相识但很少往来，在看待同一个问题或做一件事情时，往往各行其道，即使偶尔想到一块或者做到一起，也只是巧合，最终表现为两人之间缺乏（足够的）相互关系。与此相反，两个相互有关系的人在很多时候都能够想到一起，做到一起。因此，两个人能够想到一起或做到一起的程度，反映了他们之间的相关程度。实际上，敌对的关系也是一种关系，不同的只是双方想到的或者做到的彼此相反。

对于朋友关系，如果两个人想到一起和做到一起的次数是 $N$，而事实上想到一起和做到一起的次数是 $M$，那么 $M/N$ 就可以用来量化两个人之间关系的紧密程度。同样的，对于敌对关系，如果 $N$ 是两个人拥有相反想法或采取相反行动的可能次数，而 $-M$ 表示实际上相反的想法和行为的次数，那么 $-M/N$ 便可以用来描述二者的反向关系，前面加上的负号，表示关系相反。当然，统计学中的相关分析要复杂一些，这也是本章要重点介绍的内容。

## 一、相关关系的类别

从概念上理解了相关关系后，下面将进一步介绍相关关系的类别。马克思主义哲学认为，宇宙中所有的事物都是相互关联的。如图 8-1 所示，相关关系的类别包括（1）显示的正向线性相关、（2）显示的负向线性相关以及（3）~（6）显示的四种非线性相关。不难看出，如果两个变量之间有正相关关系，那么随着一个变量的增加，另外一个变量便呈直线上升；而所谓的负相关关系，就是随着一个变量的增加，另一个变量呈直线下降。线性相关在科研中十分常见，如身高与体重、血压与BMI、吸烟与高血压等。在病因学研究中，如果两个变量之间呈现线性相关关系，则提示二者可能存在因果关系，此时可以通过更加复杂的统计学分析，比如回归分析来进行验证。

除了线性相关，在现实世界中非线性相关现象也非常普遍。与线性相关不同，非线性相关表示随着一个变量的变化，另一个变量的变化趋势不是呈直线的而是曲线的。其中，应用较多的包括指数式相关[如图 8-1（3）]、对数式相关[如图 8-1（4）]、双曲线式相关[先上升后下降，如图 8-1（5）]和正弦（波浪式）相关[如图 8-1（6）]。在医学科研中，以指数式相关和对数式相关比较常见，譬如个体的年收入和健康水平之间往往呈现出对数相关关系，即在收入水平较低时，健康水平随着收入的增加提高很快；在收入水平较高时，健康水平随着收入水平的提升其提高的速度可能会逐步减慢，即边际健康效益逐步降低。另外，许多环境因素的暴露，譬如环境污染物的暴露与健康效应之间的关系也往往是非线性的。

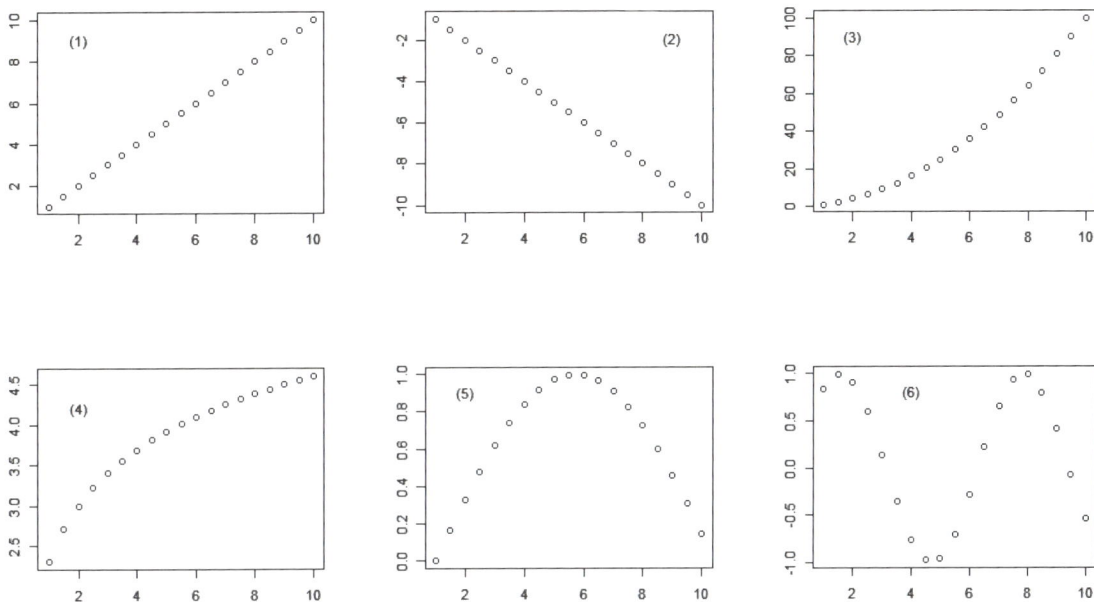

图 8-1　两个连续变量之间不同类型的相互关系示意图

虽然两个连续变量之间的相互关系有多种类别,但在科研中应用最多的还是线性相关,包括图 8-1(1)显示的正相关和图 8-1(2)显示的负相关。因此,本章将专门介绍线性相关,包括相关的原理、相关系数的计算和结果解释等。关于非线性相关关系,R 软件也有相应的软件包,比如 nlcor()。感兴趣的读者可以通过网络查找相关文献和方法自行学习。不过与线性相关相比,非线性相关在方法方面更具有挑战性,尤其是非线性关系的识别,有待进一步研究发展。

## 二、线性相关的度量

假设有两个连续变量 $x$ 和 $y$,它们都服从正态分布,那么两者之间的线性关系可以用相关系数(correlation coefficient)$r$ 来描述:

$$r = \sqrt{\frac{\sum(x_i - \bar{x})(y_i - \bar{y})}{\sum(x_i - \bar{x})^2 \sum(y_i - \bar{y})^2}} \qquad 公式(8-1)$$

公式(8-1)中 $x_i$ 和 $y_i$ 分别表示两个观察到的连续变量,$\bar{x}$ 和 $\bar{y}$ 表示这两个变量的均值。通过公式(8-1)计算出的相关系数又称为皮尔逊相关系数(Pearson correlation coefficient)。公式(8-1)的分子部分表示两个变量之间的共变程度,相当于我们前面例子里朋友之间互动的次数 $M$;分母度量两个变量的总变化程度,相当于两个朋友之间可能互动的总次数。因此,可以直观地理解,相关系数 $r$ 度量的是两个变量的共变部分占总变化的比例。

## 三、相关系数的计算机模拟

为了进一步理解线性相关关系,我们通过计算机模拟了 4 组数据。图 8-2 是利用这些模拟数据绘制的散点图以及利用公式(8-1)计算得出的相关系数。模拟数据是在固定相关系数的条件下,加入随机误差产生的。模拟数据是从验证理论模型过渡到实际数据分析的重要步骤。

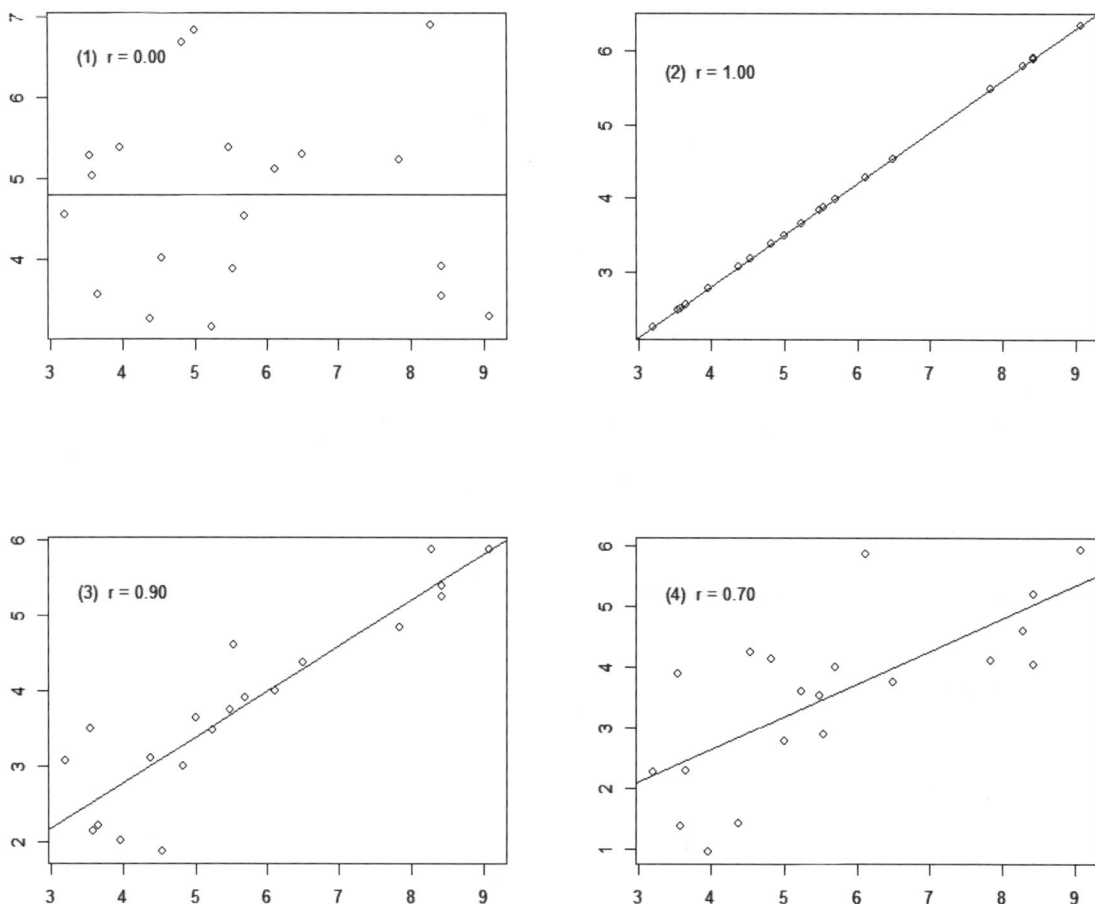

图 8-2　计算机模拟 4 种不同数据线性关系

图 8-2(1)显示两个完全无关($r=0$)的随机变量的计算机模拟数据,不难发现散点图显示了两个变量之间的变化没有什么关系,相应的,通过计算机计算得出的相关系数 $r=0$。

图 8-2(2)显示的是两个完全相关的变量的数据,因为其中的一个变量是根据另外一个变量乘以一个常数直接计算出来的,所以从散点图可以看出,随着一个变量的变化,另外一个也随之变化。相应的,通过公式(8-1)计算得出的相关系数 $r=1.00$。

　　图 8-2（3）是在图 8-2（2）的数据基础上加上一个比较小的随机误差得出的，使得两个变量之间的关系不再是 1∶1。从散点图可以看出，与图 8-2（2）不同，所有的数据点不再集中在一条线上，而是分布在一条直线的两侧。用这组数据和公式（8-1）计算得到 $r=0.90$，即在 90% 的情况下两者的关系是完全一致的。因此，相关系数能够准确刻画两个变量之间的线性关系。

　　与图 8-2（3）类似，图 8-2（4）显示的是随机误差增大后的两个变量之间的关系。从图中的数据可以看出，虽然两个变量之间呈现一种线性关系，可是数据点的分布更加离散，说明两个变量之间的共变性比图 8-2（3）减少了，也就是说两个变量之间的关系更偏离 $r=1$ 和 $r=0.9$。相应的，利用这组数据计算得出的相关系数 $r=0.70$，即这两个变量在 70% 的情况下是一致的。

　　综合图 8-1 和图 8-2 的信息可以看出，两个连续变量的线性相关系数 $r$ 的范围在 $-1$ 到 1 之间，相关系数的符号表示相关关系的方向。如果符号为正，表示两变量呈正相关，即一个变量增加时，另一个也增加；反之亦然。相反的，如果相关系数的符号为负，表示两变量呈负相关，即一个变量增加时，另一个减少；反之亦然。如果把系数 $r$ 取绝对值，那么取值范围就在 0～1 之间，0 表示完全无关，1 表示完全相关。

　　感兴趣的读者可以使用高中数学中的三角函数进一步帮助理解相关系数。如果把两个变量当作向量（vector），相关系数就是两个向量之间夹角 $\alpha$ 的余弦，即 $\cos\alpha$。如果夹角 $\alpha$ 在 $0°$～$180°$ 之间，两个向量指向相同的方向，这时候相关系数 $r$ 的变化为从 $\cos0°=0$ 到 $\cos90°=1$，再到 $\cos180°=0$。同理，如果夹角在 $180°$～$360°$ 之间时，两个向量指向相反的方向，此时相关系数 $r$ 的变化为从 $\cos180°=0$ 到 $\cos270°=-1$，再到 $\cos360°=0$。用向量的概念理解两个变量之间的关系，对理解多元回归分析时的多个变量之间的相互作用很有帮助。多元回归分析将会在第九章中介绍。

## 四、相关分析与大数据

　　随着大数据、机器学习和人工智能的发展，越来越需要科研人员能够在很短的时间内把握多个变量之间的相互关系。实际上，在一项科学研究中，所有的变量在理论上都是相互关联的。只有准确把握了所有变量之间的关系，才能够开展更加深入的统计分析，获得需要的结果。此外，了解多个变量之间的相互关系，还可以帮助形成新的研究假设，探索新的研究方向。比如，分子生物学要同时分析成百上千个基因位点与健康和疾病的关系；心理社会行为研究也常常涉及众多与生活方式和行为习惯相关的变量。此外,深入分析各变量之间的相互关系也是深入研究过程中不可或缺的一个环节。

鉴于相关分析的重要性,本章将分别介绍两方面的内容:一是两个连续变量之间的简单线性相关;二是多个变量之间的两两相关。简单线性相关分析常常作为线性回归分析之前的探索性分析,而多变量两两之间的相关分析更多用于对大数据的探索,为进一步研究提供支持信息。

## 五、简单线性相关分析

R 程序 8-1 演示如何使用 R 软件进行简单线性相关分析,所用数据来自前面章节用到的数据库 msleep,并从其中挑选两个变量,即动物的体重(bodywt)和脑重(brainwt),来作相关分析。R 程序 8-1 反映的是线性相关分析的基本步骤,包括:①数据处理;②绘制散点图;③相关分析;④相关系数的显著性检验。

```
1
2   ### R Program 1. simple correlation analysis
3   #
4   #
5   # 1 data processing
6   library(tidyverse)                              # activate for data
7   data <- msleep; df <- data[, c("brainwt", "bodywt")]   # copy from msleep, select vars
8   str(df); colSums(is.na(df))                     # check data and count missing
9   df <- na.omit(df)                               # remove missing
10  df$brainwt <- df$brainwt * 1000                 # convert from kg to gram
11  df$lg.brainwt <- log(df$brainwt)                # log transformation of brainwt
12  df$lg.bodywt  <- log(df$bodywt)                 # log transformation of bodywt
13  # 2 x-y plotting
14  par(mfrow = c(1, 2))                            # set page format for plotting
15  plot(df$bodywt, df$brainwt,                     # plot original data
16      xlab = "body weight(kg)", ylab = "brain weight(g)")
17  plot(df$lg.bodywt, df$lg.brainwt,               # plot log transformed data
18      xlab = "log body weight", ylab = "log brain weight")
19  # 3 correlation analysis and significance test
20  cor(df$bodywt, df$brainwt)                      # correlation, original data
21  cor.test(df$bodywt, df$brainwt, method = "pearson")   # significant test
22  cor(df$lg.bodywt, df$lg.brainwt)                # correlation, log transformed
23  cor.test(df$lg.bodywt, df$lg.brainwt)           # significant test
```

R 程序 8-1

### (一)数据处理

R 程序 8-1 的开始部分属于注释(第 1～5 行),用于记录重要的信息。作为举例,这里只给出了非常简单的信息。读者可以根据自己的需要进行注释,以便于自己学习。

紧接着,R 程序 8-1 进入到第 1 部分:数据处理(第 6～12 行)。其中,第 6 行命令使用 library() 启动软件包 tidyverse,准备从里面提取数据库 msleep;第 7 行把数据库 msleep 的所有变量拷贝到新数据库 data 里,再从里面挑选出 brainwt 和

bodywt，然后将挑出来的变量放在另外一个数据库 df 里，供进一步处理和分析使用；第 8 行使用 R 命令 str(df) 检查新建立的数据库 df 的数据结构，用 R 命令 colSums(is.na(df)) 统计每一个变量的数据缺失情况；第 9 行使用 R 命令 na.omit(df) 去除数据库 df 里有缺失值的观察对象。

清理数据之后，进一步对变量进行处理。R 程序第 10 行把 brainwt 的单位由千克转化为克，因为大多数以千克为单位的数据其小数点后位数较多，不利于在计算过程中保留有效数字。由于 brainwt 和 bodywt 两个变量呈明显偏态分布，因此第 11 和第 12 行分别对二者作对数变换，并命名为 lg.brainwt 和 lg.bodywt，以使其转变为接近正态。

### （二）绘制散点图

R 程序 8-1 的第 2 部分演示用处理好的数据作散点图（第 13～18 行）。进行相关分析之前绘制散点图，可以粗略判断两个变量之间是否有相关关系以及相关关系类别。同时，可以避免计算机统计结果的误导。

其中，第 14 行命令 par(mfrow=c(1，2)) 用于定义页面，让计算机把两幅图按照一行两列的形式排列；程序第 15～16 行使用 R 命令 df$bodywt 和 df$brainwt 从数据库 df 里提取出原始数据作图，并标注 $x$ 轴和 $y$ 轴；第 17～18 行使用相同的方法对经过对数变换后的数据作图。图 8-3 是执行了这一部分程序后计算机输出的结果。

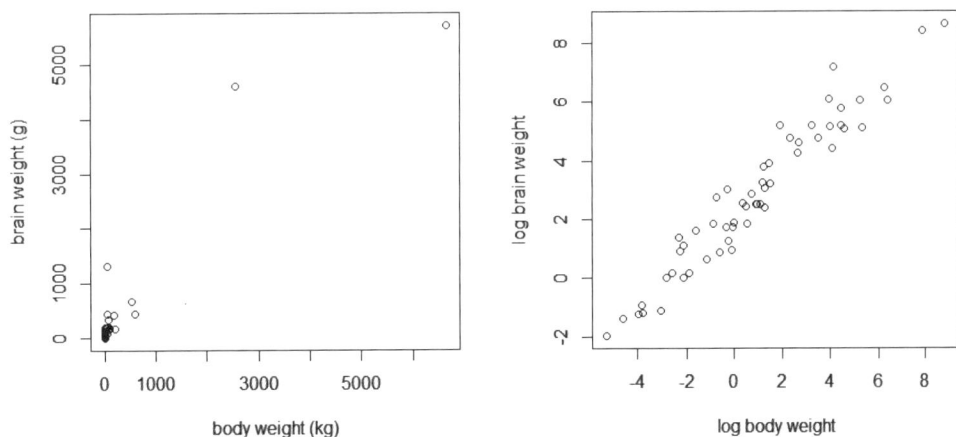

**图 8-3 执行 R 程序 8-1 第 13～18 行命令的结果**
左图：原始数据；右图：对数变换后的数据

从图 8-3 的左图可以看出，用原始数据绘制的散点图绝大多数的数据点都集中在左下角，有一个数据点远远地分布在图的右上方，还有一个数据点在中间偏左上方。此时无法判断动物的脑重与它们的体重之间是否有相关关系。但是，经过对数变换之后,图 8-3 的右图显示,动物的脑重与体重有非常明显的正相关关系。

## (三) 相关分析和相关系数显著性检验

用 R 软件进行简单相关分析的命令是 cor( 变量 1, 变量 2), 其内核是根据公式 (8-1) 计算皮尔逊相关系数。如果要判断计算出的相关系数是否具有统计学意义, 还要进行显著性检验。首先, 假设总体的相关系数 $r=0$, 再用 $t$ 检验来完成, 相应的 R 命令为 cor.test()。R 程序 8-1 的第 3 部分 (第 20~23 行) 将演示简单相关分析方法。

根据图 8-3 的散点图可知, 相比于对数变换后的数据, 用原始数据计算的相关系数一定很小, 且可能还不显著。然而, 当运行了 R 程序 8-1 的第 3 部分后, 得到的结果却出乎意料 (图 8-4)。

```
> # 3 correlation analysis and significance test
> cor(df$bodywt, df$brainwt)                          # correlation, original data
[1] 0.9337822
> cor.test(df$bodywt, df$brainwt, method = "pearson")   # significant test

        Pearson's product-moment correlation

data:  df$bodywt and df$brainwt
t = 19.176, df = 54, p-value < 2.2e-16
alternative hypothesis: true correlation is not equal to 0
95 percent confidence interval:
 0.8891642 0.9608114
sample estimates:
      cor
0.9337822

> cor(df$lg.bodywt, df$lg.brainwt)                     # correlation, log transformed
[1] 0.9653246
> cor.test(df$lg.bodywt, df$lg.brainwt)                # significant test

        Pearson's product-moment correlation

data:  df$lg.bodywt and df$lg.brainwt
t = 27.173, df = 54, p-value < 2.2e-16
alternative hypothesis: true correlation is not equal to 0
95 percent confidence interval:
 0.9413151 0.9796144
sample estimates:
      cor
0.9653246
```

图 8-4  执行 R 程序 8-1 第 20~23 行命令的结果

从图 8-4 可以看出, 根据原始数据计算的结果: $r=0.93$, $t=19.176$, $P<0.000\ 1$; 根据对数变换后的数据计算的结果: $r=0.97$, $t=27.173$, $P<0.000\ 1$。

如果不看散点图仅凭相关系数判断, 会认为对数变换似乎没有多大作用。但有了散点图, 就很难被计算机欺骗了。这是一个比较特殊的例子, 也说明了相关系数结果的局限性。一般情况下对数变换前后的结果不会这么接近, 但为什么在这个例子中经过对数变换之后, 得到的结果还这么相近呢? 这个问题留给读者思考。

## 六、多个变量之间的两两相关

R 软件极大地提高了计算多个连续变量两两之间的相关系数以及对计算结果进行可视化分析的效率。R 程序 8-2 介绍几种常用方法。

```
25  ### R Program 2 Multi-variables pairewise correlation and r matrix
26  # install.packages("corrplot")              # if not installed
27  library(corrplot)                            # activate only once
28  # 1 data preparation and variable selection
29  dm<-data[,c("bodywt","brainwt","sleep_total","sleep_rem","awake","sleep_cycle")]
30  str(dm);colSums(is.na(dm))                  #check data and count missing
31  dm <- na.omit(dm)
32  dm$bodywt <-log(dm$bodywt)
33  dm$brainwt<-log(dm$brainwt)
34  str(dm)
35  # 2 calculate correlation matrix
36  mrs <- cor(dm)                              #calculate r for all variables
37  round(mrs,2)                                 #round up to 2 decimals
38  # 3 result visualization
39  par(mfrow=c(1,2))                           # page layout set up
40  # visualization method 1:square
41  corrplot(mrs,method='color',order='alphabet')
42  # visualization method 2:triangle
43  corrplot(mrs,type="upper",order="hclust",tl.col="black",tl.srt = 45)
44  # visualization method 3: heat map
45  heatmap(x=mrs,margins=c(8,8))               # use data directly not mrs
46  # visualization method 4: most advanced plotting
47  # install.packages("PerformanceAnalytics")  # if not installed yet
48  library(PerformanceAnalytics)               # activate package
49  chart.correlation(dm,histogram=TRUE,pch=19) # plot
```

R 程序 8-2

R 程序 8-2 是 R 程序 8-1 的延续，主要包括 3 个部分。在安装和启动了绘图所必须的软件包 corrplot 之后，程序进入数据处理的第 1 部分（第 29~34 行）。其中，第 29 行从程序 8-1 拷贝的数据库 data 中选择 6 个变量，分别是 bodywt（体重）、brainwt（脑重）、sleep_total（总睡眠时间）、sleep_rem（快波睡眠时间）、awake（清醒时间，即 24 小时减去总睡眠时间）和 sleep_cycle（睡眠周期），并将变量数据存入一个新的数据库 dm；第 30 行使用 str(dm) 查看数据，并用 colSums(is.na(dm)) 清点每个变量的缺失数据；第 31 行使用命令 na.omit() 剔除数据库中所有有缺失数据的观察对象。由于已知动物的脑重和体重不符合正态分布，故程序的第 32 行和第 33 行分别对这两个变量进行对数变换，把结果放在相同的变量里。最后用 str(dm) 查看数据库。

R 程序 8-2 的第 2 部分只有两行（第 36~37 行），其中第 36 行使用 R 命令 cor(dm) 计算数据库 dm 中全部 6 个连续变量两两之间的线性相关系数，并将计算结果以相关系数矩阵的方式存入一个新数据库 mrs；第 37 行对存放在 mrs 里的计算结果进行处理,保留两位小数后输出结果。

## (一)相关系数矩阵

图 8-5 是 R 程序 8-2 第 2 部分计算出的相关系数结果,即相关系数矩阵。可以看到,图中列举的全是相关系数,让人眼花缭乱。仔细分析可以发现:①对角线上的相关系数都是 1.00,表示 6 个变量自己与自己完全相关;②对角线轴对称位置上的结果相同;③计算结果有正相关也有负相关,比如 bodywt 与 brainwt 呈正相关,相关系数 $r$=0.96,而 sleep_rem 与 awake 呈负相关,相关系数 $r$=-0.66。

```
> # 2 calculate correlation matrix
> mrs <- cor(dm)                                    # calculate r for all variables
> round(mrs, 2)                                      # round up to 2 decimals
            bodywt brainwt sleep_total sleep_rem awake sleep_cycle
bodywt        1.00    0.96       -0.63     -0.28  0.63        0.76
brainwt       0.96    1.00       -0.62     -0.30  0.62        0.83
sleep_total  -0.63   -0.62        1.00      0.66 -1.00       -0.52
sleep_rem    -0.28   -0.30        0.66      1.00 -0.66       -0.35
awake         0.63    0.62       -1.00     -0.66  1.00        0.52
sleep_cycle   0.76    0.83       -0.52     -0.35  0.52        1.00
```

**图 8-5　执行 R 程序 8-2 第 36 ~ 37 行命令的结果**

图 8-5 的结果虽然提供了度量所有变量两两之间相互关系的相关系数矩阵,但仅凭这些数据很难认识这些变量之间的关系特征。而数据科学,包括大数据、机器学习和人工智能在分析处理数据时,却期望快速把握很多变量之间的相互关系。相关系数矩阵的可视化,就是其中的重要方法之一。前面计算生成的相关系数矩阵 mrs,提供了一个学习这种方法的机会。R 程序 8-2 第 3 部分一共介绍了 4 种方法:相关系数矩阵正方图、相关系数矩阵三角图、相关系数矩阵热能图和相关系数矩阵全息图。

## (二)相关系数矩阵正方图和三角图

绘制正方图(第 41 行)和三角图(第 43 行)来可视化相关系数矩阵的 R 命令是 corrplot(),括号里是计算好的相关系数矩阵 mrs。如果在括号中再加上 type="upper",便可以绘制上三角系数图;如果想要绘制下三角系数图,只需把 "upper" 换成 "lower" 即可。另外,与 41 行命令 order="alphabet" 按照变量名称的字母顺序进行排序不同,第 43 行命令 order="hclust"(hierarchical clustering),要求计算机按照多层次聚类的方法把变量进行排序之后再绘图,以便于把握变量之间的关系。

图 8-6 分别显示了使用正方图和三角图对相关系数矩阵进行可视化分析后计算机输出的结果。正方图(左侧图)是把图 8-5 中的相关系数矩阵先按照字母顺序编排后再绘制成图。按照字母顺序有利于寻找、核对变量,这项准备工作在变量很多的情况下尤其重要。在绘图的时候,把相关系数的正负方向(颜色类别,即红

色为负，蓝色为正）和大小（颜色深浅，即颜色越深，两者相关程度越强）反映出来，以便于直观看出哪些变量之间呈正相关，哪些呈负相关，以及哪些相关程度强，哪些相关程度弱。

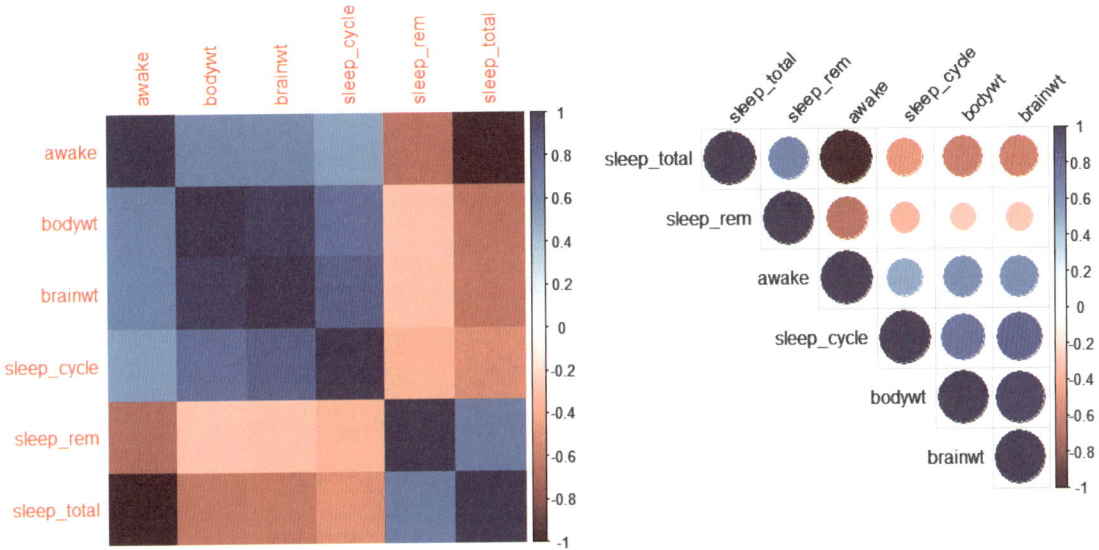

**图 8-6　执行 R 程序 8-2 第 38 ~ 43 行命令的结果**
左侧图：用颜色表示相关方向，颜色深度表示相关系数大小；右侧图：只显示相关系数矩阵的右上方部分，同时用实心圆的大小表示相关系数的大小

由于相关系数矩阵对角线轴对称位置上的内容是重复的，故三角图法（图 8-6 右侧图）只展示了对角线以上部分的相关系数。相关系数用实心圆表示，实心圆的面积和颜色深浅分别与相关系数的大小和方向相对应。另外，在图的右边还有图例供参考。

与相关系数矩阵正方图相比，相关系数矩阵三角图能够提供更多的信息。首先，由于加入 order="hclust" 的选项，分别将正相关和负相关变量聚集在一起，这将便于把握哪些变量的相关关系方向是相同的（蓝色），哪些是相反的（红色）。其次，根据图中相关系数可以发现，6 个变量形成了三个群：①左上方的 2 个变量，即 sleep_total 和 sleep_rem，两个变量之间是正相关（蓝色部分）；②右下方的 4 个变量，即 brainwt、bodywt、sleep_cycle 和 awake，这几个变量之间高度正相关（蓝色部分）；③右上方的 sleep_total 和 sleep_rem 与剩余的 4 个变量形成负向相关群（红色部分）。

## （三）相关系数矩阵热能图

虽然相关系数矩阵三角图让我们能够快速把握多个变量之间的关系，但在变量很多时，要快速把握各变量两两之间的关系却并不容易。相关系数矩阵热能图为此提供了另外一种选项（R 程序 8-2 第 45 行）。这种方法直接调用 heatmap()，把计算好的相关系数矩阵 mrs 直接赋值给变量 $x$（$x$ 是 heatmap 能够识别的相关系数矩阵）。命令 margins=c(8, 8) 为图设置边界，数字可以根据计算机输出的图进行调整，以达到最好的视觉效果。图 8-7 是执行了这一行命令后计算机输出的结果。

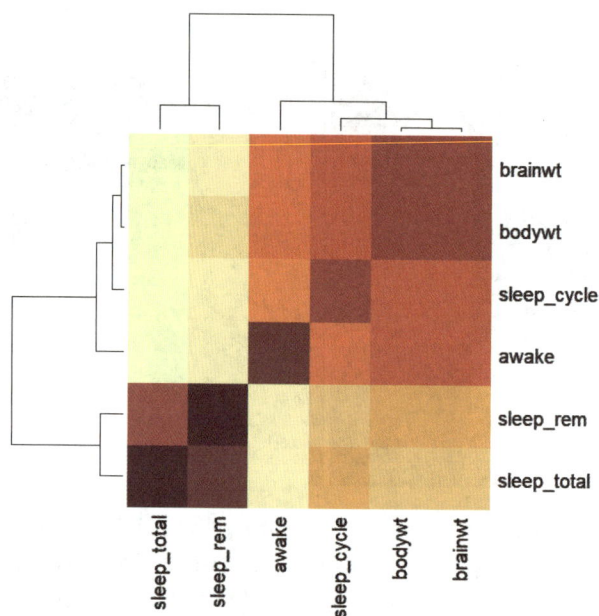

图 8-7　执行 R 程序 8-2 第 45 行命令的结果

相比于正方图和三角图，热能图的视觉效果更加清晰直观。图 8-7 统一使用象征热能的暖色调，用红色表示正相关，黄色表示负相关。同时，从图中很容易看出 6 个变量形成的 5 个热点区域：

（1）由 sleep_total 和 sleep_rem 形成的第一个强正相关热点区域（左下）。

（2）由 brainwt、bodywt、sleep_cycle 和 awake 形成的第二个比较强的正相关热点区域（右上）。

（3）由 sleep_total 和 sleep_rem 与 brainwt、bodywt 和 sleep_cycle 形成一个弱负相关热点区域（右下）。

（4）由 sleep_total 和 sleep_rem 与剩下的 4 个变量形成的一个负相关热点区域（左上）。

（5）由 awake 与 sleep_total 和 sleep_rem 形成的一个黄色强负相关热点区域（第一个热点区域的右边）。

综合前文中的可视化结果，可以对这些变量之间的相关关系作一个初步解读：①快波睡眠时间 sleep_rem 是影响总睡眠时间最主要的变量；②剩余的 4 个变量，尽管他们自身相互之间的关系都是正的而且很强,但都与总睡眠时间呈负相关。深入分析可以推论出一个可能的因果关系链:体重/脑重→快波睡眠时间→总睡眠时间。根据这一结果,我们可以采取更高级的统计学模型作进一步验证。

### (四)相关系数矩阵全息图

R 程序 8-2 最后一部分介绍的是多变量两两相关的全息图(第 47~49 行)。全息图的信息密度最高,是医学科研中通过可视化来把握多变量之间相关关系最好的方法之一,图 8-8 是执行了这一部分命令后计算机所输出的结果。

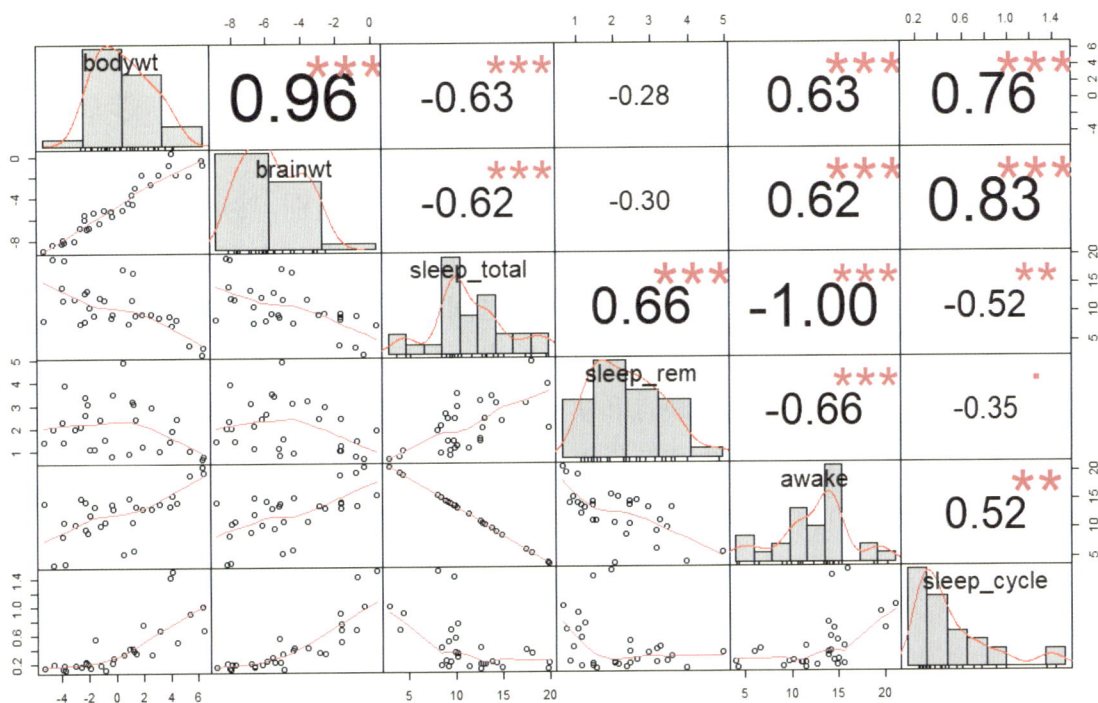

图 8-8 执行 R 程序 8-2 第 47~49 行命令的结果

从图 8-8 可以看出:

(1)输出的结果中包含了各变量取值范围,例如经过对数变换之后的 bodywt 和 brainwt 分别在 −4 到 6 之间和 −8 到 0 之间,sleep_total 在 5 到 20 之间,sleep_rem 在 1 到 5 之间等。

(2)分析结果为每个变量绘制了条形图和相应的密度分布线。这些信息对于判断变量分布很有帮助。比如,从图中可以看出,6 个变量中有 4 个接近正态分布,分别是 bodywt、sleep_total、sleep_rem 和 awake;sleep_cycle 呈右(正)偏态分布;brainwt 通过对数变换之后仍然呈现偏态分布。这些分布特征,有助于指导选择合适的统计学方法对数据进行更深入的分析。

(3)图中进一步显示了所有变量两两之间相互关系的散点图和趋势线。这对于快速把握变量之间的关系非常重要,同时也为更进一步的统计学分析提供了重要依据。另外,图中还列出了所有相关系数 $r$ 和每个系数的显著性检验结果($^*$:$P<0.05$;$^{**}$:$P<0.01$;$^{***}$:$P<0.001$)。

## 七、本章小结

线性相关与卡方检验、$t$ 检验和 $F$ 检验一样,是分析两个变量之间关系的最基本的统计学方法。对于大多数实验室研究,掌握这些统计学方法基本上就能够满足数据分析的需要;对于大数据或有大量观察对象的研究,这些方法常用来对数据进行探索性分析,以分析结果为依据,选择合适的方法或模型,以进一步展开深入复杂的多变量分析。

本章首先介绍了两个变量相关的含义和不同的相关类别,然后以两个连续变量为主轴,进一步介绍了线性相关的含义,包括通过向量和三角函数来加深理解。接着,介绍了两个变量之间和多个变量两两之间的相关系数的计算方法,并在此基础上演示了4种相关系数矩阵的可视化技术,即正方图、三角图、热能图和全息图,以及各方法的结果解释、优缺点和实际应用。

用 R 软件做线性相关分析和结果可视化处理,方法简单有效,结果清楚明了,为后续多元回归分析、因果联系推断提供了重要支撑。

### 》》 练习题 《《

1. 反复练习本章中使用到的 R 程序,包括变量选择、数据处理、可视化描述、两个变量的相关系数的计算和显著性检验、多变量两两相关的相关系数矩阵的计算以及4种不同的可视化方法。

2. 用向量图和三角函数来表示两个变量之间的正相关和负相关关系。

3. 用本章介绍的方法分析在前面用过的其他数据。

4. 用本章学习的方法分析自己的数据或者网上下载的数据。

### 》》 思考题 《《

1. 常见的相关关系有哪些?请举例说明。

2. 用自己的语言说明相关系数的含义。

3. 相关系数范围的意义是什么?

4. 如何用向量的概念来理解两个连续变量之间的线性相关?

5. 为什么两个变量之间的相关关系可以通过余弦函数来表示?

>> 参考文献 <<

[1]　CHEN X G. Quantitative epidemiology［M］. Berlin，Germany：Springer Nature，2021.

[2]　WILKINSON L，FRIENDLY M. The history of the cluster heat map［J］. The American Statistician，2009，63（2）：179-184.

# R 软件简单线性回归模型和统计学分析

## 本章提要

　　相关分析关注的是两个变量之间有没有关系以及关系的类别和密切程度,并不关注是谁影响谁的问题。而回归分析不仅要关注两个变量 $x$ 与 $y$ 之间是否有关系,还要关注是谁影响谁,以及如何用数学公式量化 $x$ 与 $y$ 之间的关系。回归分析包含一系列复杂的统计学分析方法。作为入门,本章将聚焦简单线性回归(simple linear regression),为深入学习其他回归分析方法奠定基础。本章将集中介绍回归分析的基本概念和计算机分析方法,包括回归的概念、回归系数的含义、最小二乘法求解回归方程以及回归分析与 $t$ 检验的关系等。在理论分析的基础上,利用 R 软件包携带的数据 msleep 演示简单线性回归分析方法。分析所用的因变量是总睡眠时间,自变量是快波睡眠时间。具体内容包括数据准备、预分析、回归分析、残差评估、结果可视化描述、回归诊断、模型评价和结果报告等。

　　**关键词**:简单线性回归;最小二乘法;回归系数;BP 检验;Q-Q 图;库克距离图

　　第八章介绍了两个随机变量之间的相关关系,尤其是线性相关关系。从本章开始将转入回归分析方法的介绍。自第二章至第八章,本书介绍的方法一般称之为简单或基本统计学方法,而从本章开始介绍的方法,则属于高级统计学分析方法的范畴。这些方法可以用来解决更加复杂的科学研究任务,提供更加准确可靠的数理证据。

　　简单回归分析与简单相关分析存在密切的关系,但是二者又是完全不同的两种统计学方法。相关分析关注两个变量之间关系的类型(线性或非线性)以及关系的紧密程度,而回归分析关注的内容则超出了相关的范畴,其主要目的是分析:

　　(1)变量 $x$ 与变量 $y$ 之间是否有关系。这一点与相关分析相同,因此相关分析往往是回归分析之前的预分析。

（2）是哪一个变量影响哪一个。按照习惯，用 $y$ 表示因变量，即被影响的一方；用 $x$ 表示自变量，即影响 $y$ 的因素。在实际科研工作中，$x$ 和 $y$ 的选择要有文献资料、理论分析或者实验数据的支撑。

（3）如何用数学公式定量评估 $x$ 与 $y$ 之间的关系。求解线性回归模型与中学里学习过的线性方程组有类似的地方，所不同的是，这里独立方程的个数大于未知数的个数。回归分析的任务之一就是用专门的技术来求解 $x$ 与 $y$ 之间的关系。

回归分析在科学研究中的应用最多，50%～70% 公开报道的科研文献都会用到不同的回归模型来确定两个变量之间是否有关系，以及关系的方向和强度。因此，回归分析是所有从事科学研究的人必须掌握的基本统计学方法。

## 一、简单线性回归模型定义

简单线性回归又称为一元线性回归，是分析两个变量之间定量关系的最基本的统计学模型。按照习惯，在回归分析中通常把被影响的变量称为 $y$，即因变量，把影响 $y$ 的变量称为 $x$，即自变量。简单线性回归模型（simple linear regression model）就是用来确定 $x$ 与 $y$ 之间关系的数学模型：

$$y = \alpha + \beta x + e \qquad\qquad 公式（9-1）$$

公式（9-1）的含义是：$y$ 由 $x$ 决定，并且随 $x$ 的变化而变化。模型中，$\alpha$ 是截距，表示当自变量 $x=0$ 的时候 $y$ 的平均值；$\beta$ 是回归系数，也称为斜率，表示 $x$ 每变化 1 个单位时 $y$ 相应变化的程度；$e$ 表示残差，是扣除了 $x$ 的影响之后 $y$ 还剩余的信息，服从均数 $=0$、标准差 $=\sigma$ 的正态分布。把公式（9-1）在直角坐标系中绘成图就是一条直线，这也是线性回归名称的由来。

## 二、最小二乘法求解简单线性回归模型

简单线性回归模型，即公式（9-1）如果不包含残差项，就是中学里学过的二元一次方程，知道了两个点（$x_1$、$y_1$ 和 $x_2$、$y_2$），就可以在直角坐标系里作图求出截距 $\alpha$ 和斜率 $\beta$。但是在科学研究中，有多少个观察对象就有多少个数据点，且观察到的数据还含有误差，因此不能用中学的方法来求解回归分析模型，于是就有了普通最小二乘法 OLS。OLS 是英文 ordinary least squares 的缩写，字面翻译是普通最小平方法，中文简称最小二乘法。

为了帮助理解，图 9-1 用计算机模拟的数据来显示最小二乘法的原理。先把

多组观察到的数据点 $(x, y)$ 通过散点图显示在直角坐标系里，图中的每个点都代表一对观察到的 $x$ 和 $y$。不难看出，经过这些数据点可以做出无限条直线，都能够满足模型的要求。也就是说按照中学学习的求解方程组的方法，简单线性回归模型将无解，因为无法确定在无限多的直线中，究竟哪一条线能够代表所有的数据点。而最小二乘法的原理，就是从所有可能的直线中找到一条直线（图 9-1 中的黑色回归线），使得每个观察点到该直线的距离（图 9-1 中的红色线段）的平方和最小。

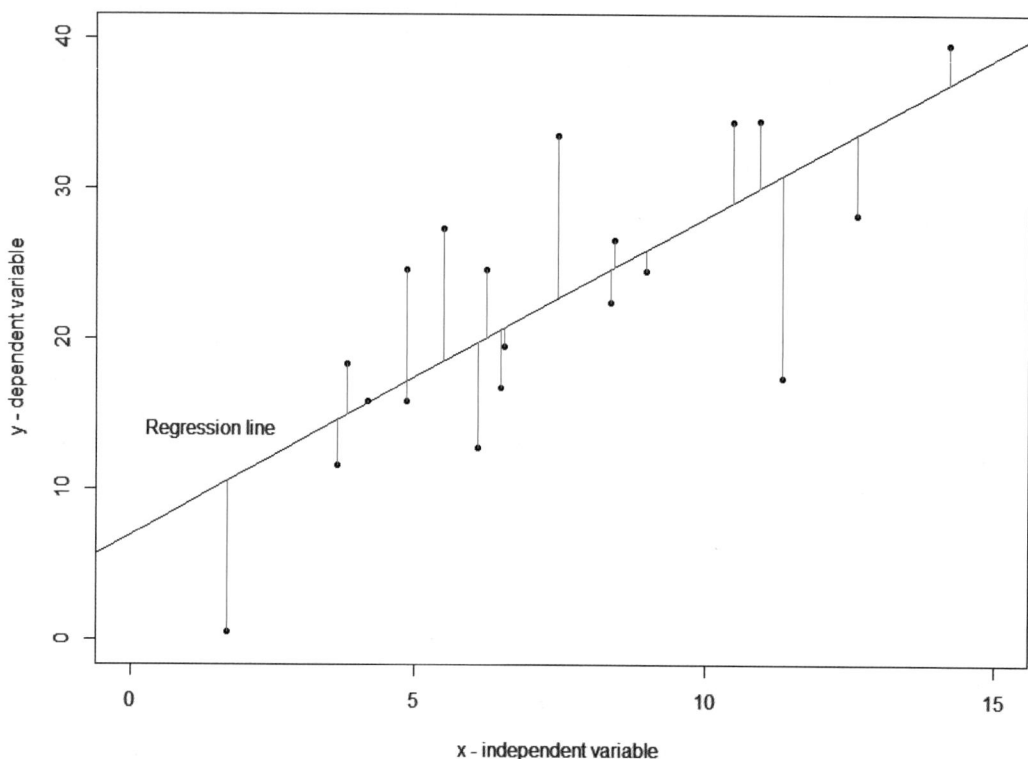

**图 9-1　最小二乘法（OLS）求解回归系数**

　　最小二乘法有很多优点：一是把每个点到回归线的差异（直线距离）都考虑到了，因此得到的直线在所有可能的直线中最具有代表性；二是解决了差异有正有负的问题，虽然每个点到回归线的差值有正有负，相加时会正负抵消，但是经过取平方之后就可以解决这一问题；三是使用平方比使用绝对值来评价误差的效率更高，因为取平方放大了与回归线距离远的数据点的影响，加快计算速度，而取差异的绝对值就没有这种加速效应。

## 三、回归系数的含义及其与 $t$ 检验的关系

　　为理解回归方程中 $a$ 和 $\beta$ 的含义，图 9-2 显示了用一组计算机模拟的数据来

分析因变量 $y$ 分别与连续自变量（左图）和非连续自变量（右图，0= 女，1= 男）的关系。

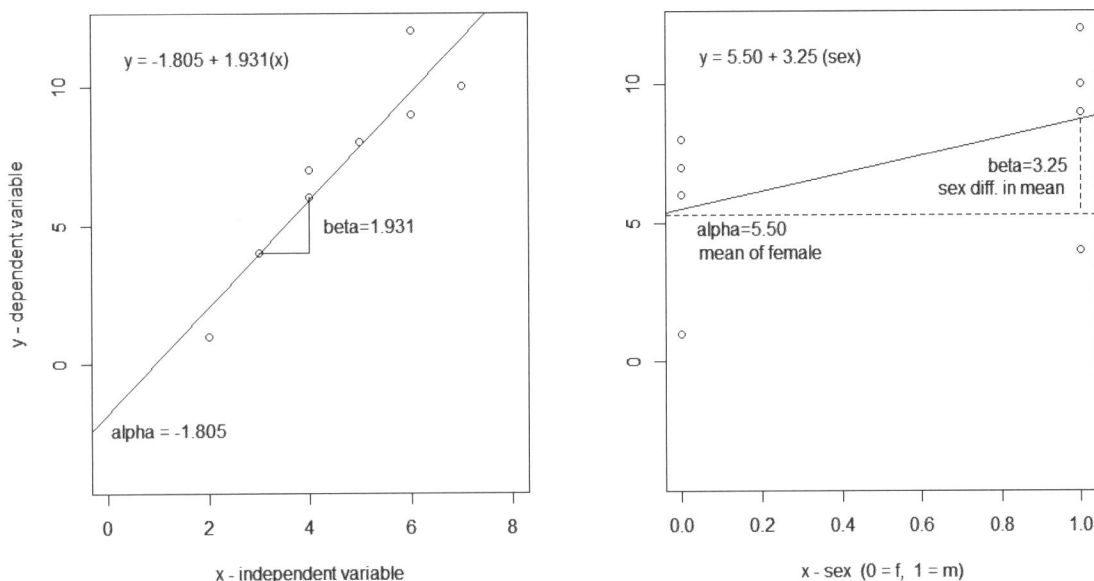

**图 9-2　因变量分别与连续自变量和非连续自变量的关系**

图 9-2 左图显示通过最小二乘法求解的回归方程：

$$y=-1.805+1.931x$$

可知，截距 $\alpha=-1.805$，斜率 $\beta=1.931$。$\alpha=-1.805$ 表示当 $x=0$ 的时候因变量 $y$ 平均值为 $-1.805$，$\beta=1.931$ 表示 $x$ 每变化 1 个单位 $y$ 就随之变化 1.931 个单位。

图 9-2 右图显示用同样的因变量 $y$ 与性别（女 =0，男 =1）做回归分析，得到的回归方程：

$$y=5.50+3.25x$$

这一结果与使用 $t$ 检验来比较因变量 $y$ 的性别差异完全一致。使用相同的数据，$t$ 检验计算得出女性 $y$ 的平均值等于 5.50，与回归分析的截距 $\alpha$ 相同，因为这时候的 $x=0$；而 $t$ 检验计算男性 $y$ 的平均值等于 8.75，因此男女均值的差异为 8.75−5.50=3.25，与回归分析估计的回归系数 $\beta=3.25$ 相同。这符合回归系数的概念，即自变量 $x$ 每变化一个单位（从女 =0 到男 =1 刚好是一个单位），因变量 $y$ 的变化，这里正好是性别差异。必须指出的是，女 =0、男 =1 并不是说女小于男，而是计算机模拟前的一种数据准备方法。

图 9-2 的结果不仅能够帮助理解回归系数，还证明了第七章介绍的 $t$ 检验实质上与简单线性回归是一致的。因此，回归分析可以在某种意义上取代 $t$ 检验。

## 四、回归分析的基本步骤

如前文所述,回归分析功能强大。但为了保证分析结果准确可靠,还必须遵循如下几个基本步骤:

(1)构建回归模型:选择因变量 $y$ 和自变量 $x$,变量选择要有理论依据、文献支持或者预实验数据的验证。

(2)准备数据:①建立数据库、检查样本大小并选择变量;②检查缺失值,并对缺失值进行评价和处理;③检查变量的分布和异常值,剔除包含异常值的观察对象。回归分析要求因变量 $y$ 的分布是正态的,如果数据偏离正态,则需要对其进行正态转换;如果数据转换后仍非正态,就不适合进行回归分析。

(3)探索性预分析:验证模型和数据,包括使用散点图和简单相关分析来了解 $x$ 与 $y$ 的关系。理想的情况是,散点图不仅显示两个变量之间有直线关系,而且数据点比较均匀地分布在 $x$ 和 $y$ 确定的整个区域,而不是集中在一个或几个地方。

(4)回归模型分析:如果通过了前面3个步骤的验证,便可以使用 $x$ 和 $y$ 进行线性回归分析。

(5)结果解释:通过 R 软件进行回归分析,计算机会输出很多结果,需要逐一理解,选择适当的结果使用,来回答研究所提出的问题。

(6)数据 - 模型拟合与残差分析:为了确保回归分析结果的准确性和可靠性,必须进行模型的残差分析,检查是否满足模型假设、是否有异常数据,以及其他与回归诊断有关的问题。发现问题必须进行处理,然后重复前面的步骤。

(7)绘图和报告结果:发挥 R 软件的作用,通过高质量的统计图表来显示结果。

## 五、回归模型构建和数据准备

R 程序 9-1 演示如何进行简单回归分析。为便于学习,本章直接利用第二章(R 程序 2-4)存放在电脑里的数据库 sleepdata.csv(没有数据库的可以返回到第二章,重新运行相应的 R 程序,通过电脑产生所需的数据),以总睡眠时间为因变量 $y$、快波睡眠时间为自变量 $x$,构建简单回归模型:

$$总睡眠时间\ y=\alpha+\beta\ 快波睡眠时间\ x+\ 残差\ e \qquad 公式(9\text{-}2)$$

R 程序 9-1 包括 3 个部分。第 1 部分属于数据准备(第 3～5 行)。其中,程序第 4 行导入存放在电脑中的数据 sleepdata.csv,把结果放入新数据库 data 中备用;

第 5 行从数据库 data 里选择两个所需要的变量：总睡眠时间（sleep_total，小时）为因变量 y，快波睡眠时间（sleep_rem，小时）为自变量 x，并存放在一个新数据库 df 里，并且用 str(df) 查看其数据情况。结果显示，df 中一共有 83 个观察对象，选择的两个变量都是连续的，适合进行线性回归分析。

```
 1
 2    ## R Program 1 data preparation for simple linear regression
 3    # 1 read in data and select 2 variables
 4    data<-read.csv(file = 'sleepdata.csv')              # read in data
 5    df<-data[,c('sleep_total','sleep_rem')];str(df)     # select variables check n
 6    # 2 check, impute missing data,remove outliers
 7    colsums(is.na(df))                                  # check missing
 8    set.seed(1213);err=rnorm(22,0,1)                    # prepare for impute
 9    df[,2][is.na(df[,2])]<-mean(df[,2],na.rm=T)+err     # impute with mean
10    hist(df$sleep_rem)                                  # check data
11    df<-df[-which(df$sleep_rem>4.5),]                   # remove outliers
12    # 3 rename variables for analysis
13    names(df)[1] <- 'y';names(df)[2] <- 'x'             # rename variables
```

R 程序 9-1

　　R 程序 9-1 的第 2 部分用于对数据进行预处理和可视化描述（第 6~11 行）。其中，程序第 7 行用 R 命令 colSums(is.na(df)) 检查数据库中各变量的缺失值情况。运行该命令发现 sleep_total 没有缺失值，而 sleep_rem 有 22 个缺失值。程序第 8~9 行介绍了使用平均值填补缺失值的方法，即使用没有缺失值的数据计算出的平均数加上一个随机误差 err 来替代缺失值。完成之后，使用 hist() 检查数据情况，如果有异常值就应该剔除。通过数据分析，发现有些大于 4.5 的数据明显属于异常值，因此程序第 11 行使用 sleep_rem>4.5 的命令将带有异常值的观察对象从数据库中剔除，剔除之后可以再次使用直方图检查结果。

　　为了方便分析，R 程序 9-1 的第 3 部分对选择的两个变量重新命名（第 12~13 行），重新安排在数据库里的排列顺序。把变量 sleep_total 在 df 中的位置从第二位移到第一位，并重新命名为 y，把变量 sleep_rem 从第一位移动到第二位，并重新命名为 x。

## 六、回归分析时对变量的要求

　　进行回归分析时，变量的选择十分重要。如果变量选择不正确，分析结果就没有意义。线性回归对因变量 y 有三个基本要求：

　　（1）因变量 y 一定是连续的。

　　（2）y 的数据要特别可靠。因为回归分析是以 y 作为标准来评价 x 的作用，如果 y 的误差很大，会极大地降低分析结果的可靠性。

（3）$y$ 的数据要符合正态分布。只有因变量 $y$ 服从正态分布，才能够通过残差分析评价回归模型的数据集合效果并发现异常数据点，进而保证回归分析结果的准确性。

与因变量不同，进行回归分析的自变量 $x$ 可以是连续的也可以是非连续的。因此，自变量可以是二分类的（如性别、是否工作、是否结婚等），也可以是有序多分类的，如健康状况（3= 好、2= 中、1= 差）、受教育程度（1= 文盲、2= 小学、3= 中学、4= 大学、5= 研究生）等。如果自变量 $x$ 是无序的，则必须转换为二分类变量进行分析，比如婚姻状况可以有未婚、在婚、离婚和丧偶，这一类数据最好转换为多个二分类变量再进行分析。

## 七、$x$~$y$ 关系探索性分析

按照回归分析的步骤，数据准备好之后，需要检查数据质量是否适合作回归分析。R 程序 9-2 介绍了 2 种探索性分析方法：一是用直方图分析因变量 $y$ 的分布，观察其是否符合正态分布；二是用散点图分析 $y$ 与 $x$ 之间的关系，观察二者之间是否存在回归关系。

```
15
16   ## R program 2 Explore quality of y and x-y relationship
17   # 1 check dependent variable y
18   hist(df$y, breaks =seq(0,24,by=3),
19        main="Distribution of variable y: Total sleeping hours",
20        xlab = "Hours of Sleep",ylab = "Number of animals")
21   # 2 scatter plot of x and y
22   plot(df$x, df$y,
23        main = 'Explore the x-y relationship using scatter plot',
24        xlab = 'x: hours of rapid-wave sleep', ylab = 'y: total hours of sleep')
```

R 程序 9-2

R 程序 9-2 的第 1 部分（第 17～20 行）用描述连续变量的直方图 hist() 来评价 $y$ 的分布，结果见图 9-3。

从图 9-3 的结果可以看出，因变量 $y$ 基本符合正态分布，可以进行线性回归分析。

R 程序 9-2 的第 2 部分用 plot($x$, $y$) 命令绘制自变量和因变量的散点图，观察二者是否有相关关系。如果有，则进一步判断是否为线性相关关系。计算机输出的结果见图 9-4。

通过散点图提供的信息可以看出，总睡眠时间与快波睡眠时间有一种正向相关趋势，随着快波睡眠时间 $x$ 的增加，总睡眠时间 $y$ 呈现明显上升趋势。该数据特征支持构建公式（9-2）所示回归分析模型，寻找隐藏在散点中的回归线。

**Fig 1. Distribution of the variable y: Total sleeping hours**

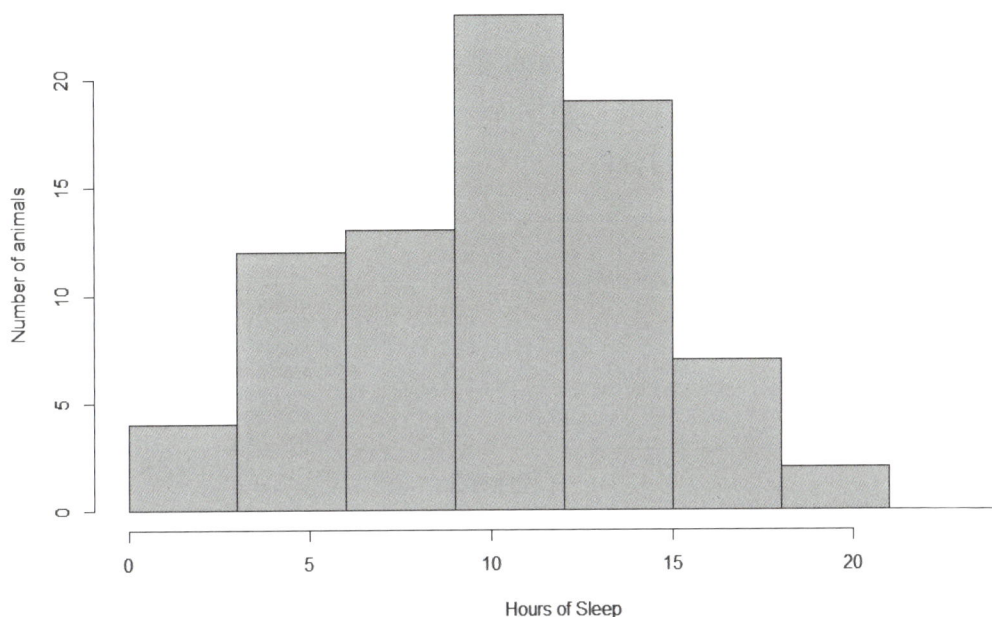

图 9-3　执行 R 程序 9-2 第 17~20 行命令的结果

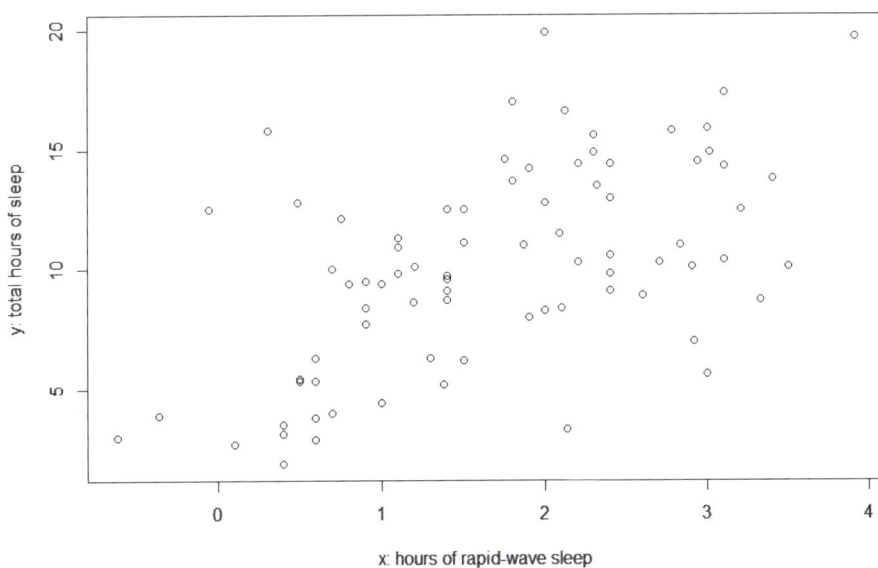

图 9-4　执行 R 程序 9-2 第 21~24 行命令的结果

# 八、简单回归分析

## （一）基本结果解读

用 R 软件进行回归分析的基本命令是 lm( 模型，数据库 )。这里的 lm 是线性模型（linear model）的缩写，括号里的第 1 部分用来定义回归模型，第 2 部分指出变量所在的数据库。由于 R 程序 9-1 已经将总睡眠时间（sleep_total）重命名为 $y$，将快波睡眠时间（sleep_rem）重命名为 $x$，把数据存放在 df 中，因此可以直接使用 $y\sim x$ 来定义模型，用 data=df 来指明数据库。R 程序 9-3 演示如何用 lm() 和数据库 df 来定义回归模型并进行回归分析。

```
25
26  ## R Program 3 simple linear regression analysis
27  # 1 three ways to analyze data
28  lm(y ~ x, data=df)                              # quick scan
29  fit <- lm(y~ x, data=df)                        # formal modeling
30  summary (fit)                                   # check result
31  (summary (lm (y~x, data=df)))                   # short cut
32  # test the heteroskedasticity using Bruesch-Pagan method
33  library(lmtest)                                 # for Bruesch-pagan test
34  bptest (fit)                                    # b-p test
```

R 程序 9-3

程序包括 2 个部分。第 1 部分介绍了 3 种方法：一是快速分析（第 28 行），显示基本分析结果，分析结果不保存；二是常规步骤分析（第 29~30 行），并把结果保存在 fit 里，用 summary() 获取详细的分析结果；三是查看详细分析结果（第 31 行）。3 种方法都用 $y\sim x$ 定义回归模型，用 data=df 指明数据库。图 9-5 显示了使用方法 1 和方法 2 进行分析之后的结果。

```
> lm(y ~ x, data=df)                                # quick scan

Call:
lm(formula = y ~ x, data = df)

Coefficients:
(Intercept)            x
      6.214        2.303

> fit <- lm(y ~ x, data=df)                         # formal modeling
> summary(fit)                                      # check result

Call:
lm(formula = y ~ x, data = df)

Residuals:
    Min      1Q  Median      3Q     Max
-7.8224 -2.6445 -0.0664  2.5785  9.0791

Coefficients:
            Estimate Std. Error t value Pr(>|t|)
(Intercept)   6.2143     0.7814   7.953 1.16e-11 ***
x             2.3033     0.3953   5.827 1.21e-07 ***
---
Signif. codes:  0 '***' 0.001 '**' 0.01 '*' 0.05 '.' 0.1 ' ' 1

Residual standard error: 3.562 on 78 degrees of freedom
Multiple R-squared:  0.3033,    Adjusted R-squared:  0.2943
F-statistic: 33.95 on 1 and 78 DF,  p-value: 1.207e-07
```

图 9-5　执行 R 程序 9-3 第 28~30 行命令的结果

首先显示的是方法 1 的结果。计算机先用"call:"输出定义的模型和数据，便于核对。接着，计算机输出了通过计算得到的参数，包括截距（6.214）和斜率

（2.303）。除此之外，没有其他任何信息。因此，方法 1 非常适合对数据进行初步分析，然后判断是否需要作进一步分析。

方法 2 分为 2 步，首先是把全部分析结果存放在数据库 fit 里，然后用 summary() 命令总结线性回归分析时经常用到的结果。图 9-5 中的第 2 部分就是执行了 summary(fit) 之后计算机输出的结果，一共包括 5 个部分：

（1）定义的模型和所用的数据，便于核对。

（2）残差的分布情况，包括最大（max）和最小（min）值、中位数（median）、第 25%（Q1）和第 75%（Q3）分位数，用来判断是否符合以 0 为均值的正态分布。

（3）回归系数。按照模型估计结果，其截距 $\alpha$=6.214 3，显著性检验 $t$=7.953，$P<0.001$；斜率 $\beta$=2.303 3，显著性检验 $t$=5.827，$P<0.001$。

（4）回归模型的可解释方差，即 $R^2$。计算得出 $R^2$=0.303 3，表示因变量 $y$ 中包含的信息至少有 30% 可以通过自变量 $x$（快波睡眠时间）来解释。不过，还有近 70% 的信息仍然留在残差里，因为睡眠是非常复杂的，不可能完全由一个变量来解释。

（5）回归方程的方差分析，即 $F$ 检验。计算得出 $F$=33.95，自由度（1，78），$P<0.001$，表明假设的线性回归模型，即公式（9-2）具有统计学意义。

统计学结论：根据残差特征、回归方程的 $F$ 检验以及回归系数的 $t$ 检验结果，可以认为快波睡眠时间与总睡眠时间的量化关系为：总睡眠时间（小时）=6.21+2.30 快波睡眠时间，表示快波睡眠时间每增加 1 小时，总睡眠时间增加 2.30 小时，且结果具有统计学意义。而截距 =6.21 表示，当快波睡眠时间为 0 时，理论上的总睡眠时间为 6.21 小时。因此，快波睡眠时间并不是总睡眠时间的必要条件，但可以通过增加快波睡眠时间来延长总睡眠时间。

R 程序 9-3 的第 2 部分进一步分析残差是否与自变量 $x$ 有关，即异方差性（heteroscedasticity）。如果显著相关，则表示 $x$ 不能很好地解释 $y$ 的变化。检验结果显示，$BP$=0.006 718 5，df=1，$P$=0.934 7，表示 $x$ 能够很好地解释 $y$ 的变化。由于模型拟合效果对于判断回归分析结果的稳健性有重要意义，因此在介绍回归分析之后，还需要对这一方面的内容进行专门说明。

### （二）残差分析

评价回归模型的数据拟合效果，除了前面介绍的统计学指标外，最有效的方法就是进行残差分析。R 程序 9-4 利用前面简单回归后存放在 fit 里的结果，演示残差分析方法，包括残差密度分析和数据模型拟合优度（goodness of fit）分析。

R 程序 9-4 的第 1 部分演示残差密度分析（第 35～41 行）。残差密度分析的理论基础是，如果因变量服从正态分布，且数据与模型拟合得好，那么回归模型的残差应该服从以 0 为中心的正态分布。因此，程序第 37 行调用 hist() 命令绘制残差分布直方图。在该行命令中，括号里的 fit$residuals 命令，是指从 fit 中直接读取模型估计的残差并绘图；prob=T 绘制密度分布图；breaks=seq(-11, 11, by=2.2) 设置直方图的分界数；ylim=c(0.00, 0.12) 设定 $y$ 轴的坐标范围。这些参数可以根据实际数据情况进行调整，进而达到最好的视觉效果。

```
35  ## R Program 4. Visualization of residuals in regression analysis
36  # 1 plot residuals with normal curve for a visual assessment
37  hist(fit$residuals,prob=T, breaks=seq(-11,11,by=2.2),ylim=c(0.00,0.12),
38      main='Residual distribution for y = a + bx',xlab='Residuals')
39  # add a normal curve for visual assessment
40  x <- fit$residuals;s=sd(x)                    # compute sd for normal curve
41  curve(dnorm(x,mean=0,sd=s),col='blue',lwd=1.5,yaxt='n',add=TRUE)
42  # 2 four different residual plotting methods
43  par(mfrow=c(2,2))                             # page set up
44  plot(fit, 1)                                  # residual-fitted y
45  plot(fit, 3)                                  # scale location plot
46  plot(fit, 4)                                  # Cook's distance plot
47  plot(fit, 2)                                  # Q-Q plot
48  par(mfrow=c(1,1))                             # set back to default
```

R 程序 9-4

有了密度分布图，程序第 40~41 行根据残差数据绘制正态分布曲线，然后把曲线叠加到直方图上。具体步骤为：程序第 40 行把残差数据赋值给新变量 $x$，并计算残差的标准差，把标准差结果存放在新变量 $s$ 中，供绘制正态曲线；程序第 41 行用 curve() 和新变量 $s$ 绘制正态分布曲线，然后利用 add=TRUE 把绘制的曲线叠加在直方图上。图 9-6 显示的是执行了这部分命令之后计算机输出的结果。

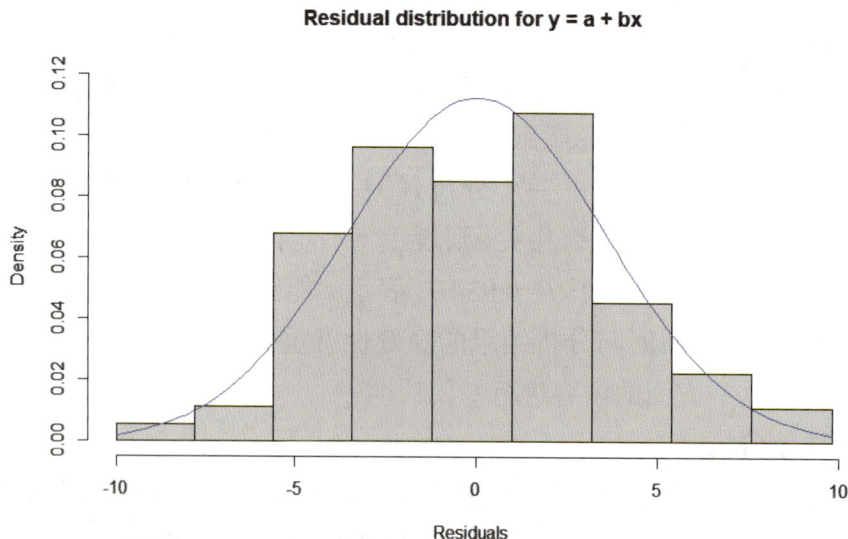

图 9-6　执行 R 程序 9-4 第 35~41 行命令的结果

图 9-6 显示，回归模型的残差以 0 为中心，左右分布基本对称。密度分布与正态分布的蓝色曲线基本一致，符合线性回归分析的要求。虽然与正态分布略有偏

差，但这很可能与抽样误差有关。原因之一就是，这种偏差并没有表现出系统性，比如只偏向一边或者只集中在几个数据点范围。

R 程序 9-4 的第 2 部分演示了从回归分析结果里提取已经完成了的标准残差分析结果（第 42～48 行）。这些结果是评价回归模型数据拟合优度的重要依据。R 程序 9-4 提供了四种方法，即残差 - 因变量估计值散点图法、标化 - 位置（scale-location）散点图法、库克距离法和 Q-Q 曲线图法。下面分别介绍这四种方法：

（1）残差 - 因变量估计值散点图分析（R 程序 9-4 第 44 行），所用的命令是 plot(fit，1)。图 9-7 左上图是执行了该命令之后计算机输出的结果。在 R 程序 9-3 中介绍的残差密度分布是把所有的残差放在一起进行分析，因此得到的是残差分布的总体情况。然而，残差在总体上服从正态分布并不能保证在因变量的不同水平上也服从正态分布，而残差 - 因变量估计值散点图法可以克服这一局限性。如图 9-7 左上图所示，其横轴是根据回归模型计算出的因变量估计值，纵轴是模型的残差，红线表示 $y$ 取不同值时残差的均值。理论上，残差的均值在不同的因变量水平上都应该等于 0，因此红线应该是水平的，且经过 0。如果得到这样的结果，表示残差不仅从整体上满足正态分布，而且在不同的 $y$ 水平上也符合正态分布。从图中可以看出，红色虚线偏离水平线不多，表示残差在不同的 $y$ 水平上基本符合正

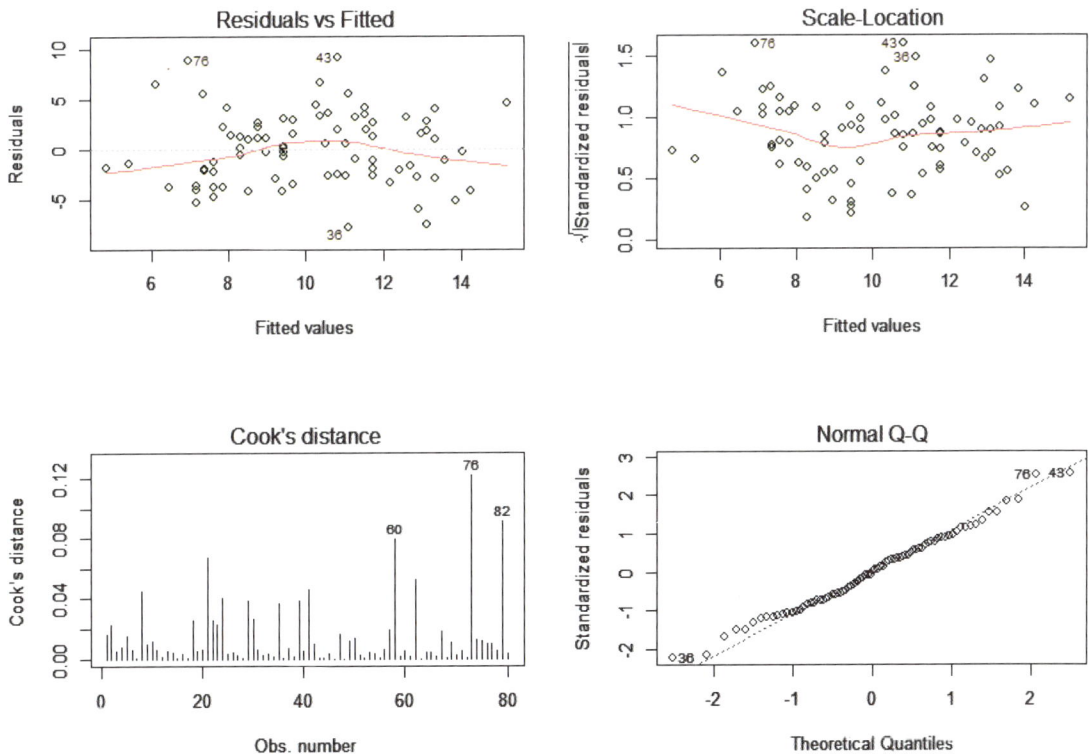

图 9-7　执行 R 程序 9-4 第 42～48 行命令的结果

态分布。同时，还找出了 3 个异常点，即观察对象 36、43 和 76。删除这 3 个异常点对应的观察对象，就可以进一步提高模型的数据拟合优度，使得回归分析结果更加准确。

（2）标化 - 位置散点图。R 程序 9-4 第 45 行演示使用 plot(fit，3) 绘制标化 - 位置散点图（图 9-7 右上图）。标化 - 位置散点图又称为分散 - 位置（spread-location）散点图，是为了克服残差 - 因变量估计值散点图的缺点而设计的，将模型的残差先进行标准化处理（减去平均数，再除以标准差）后再开方，然后与 $y$ 的估计值拟合绘图。如果图中红色线条呈水平分布，则表示模型拟合效果良好，残差的方差齐同（homoscedasticity），满足回归分析条件。因为与残差 - 因变量估计值散点图原理一致，使用标化 - 位置散点图同样也发现了 3 个相同的异常点，与图 9-7 左上图的结果一致。

（3）库克距离图。R 程序 9-5 第 46 行用 plot(fit，4) 演示根据回归分析结果从 fit 中提取出库克距离图（Cook's distance，图 9-7 左下图），并通过数据点（即观察对象）在空间中的库克距离来判断异常点或高影响点。所谓库克距离，就是当一个观察对象从数据中去除之后，因变量估计值的变化大小，一个观察对象的库克距离越大，就表示其对回归分析的影响越大。因此，库克距离在回归分析中经常被用来对回归模型进行诊断，以找出高影响的异常数据点。从图 9-7 左下图结果可以看出，库克距离法测试出的 3 个高影响观察对象是 60、76 和 82。由于库克距离法与前面两种方法的原理不同，因此找到的异常点也有所不同。从理论上讲，剔除这些异常点也会改善回归分析的结果。

（4）Q-Q 曲线图。R 程序 9-4 第 47 行命令演示从回归分析结果 fit 中提取 Q-Q 曲线图（图 9-7 右下图）。Q-Q 曲线是检查数据是否符合正态分布的著名方法。Q-Q 曲线图的横轴是理论上的标准正态分布，纵轴是回归模型的残差分布。如果残差分布是正态的，所有的数据点就会落在一条直线上。如图 9-7 右下图所示，Q-Q 曲线图基本在一条直线上，提示简单回归模型 sleep_total ～ sleep_rem 的数据拟合基本满足要求。但散点图的两端有些偏离直线，这与三个异常点的存在有关系。这里的三个异常点与图 9-7 左上图和右上图的结果一致，是因为这三种方法都是根据正态分布来确定异常点的。

### （三）简单回归椭圆曲线图

从理论上讲，如果 $x$ 和 $y$ 都是连续变量，且符合正态分布，那么所有观察到的数据点，都应该围绕着回归线分布在一个椭圆范围，越接近椭圆的中心，数据分布密度越高；反之，越远离椭圆中心，数据分布密度越低。R 程序 9-5 的前两个部分（第 50～58 行）演示了绘制回归分析椭圆分布图的两种方法。

```
50  ## R Program 5. plotting regression result for reporting
51  # 1 preparation
52  # install.packages('car')                        # run this line if 1st use
53  library('car')
54  par(mar = c(4, 4, 4.5, 2)); par(oma = c(1, 1, 0, 0))  # page setup
55  # 2 quick ellipse plot using the scatterplot() from package 'car'
56  scatterplot(y ~ x, data = df,
57              smooth = FALSE, ellipse = TRUE,
58              main = 'Regression of rem sleep with total hours of sleep')
59  # 3 regression plot with 95% confidence interval using base R
60  plot(df$x, df$y, main = 'Regression with 95% confidence intervals',
61       xlab = 'Hours of rapid eye movement sleep (rem)',
62       ylab = 'Total hours of sleep')
63  abline(fit, col = 'gray', lwd = 2)                # add a regression line
64  newx <- seq(-1, 5, length.out = 80)               # create x series for prediction
65  ci95 <- predict(fit, newdata = data.frame(x = newx),
66                  interval = 'confidence', level = 0.95)
67  lines(newx, ci95[, 2], col = 'blue', lty = 2)     # add upper 95% ci
68  lines(newx, ci95[, 3], col = 'blue', lty = 2)     # add lower 95% ci
69  # the end
```

R 程序 9-5

R 程序 9-5 的第 1 部分属于绘图准备（第 50～54 行）。尽管理想状态下两个有相关关系的连续变量组成的散点图应该呈椭圆形分布，但一般的软件却难以绘制，而 R 软件包 car 携带的命令则有这一功能。R 程序 9-5 第 52 行演示如何安装 car 软件包。该软件包比较大，根据网速和计算机性能，最长可能花费 15～20min。如果你不是第一次使用该软件包，这一步便可以省略。

软件包 car 安装后，使用 library('car') 启动该软件包（第 53 行），即可进入下一步操作。

绘图之前，R 程序 9-5 的第 54 行使用 par() 功能来设置页面，括号里的 mar 和 oma 分别表示图的内、外边界（margin），其参数仅供参考。读者在实际绘图时，可以自行调整，选择合适的参数组合，以实现最理想的视觉效果。

准备工作完成后，R 程序 9-5 的第 2 部分（第 55～58 行）直接调用软件包 car 携带的 scatterplot() 命令绘图。该命令有多种绘图功能，这里只演示椭圆散点图的绘制，结果见图 9-8。

图中与 $x$ 轴和 $y$ 轴对应的分别是自变量和因变量的箱线图，表示两个变量的分布情况。蓝色斜线是简单回归分析的回归线，而两个重叠的椭圆则表示理论上所有观察数据的分布情况。根据图 9-8 提供的信息可以认为，快波睡眠时间和总睡眠时间的分布情况良好，内圈中数据点的密度高于外圈，且越往外走，数据点的密度越小。同时可以认为，动物睡眠时间与回归模型拟合效果较好，分析结果有一定的准确性和可靠性。

### （四）回归线和 95% 置信区间

另一种将简单回归分析结果可视化的方法是 $x$-$y$ 散点图辅以回归线和 95% 置信区间，R 程序 9-5 第 3 部分（第 59～68 行）演示了这种方法。

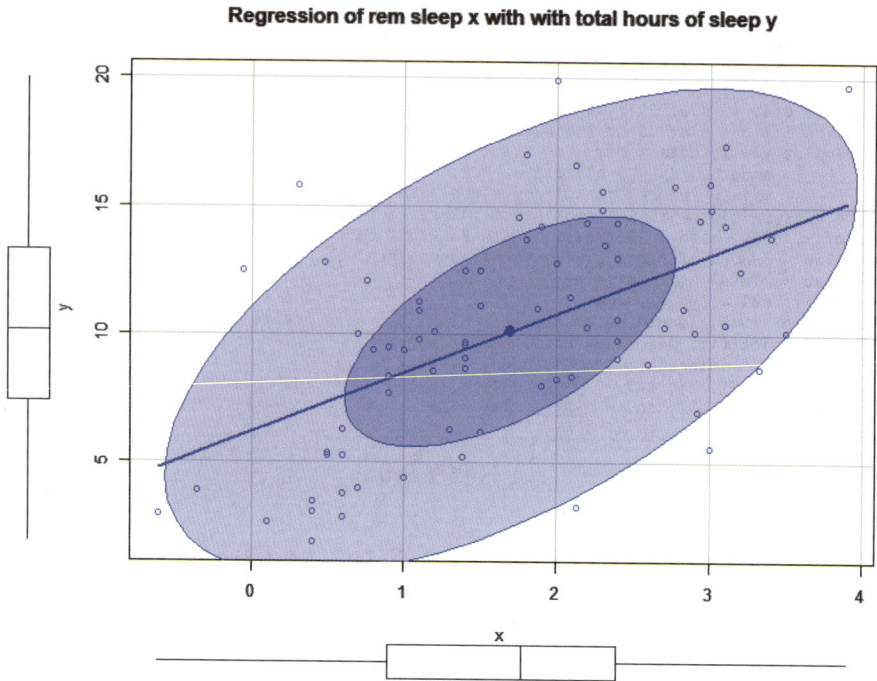

**图 9-8　执行 R 程序 9-5 第 55～58 行命令的结果**

该方法不需要调用特别的 R 程序包，可直接使用 R 的 plot() 功能。程序的第 60 行调用 plot() 功能，并利用简单回归数据库 df 中的两个变量绘制散点图。为便于阅读，利用 main=" " 给图加上标题，利用 xlab=" " 和 ylab=" " 标记图的横坐标和纵坐标（第 61～62 行）。

散点图绘制完成后，使用第 63 行命令为其加上回归线。由于 fit 中已经存放了回归分析的结果，此时可以直接利用 ablines(fit) 添加回归线。根据需要分别利用 R 命令 col=" " 和 lwd= 来指定回归线的颜色和粗细，该程序使用 col="gray" 和 lwd=2 设定粗度为 2 的灰色线条。在具体绘图时，读者可以根据自己的审美和喜好，自由选择并设定喜欢的线条特征。

绘制 95% 置信区间必须先计算出 95% 置信区间。因此，程序第 64 行利用 seq() 函数产生一个 $n=80$ 的观察变量 newx，其取值范围在 −1 到 5 之间。这是根据图 9-8 中 x 的范围来确定的，只有两者的范围保持一致，绘制出的 95% 置信区间才能覆盖所有的数据。此时，便可以利用回归分析结果 fit 和 predict() 命令来计算 95% 置信区间（第 65～66 行），然后使用 lines() 命令把两条线添加到散点图上（第 67～68 行）。

图 9-9 是执行了这一部分程序之后计算机输出的结果。数据点比较对称地分布在了回归线的两侧，表示总睡眠时间与快波睡眠时间之间的关系是可靠的。同时，可以看到，绝大多数数据都分布在 95% 置信区间之外，表示总睡眠时间除了受

快波睡眠时间的影响外,还可能受到很多其他因素的影响,需要作进一步研究。

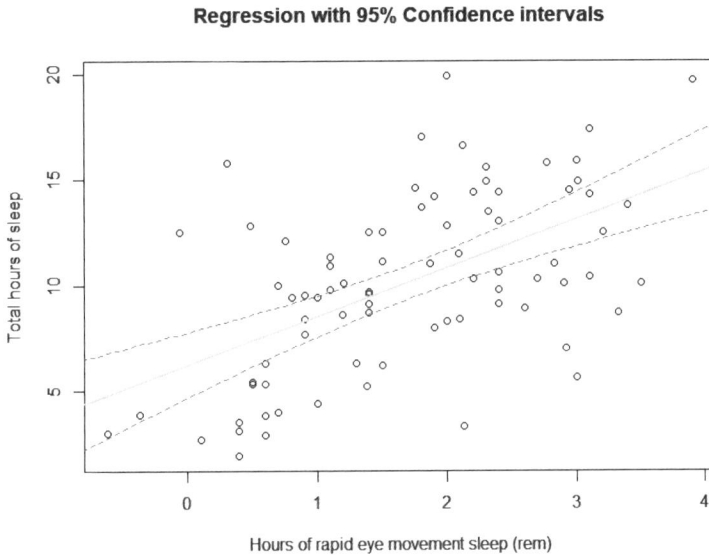

**Regression with 95% Confidence intervals**

图9-9　执行R程序9-5第59~68行命令的结果

总体而言,图9-9的质量是不错的。如有需要,可以通过R程序,把图存放为jpeg或者其他图片格式,直接用于文章投稿。

与图9-9类似的结果经常在文献中报道,其有助于读者快速地把握数据情况以及分析结果的准确性和可靠性。如果置信区间很宽,表明结果的准确性和可靠性不高;反之,则有一定的准确性和可靠性。从图9-9的结果可以判断,回归线的95%置信区间限定在一个比较窄的范围,表示该结果具有较好的准确性和可靠性。

## (五)利用回归方程进行预测预报

回归方程建立之后,就可以用来进行预测预报。所谓预测预报,就是给定$x$的值后,可以利用建立的回归方程来计算$y$。R软件进行预测预报的命令是predict(),括号中的第一项是存储在电脑中的回归分析结果,如R程序9-4里的fit;第2项是给定用来预测的自变量$x$,可以是单个数字或一组数字,也可以是一个数据库。根据前面回归分析的结果,R程序9-6将介绍几种预测预报的方法:

```
71  ## R Program 6. Use regression model for prediction
72  # 1 predict y with 95% CI with one x
73  knownx <- data.frame (x=0.5)                    # give x
74  predict(fit, knownx, interval= 'predict')        # prediction
75  # 2 predict with multiple known xs
76  know3x <- data.frame(x=c(0.5,1.2,2.5))           # give xs
77  predict(fit, know3x, interval='predict')         # prediction
78  # 3 prediction with original data df - a whole data set
79  predicted <- predict(fit, df)                    # prediction
80  predicted                                         # check result
81  write.csv(predicted, file="predicted.csv")       # save result
82  # end
```

R程序9-6

（1）已知一个自变量来预测因变量 $y$ 和 95% 置信区间。R 程序 9-6 中的第 1 部分（第 72～74 行）演示使用前文生成的简单回归模型 fit，在已知自变量 $x=0.5$ 时预测因变量 $y$ 的值及其 95% 置信区间。结果显示，$y=7.366\ 0$，95% 置信区间为（0.168 2，14.563 7）。注意，这里虽然只有一个 $x$，但是数据必须放在 data.frame 的格式里（第 73 行）运行程序才能够识别。

（2）预测一组数据。预测一组数据的方法与预测一个数据的方法类似，只是数据结构中应包含所有用来预测的数据。仍然以简单回归结果 fit 为例，R 程序 9-6 的第 2 部分（第 75～77 行）演示在已知自变量 $x$ 的 3 个取值时，预测相应的 $y$ 和 95% 置信区间。结果留给读者去发现。

（3）用一个数据库的全部数据预测 $y$。在大数据时代，模型建立后，往往还需要用大量的数据库来验证建立的回归模型的可靠性。R 程序 9-6 的第 3 部分（第 78～81 行）使用 fit 以及数据库 df 中的全部数据为例来演示这种方法。因为预测的数据较多，因此把预测结果 $y$ 存放在数据库 predicted 里。程序第 80 行用于查看结果，第 81 行把预测结果以 csv 文件格式存放在电脑中供后续使用。

根据这一部分预测的 $y$，建议读者做一个实验，用下面的三行 R 程序计算相关系数 $R$，然后计算 $R$ 的平方 R.SQ：

```
predicted <- read.csv("predicted.csv", row.names = 1)
R<-cor(predicted, dm$sleep_total)
R.SQ=R*R
```

计算完成后，查看结果与前面 summary(model) 输出的 $R^2$ 是否相同。读者可以根据下面的结果核对自己计算的结果：$R=0.550\ 682\ 6$，R.SQ=0.303 251 3。不难发现，这与前文回归分析的结果非常接近。这一实验可以加深对 $R^2$ 的理解，即因变量的变异有多少是由自变量解释的。

## 九、本章小结

回归分析是当代统计学分析最核心的内容。因此，即使是简单线性回归模型，其内容也比较多，且每一部分的内容都十分重要。本章必须掌握的内容包括简单回归分析的概念和基本原理、回归分析对因变量的要求、回归系数的含义、回归模型的求解方法、回归分析的步骤、回归分析结果的可视化描述以及回归分析结果的解释等，这些都是回归分析的核心内容。

本章介绍的简单线性回归，是理解和学习复杂的多元线性回归模型和相应的统计学分析的入门内容。为了便于读者学习，本章在介绍相关的内容时，尽可能做到深入浅出，理论联系实际，来帮助理解简单线性回归模型。利用 R 软件进行回归分析较为简单，这也给读者提供了一个基于大量实际数据的分析进而加深对内容理解的机会。

## 》》 练习题 《《

1. 重复本章演示的所有分析和可视化技术，熟练掌握和灵活使用全部的方法和技术。

2. 完成本章中没有完成的全部分析。

3. 练习如何把呈偏态分布的变量通过 R 程序转化为正态分布，并观察转换前后变量分布的变化情况。

4. 练习使用箱线图来评价连续变量、分析异常值。

5. 练习检查数据质量的方法，尤其是缺失值以及简单的缺失值处理方法。

6. 把本章介绍的所有 R 程序连接起来变成一个程序，供后续数据分析时参考。

7. 分析一组自己收集的数据。

## 》》 思考题 《《

1. 回归分析与相关分析的联系和区别。

2. 回归系数的含义是什么？请举例说明。

3. 为什么 $t$ 检验也是一种线性回归？请举例说明。

4. 掌握了回归分析，比较两组和多组均数的差异没有必要使用 $t$ 检和 $F$ 检验，你同意这种说法吗？为什么同意，抑或为什么不同意？

5. 回归分析对因变量 $y$ 有哪些要求？为什么？

6. 进行回归分析时，自变量 $x$ 也要求是连续变量吗？

7. 举例说明可视化方法和技术在回归分析中的重要性。

## 》》 参考文献 《《

[1] BREUSCH T，PAGAN A. A simple test for heteroscedasticity and random coefficient variation[J]. Econometrica，1979，47（5）：1287-1294.

[2] CHEN X G. Quantitative epidemiology[M]. Berlin，Germany：Springer Nature，2021.

[3] COOK R D. Influential observations in linear regression[J]. Journal of the American Statistical Association，1979，74（365）：169-174.

[4] LONG J A. Jtools：analysis and presentation of social scientific data[J]. The Journal of Open Source Software，2024，9（101）：6610.

## 第十章

# R 软件多元线性回归模型和统计学分析

**本章提要**

第九章利用简单线性回归分析，系统介绍了线性回归分析的基本概念，并通过 R 程序演示了简单线性回归分析的完整步骤，包括回归分析结果的可视化、回归模型的诊断、拟合优度的评价等。本章将进一步介绍多元线性回归，包括基本概念、模型构建、多元回归模型对自变量的要求以及回归模型的求解方法。理论分析之后，利用 R 程序携带的数据库 msleep 中的变量，来演示多元线性回归分析的步骤。分析所用的因变量仍然是简单线性回归分析中的总睡眠时间，4 个自变量则分别是快波睡眠时间、脑重、体重和睡眠周期。分析从简单线性模型逐步过渡到复杂模型，具体内容包括数据准备、预分析、回归分析、残差评估、结果可视化描述、模型比较、结果报告以及利用回归模型进行预测预报。

**关键词**：多元线性回归模型；回归分析；最小二乘法；回归系数；回归模型比较

通过第九章的学习我们知道，如果只有一个自变量和一个因变量，可以通过简单线性回归模型进行统计学分析，得到科学研究的结论。但是，在客观现实中，除了实验性研究外，需要解决的问题往往还会受到多个因素的影响。比如，一个人的健康状况可能会受到遗传、生活方式、环境暴露等多种因素的影响；一个人的睡眠时间可能会与体重、大脑重量以及各种睡眠功能相关。对于这一类问题，简单线性回归模型就不适用了。此外，在大量的观察性研究中，为了验证某个自变量 $x$ 与因变量 $y$ 之间的关系，还必须控制多个混杂变量的影响，如人口学变量、社会经济状态等。在这种情况下，简单线性回归模型也不能解决问题。此时，需要使用多元线性回归模型进行分析。

由于强大的分析能力和灵活的使用技巧，多元回归分析一直是科学研究领域使用最为广泛的统计学方法，尤其是分析多种因素 $x$ 对结果变量 $y$ 的影响。除实验性研究外,多元回归分析在观察性研究(如调查研究)中更是常用,被广泛用于因果联系研究和预测预报。这是因为多元回归模型能够同时考虑多个变量的影响,能够提高长期预测预报的准确性。除此之外,现代大数据和机器学习中众多高级分析方法都涉及多元回归模型,比如拉索回归(LASSO regression)、岭回归(ridge regression)和弹性网回归(elastic net regression)等。

为了帮助读者学习和掌握,本章将对多元回归进行系统介绍,包括理论模型、实际应用、R 程序编写和实际数据分析、回归模型评估以及结果的解释和可视化描述。

## 一、多元线性回归模型定义

除极少数实验性研究外,绝大多数科学研究所关注的不仅仅是一个因素(或自变量)$x$,而是多个 $x$ 对一个因变量 $y$ 的影响。在这种情况下,需要把第九章介绍的简单线性回归模型扩展到包括多个自变量 $x$ 的多元线性回归模型:

$$y = \alpha + \beta_1 x_1 + \beta_2 x_2 + \cdots + + \beta_p x_p + e \qquad \text{公式(10-1)}$$

公式(10-1)中,因变量 $y$、截距 $\alpha$ 和残差 $e$ 与简单线性回归模型相同。由于引入了多个自变量 $x$,故每个自变量 $x$ 和相应的回归系数用下标 1、2……$p$ 区分开来,这样就可以知道 $\beta_1$ 表示的是第一个自变量 $x_1$ 对因变量 $y$ 的影响,$\beta_2$ 表示的是第二个自变量 $x_2$ 对因变量 $y$ 的影响……$\beta_p$ 表示的是第 $p$ 个自变量 $x_p$ 对因变量 $y$ 的影响。

多元线性回归模型能够同时分析多个因素对结果变量的影响,因此分析功能更强。但是只有所有的自变量 $x$ 之间是相互独立的,多元线性回归模型才能够得到稳定、准确和可靠的结果。因此,在实际工作中,不能将多元线性回归模型随意套用。然而,在实际的科学研究过程中,多个自变量相互独立这种情况是很少见的,因此在介绍具体的数据分析时,将进一步结合实际讨论这个问题。

## 二、最小二乘法求解多元线性回归模型

假设某科研项目共有 $n$ 个研究对象参与,每个研究对象均被测量了 $p$ 个自变量 $x_1$、$x_2$……$x_p$ 和一个因变量 $y$。如果用 $\beta_0$ 代替截距 $\alpha$,并用下标区分所有的变量,那么 $y_1$ 到 $y_n$ 便是每个研究对象所对应的因变量。此时,$x_{11}$ 到 $x_{1p}$ 表示第一个观察对象的 $p$ 个自变量的观察结果;$x_{21}$ 到 $x_{2p}$ 表示第二个观察对象的 $p$ 个自变量的观察

结果；$x_{n1}$ 到 $x_{np}$ 表示第 $n$ 个观察对象的 $p$ 个自变量的观察结果。那么，利用回归模型（10-1），可以得到下面的线性方程组：

$$y_1 = \beta_0 + \beta_1 x_{11} + \beta_2 x_{12} + \cdots + + \beta_p x_{1p} + e_1$$
$$y_2 = \beta_0 + \beta_1 x_{21} + \beta_2 x_{22} + \cdots + + \beta_p x_{2p} + e_2$$
$$y_3 = \beta_0 + \beta_1 x_{31} + \beta_2 x_{32} + \cdots + + \beta_p x_{3p} + e_3 \qquad 公式（10-2）$$
$$\cdots\cdots$$
$$y_n = \beta_0 + \beta_1 x_{n1} + \beta_2 x_{n2} + \cdots + + \beta_p x_{np} + e_n$$

模型（10-2）类似于中学阶段学习过的多元一次方程组，二者的唯一差异就是方程组的个数（即研究样本）$n$ 远远大于自变量的个数 $p$，因此无法使用求解方程组的方法求解多元线性回归模型，此时可以考虑第九章中介绍到的最小二乘法，即 OLS。

如果用 $Y$ 表示因变量 $y_1$ 到 $y_n$，用 $X$ 表示所有的自变量 $x_{11}$ 到 $x_{np}$，$\beta$ 表示回归系数 $\beta_0$ 到 $\beta_p$，$e$ 表示残差 $e_1$ 到 $e_n$，那么回归模型（10-2）可以表达成矩阵形式：

$$Y = X\beta + e \qquad\qquad 公式（10-3）$$

如果用 $\hat{Y}$ 表示 $Y$ 的估计值，那么 $\hat{Y}$ 直接反映了模型中所有的自变量 $X$ 对因变量 $Y$ 的影响。此时 $Y$ 与 $\hat{Y}$ 之差便是模型的残差：

$$Y - \hat{Y} = e \qquad\qquad 公式（10-4）$$

那么，使用 OLS 求解多元线性回归模型（10-2）就转化成了如何使得模型（10-4）的误差项 $e$ 达到最小。这一点可以通过第九章介绍的方法实现。

## 三、多元线性回归模型中回归系数的含义

通过最小二乘法可以得到模型（10-1）的所有回归系数，包括 1 个截距和 $p$ 个回归参数。其中，模型的截距与简单线性回归模型相同，表示扣除了所有自变量的影响之后因变量的平均值，即当所有的自变量都是 0 的时候因变量的结果，有一点类似于因变量的理论初始值。

与简单线性回归模型相比，多元线性回归模型中的回归系数 $\beta$ 在意义上略有不同。首先，对应于每一个自变量的回归系数 $\beta$，仍然反映的是该变量每变化 1 个单位，因变量变化的量。但是，与简单线性回归模型不同的是，多元线性回归模型中每一个自变量的回归系数 $\beta$，是在考虑了其他自变量的影响之后（或者说是在其他自变量共存的条件下），该自变量对因变量的影响。因此，通过多元线性回归分析得到的回归系数，也被称为偏回归系数（partial regression coefficient），表示在多

变量影响下，每一个变量的独立影响（贡献）。其次，在多元线性回归中，自变量的量纲往往各不相同，比如收入可以按年，也可以按月、周，甚至按天计算，收入的单位可能是百元、千元或者更大；血压以 mmHg 为单位，数据在 0 和 250 之间，而身体里面的大多数生理生化指标的数据都是小数；等等。当把这些自变量同时放在一个模型中，估计出来的回归系数极可能在一个很大的范围内波动，无法有效比较各自变量对因变量的影响。这时候有两种方法可以解决：一是把所有自变量都进行标准化处理，即减去变量的平均值，然后除以其标准差；二是通过计算机计算标准化的回归系数。

## 四、多元回归分析的步骤

多元线性回归分析的步骤与简单线性回归非常类似，包括构建模型、准备数据、探索性分析或正式分析、模型数据拟合优度、回归诊断、结果可视化分析、科学解释和报告等。

（1）构建模型：选择 $y$ 和 $x$，并决定纳入多少 $x$。多元线性回归模型要用到多个自变量 $x$，那么选择多少 $x$，选择哪些 $x$，都需要认真思考。通常，变量的选择必须有"三要"，即要有理论依据、要有文献支持、要有预实验数据验证。避免将所有的变量都放到模型中让计算机决定哪些变量更有意义。

（2）准备数据：①建立数据库、检查样本大小并选择变量；②检查和处理缺失值；③检查变量的分布，发现和剔除异常值。多元线性回归分析要求因变量 $y$ 服从正态分布，否则需要进行正态转换；如果不能实现正态转换，就不适于进行回归分析。

（3）探索性预分析验证模型和数据：通过相关系数矩阵的计算和可视化，了解所有的 $x$ 与 $y$ 之间的关系。基于此，剔除与 $y$ 没有关系的 $x$。同时，分析所有 $x$ 之间的关系，检验其是否满足相互独立的假设。如果有两个 $x$ 的相关程度很高（比如相关系数 $r > 0.9$），则需要考虑只选择其中一个纳入分析。

（4）回归分析：多元线性回归有两种情况：①分析 1 个自变量与 1 个因变量的关系，同时控制其他变量的干扰，此时可以先做一元回归，再加入控制变量；②同时分析多个自变量与 1 个因变量的关系。

（5）结果解释：通过 R 软件进行线性回归分析，会输出多个结果，需要逐一理解，并选择适当的结果来回答研究所提出的问题。

（6）数据 - 模型拟合和残差分析：为确保回归分析结果的准确性和可靠性，需要进行残差分析，检验模型假设是否满足，数据中是否有异常点等。发现问题必须进行处理，然后重复前面的分析。

## 五、构建多元线性回归模型

为了便于学习，本章将继续以 sleep_total 作为因变量 $y$，同时将自变量个数由原来的 1 个（sleep_rem）增加到 4 个。根据第九章简单线性回归分析的结果，一个自变量（sleep_rem）只解释了因变量 1/3 左右的方差，因此有必要考虑其他变量在方差解释中的作用。这里将新纳入 3 个自变量，即 brainwt（脑重）、bodywt（体重）和 sleep_cycle（睡眠周期）。从理论上讲这些变量与总睡眠时间均有关系，可以用下方的多元回归模型来验证：

$$总睡眠时间\ y = \alpha + \beta_1 快波睡眠时间 + \beta_2 睡眠周期$$
$$+ \beta_3 脑重 + \beta_4 体重 + 残差\ e$$

公式（10-5）

模型（10-5）中，因变量 $y$ 仍然是总睡眠时间，而自变量 $x$ 增加到了 4 个。除了截距 $\alpha$，每个自变量都有自己的回归系数 $\beta$。不同自变量的系数使用下标进行区分，如 $\beta_1$ 表示快波睡眠时间的影响，$\beta_4$ 则表示体重的影响。数据分析的目的就是求解模型中的这些回归系数。本章将演示如何使用 R 软件中的 lm() 程序进行多元线性回归分析。该程序一共包括 4 个部分，即数据处理、预分析、回归分析、模型比较。

需要指出的是，多元线性回归分析的结果往往因为纳入的自变量不同而不同。比如，模型一发现年龄、身高、体重都与心脏病有关，但把性别加入模型后，年龄、身高、体重与心脏病之间的关系可能就改变了，不仅回归系数不同，原来有显著影响的变量也可能不再显著，而原来不显著的也可能变得显著。因此，在进行多元线性回归分析时，常常需要尝试不同的模型，对比不同模型对结果的影响和解释程度，然后选择最优模型作为最终分析方法。

## 六、数据准备

数据准备是多元线性回归分析的首要任务，只有把数据资料准备好，才能提高数据分析的工作效率，保证分析结果的可靠性。在实际工作中，研究人员常常在已经完成所有的统计分析之后，突然发现数据中某一个或几个变量有问题，不得不重新开始，把所有的计算再重复一遍，既费时费力，也耽误研究工作。

R 程序 10-1 演示了回归分析时的数据准备工作。该程序包含 4 个部分：第 1 部分获取原始数据；第 2 部分选择变量，检查和处理缺失值，确保纳入模型的所有变量均没有缺失值；第 3 部分检查变量分布情况，必要时对数据分布进行处理，比如进行正态转换；第 4 部分统称为对其他问题的处理，如变量重命名、把经过处理的数据作为数据文件存放于电脑以供日后分析使用等。下面将分别介绍这 4 个方面的内容。

```
2    ## R Program 1. Data preparation for multiple linear regression
3    # use msleep dataset from R package tidyverse
4    # 1 obtain the original data
5    # activate R package and get the data
6    # install.packages('tidyverse')              # run this line if 1st use
7    library(tidyverse)                           # activate package
8    data(msleep)                                 # bring in the dataset msleep
9    data <-data.frame(msleep)                    # put msleep into data for use
10   str(data)                                    # check basic information
11   # 2 select variables,check and impute missing
12   dm <- data[,c('sleep_total','sleep_rem','sleep_cycle','brainwt','bodywt')]
13   colSums(is.na(dm))                           # check missing
14   remove<-which(is.na(dm$brainwt))             # find obs with brainwt=na
15   dm <- dm[-remove,]                           # remove brainwt with missing
16   colSums(is.na(dm))                           # check missing again
17   # impute missing with mean plus a random error
18   set.seed(1213); err<-rnorm(56,0,1)           # random error for imputing
19   dm[,2][is.na(dm[,2])]<-mean(dm[,2],na.rm=T)+err    # impute sleep_rem
20   dm[,3][is.na(dm[,3])]<-mean(dm[,3],na.rm=T)+err    # impute sleep_cycles
21   str(dm);colSums(is.na(dm))                   # check after impute
22   # 3 check distributions of key variable (y already checked in chapter 9)
23   par(mfrow=c(1,2))                            # page setup for plotting
24   hist(dm$sleep_rem)                           # indicate outliers
25   dm<-dm[-which(dm$sleep_rem > 4.5),]          # remove 2 outliers
26   hist(dm$sleep_rem)                           # re-check distribution
27   hist(dm$brainwt)                             # check brain weight
28   dm$lgbnwt<-log(dm$brainwt)                   # log transformation to normal
29   hist(dm$lgbnwt)                              # re-check distribution
30   hist(dm$bodywt)                              # check body weight
31   dm$lgbdwt <-log(dm$bodywt)                   # log transformation to normal
32   hist(dm$lgbdwt)                              # re-check distribution
33   par(mfrow=c(1,1))                            # set back to default
34   # 4 rename variables and save data
35   names(dm)[1]<-'y'                            # rename var total_sleep=y
36   str(dm)                                      # check the final dataset
37   write.csv(dm,file='m.regdata.csv')          # save data for later use
38   # end
```

R 程序 10-1

R 程序 10-1 的第 1 部分演示获取原始数据（第 1～10 行）。为便于练习，继续使用由 R 软件包"tidyverse"携带的数据库 msleep。如果使用自己的数据，则可以根据数据类型使用不同的命令把原始数据导入计算机。第九章的 R 程序 9-1 就演示了使用 read.csv() 导入存放在电脑中的数据库。在本案例中，程序第 7 行首先使用 library(tidyverse) 命令激活该软件包，接着第 8 行使用 data(msleep) 命令把数据库 msleep 调入计算机。

将数据库导入计算机后，再通过第 9 行命令把数据库存放到一个新的数据库 data 里面供数据处理时使用，从而在保持原始数据不变的情况下处理数据。如果数据处理有误，可以反过来从第 9 行命令重新开始。由于计算机携带的数据 msleep 不是 data.frame 格式，因此通过 R 命令 data.frame(msleep) 将原始数据转换为适用于 R 分析的 data.frame 格式。最后，程序第 10 行利用 str(data) 命令查看新数据库的情况，包括数据库类别、变量个数、变量大小、变量名称和类别以及变量数据。图 10-1 是完成了 R 程序第 1 部分之后计算机输出的结果。

```
> str(data)                                # check basic information
'data.frame':    83 obs. of  11 variables:
 $ name        : chr  "Cheetah" "Owl monkey" "Mountain beaver" "Greater short-tailed shrew"
 $ genus       : chr  "Acinonyx" "Aotus" "Aplodontia" "Blarina" ...
 $ vore        : chr  "carni" "omni" "herbi" "omni" ...
 $ order       : chr  "Carnivora" "Primates" "Rodentia" "Soricomorpha" ...
 $ conservation: chr  "lc" NA "nt" "lc" ...
 $ sleep_total : num  12.1 17 14.4 14.9 4 14.4 8.7 7 10.1 3 ...
 $ sleep_rem   : num  NA 1.8 2.4 2.3 0.7 2.2 1.4 NA 2.9 NA ...
 $ sleep_cycle : num  NA NA NA 0.133 0.667 ...
 $ awake       : num  11.9 7 9.6 9.1 20 9.6 15.3 17 13.9 21 ...
 $ brainwt     : num  NA 0.0155 NA 0.00029 0.423 NA NA NA 0.07 0.0982 ...
 $ bodywt      : num  50 0.48 1.35 0.019 600 ...
```

图 10-1　执行 R 程序 10-1 第 1～10 行命令的结果

图 10-1 结果显示：首先，数据库 data 是以 data.frame 的形式存放的，符合数据分析的要求；其次，数据库 data 里一共有 83 个研究对象（obs.）、11 个变量（variables）。

图 10-1 随后列出了 11 个变量的名称、类别以及观测值举例。比如，第 1 个变量名是 name，变量类别是字符或文字型（chr），接着是动物名字举例，如 Cheetah、Owl monkey、Maintain beaver 等；再如第 6 个变量是 sleep_total，即动物的总睡眠时间，该变量类别是数值型（num），接着是动物总睡眠时间举例，如 12.1、17、14.4、14.9 等。同时，可以看到 NA（表示数据缺失）在数据举例中多次出现。此外，还需要注意变量 bodywt 的数据举例。bodywt 表示动物的体重，所举的例子里，最小的体重只有 0.019kg，而最大的达到 600kg，数值差异巨大。

了解了原始数据的基本情况后，程序的第 2 部分（第 11～21 行）转入变量选择和数据质量检查环节。该部分首先利用 R 命令 dm<-data[,c()]从数据库中选择 1 个因变量（sleep_total）和 4 个自变量（sleep_rem、sleep_cycle、brainwt、bodywt）纳入分析。之后，将各变量存放在一个新数据库 dm 中。数据库名称为 dm，表示是用于多元回归分析的数据库。选择这些变量，既考虑了变量的可用性，也有较充分的理论依据。这在后面关于多元回归模型建构的部分还要详细讨论。

变量选好后，运用 R 命令 colSums(is.na(dm)) 检查数据库中的 5 个变量是否存在缺失值，分别有多少缺失值。结果表明，sleep_total 和 bodywt2 个变量没有缺失值，但 sleep_rem、brainwt、sleep_cycle 则分别有 22 个、27 个和 51 个缺失值。为了充分利用数据，程序第 14 行以 brainwt 为准，凡是该变量有缺失的观察对象都将被排除分析，如此一来，样本大小由 $n=83$ 下降到 $n=56$（83-27=56）。删除这些有缺失值的观察对象之后，变量 sleep_rem 和 sleep_cycle 仍存在缺失值，对此，程序第

18～20 行应用平均数插值法补齐。最后，运用 str(dm) 命令和 colSums(is.na(dm)) 命令核查数据库情况，并查看缺失值问题是否得到成功解决。

处理了缺失值问题后，R 程序 10-1 将进入第 3 部分（第 22～33 行），即数据质量分析。这一部分主要通过 R 命令 hist() 对拟纳入的变量绘制直方图以查看数据分布特征，基于此决定如何采取措施加以矫正。为了便于矫正前后对比，程序第 23 行先用 mfrow=c(1，2) 把页面设置为两幅图水平并列摆放的格式；之后，程序第 24～26 行检查变量 sleep_rem 的分布。根据分析结果，sleep_rem 大于 4.5 的数据看起来像异常点。因此，程序第 25 行把 sleep_rem 大于 4.5 的 2 个对象删除，最终得到有效样本 $n=56-2=54$。

同理，剩下的 6 行程序分别检查了 brainwt 和 bodywt 的分布，结果显示两个变量均呈现明显的正偏态分布。通过对数转换之后，可以接近正态分布。图 10-2 显示的是对数转换前后变量 bodywt 的分布情况（参见 R 程序 10-1 第 30～32 行）。

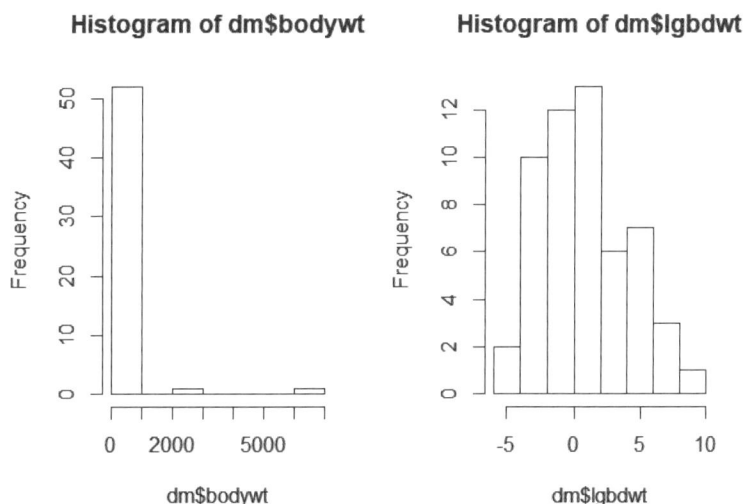

图 10-2 执行 R 程序 10-1 第 30～32 行命令的结果

需要注意的是，这里没有演示对因变量 sleep_total 的检验，而是有意将它留给读者练习。请读者参考前面介绍的方法，对该变量进行分析检测，检验其是否符合回归分析的要求。

完成数据质量的检测之后，R 程序 10-1 过渡到第 4 部分。此时，需要对变量进行重新命名，比如把 sleep_total 重新命名为 $y$，以方便后续编写计算程序。读者可以用相同的方法，对其他变量进行重命名。数据处理完成后，使用 str(dm) 查看数据结果（图 10-3）。从图中可以清楚读出样本大小、变量个数，以及每个变量（包括新加入的两个取对数后的变量）的名称和取值举例等信息。此外，还可以看出数据举例中未出现 NA，表示缺失值的问题已经解决。最后，把整理好的数据存放在电脑中（程序第 37 行），下次便可以直接导入电脑使用。

```
> str(dm)                              #check the final dataset
'data.frame':   54 obs. of 7 variables:
 $ y          : num 17 14.9 4 10.1 3 5.3 9.4 12.5 10.3 8.3 ...
 $ sleep_rem  : num 1.8 2.3 0.7 2.9 0.797 ...
 $ sleep_cycle: num -0.689 0.133 0.667 0.333 1.472 ...
 $ brainwt    : num 0.0155 0.00029 0.423 0.07 0.0982 0.115 0.0055 0.0064 0.001 0.0066 ...
 $ bodywt     : num 0.48 0.019 600 14.8 33.5 0.728 0.42 0.06 1 ...
 $ lgbnwt     : num -4.17 -8.15 -0.86 -2.66 -2.32 ...
 $ lgbdwt     : num -0.734 -3.963 6.397 2.639 2.695 ...
```

图 10-3　执行 R 程序 10-1 第 34～36 行命令的结果

## 七、多元线性回归预分析

### （一）变量基本统计学特征

数据准备好后，便可以构建多元线性回归模型。为保障建模的可行性，除理论分析和文献支持外，还可以进行预分析。R 程序 10-2 是 R 程序 10-1 的延续，使用的是前面程序准备好的数据，其中第 1 部分（第 41～46 行）演示了多种预分析方法。

```
40  ## R Program 2 Pre-analysis and regression modeling analysis
41  #  1 pre-analysis with correlation
42  install.packages("psych")
43  library(psych)                          # activate package psych
44  describe(dm)                            # sample statistics
45  hist(dm$y)
46  cor(dm)                                # correlation analysis
47  # 2 multiple linear regression modeling
48  # test 2 main models to select one
49  modela <- lm(y ~ sleep_rem + sleep_cycle + brainwt + bodywt, data = dm)
50  summary(modela)
51  modelb <- lm(y ~ sleep_rem + sleep_cycle + lgbnwt + lgbdwt, data = dm)
52  summary(modelb)
53  # 3 check brainwt and lgbnwt
54  par(mfrow=c(1, 2))
55  plot(dm$y, dm$brainwt); plot(dm$y, dm$lgbnwt)
56  # 4 plot result from multiple linear regression
57  # install.packages('car')              # run this if first use
58  library(car)
59  avPlots(modelb)
60  # 5 alternative models and model comparison
61  # alternative models
62  model1 <- lm(y ~ sleep_rem, data=dm);           summary(model1)
63  model2 <- lm(y ~ sleep_rem + sleep_cycle, data=dm); summary(model2)
64  model3 <- lm(y ~ sleep_rem + lgbnwt, data=dm);   summary(model3)
65  # model comparison via variance analysis anova
66  anova(model1, model2, model3)
```

R 程序 10-2

首先，通过第 42 行代码安装并启动 R 软件包"psych"，该软件包提供了多种数据分析功能，这里主要使用其中的 describe() 命令来快速描述数据库中所有变量的基本统计学特征。启动该软件包后，程序第 44 行利用命令 describe(dm) 就可以将数据库 dm 中所有变量的统计学特征描述出来。图 10-4 是运行了该命令之后计算机输出的结果。

```
> describe(dm)                                              # sample statistics
            vars  n    mean     sd median trimmed  mad    min     max   range  skew kurtosis     se
y              1 54    9.88   4.23   9.80    9.70 4.00   2.90   19.90   17.00  0.29    -0.37   0.58
sleep_rem      2 54    1.69   1.01   1.65    1.68 1.12  -0.58    3.90    4.48  0.08    -0.68   0.14
sleep_cycle    3 54    0.42   0.92   0.37    0.49 0.46  -2.07    2.09    4.16 -0.65     0.48   0.13
brainwt        4 54    0.29   0.91   0.01    0.07 0.02   0.00    5.71    5.71  4.53    20.02   0.14
bodywt         5 54  209.36 962.92   2.25   17.63 3.21   0.00 6654.00 6654.00  5.81    34.80 131.04
lgbnwt         6 54   -4.07   2.56  -4.39   -4.11 2.92  -8.87    1.74   10.62  0.18    -0.67   0.35
lgbdwt         7 54    0.88   3.22   0.80    0.78 3.59  -5.30    8.80   14.10  0.31    -0.47   0.44
```

图 10-4　执行 R 程序 10-1 第 41～44 行命令的结果

图 10-4 提供了数据库 dm 中所有变量的信息，包括变量名称、变量在数据库中的顺序（累计变量数 vars）、变量的有效样本 $n$、平均数（mean）和标准差（sd）等。

完成了变量的基本统计学描述后，R 程序 10-2 的第 45 行使用 hist() 查看因变量 $y$ 的分布是否符合正态。如果不符合，就不能直接用来进行回归分析。由于该变量的分布在第八章中已经通过了正态分布检验，这里将不再赘述。

### （二）变量之间的相互关系分析

检查了因变量的分布之后，下面便可以进行预分析：快速查看数据库中所有变量之间的相互关系，包括自变量与因变量之间的关系以及所有自变量之间的相互关系。分析多个变量之间的关系在第八章中已作详细介绍，这里使用 cor(dm) 命令进行简单相关分析（第 46 行），结果见图 10-5。

```
> cor(dm)                                                        # correlation analysis
                     y   sleep_rem sleep_cycle     brainwt      bodywt      lgbnwt
y            1.0000000  0.5891636 -0.30722505 -0.36720726 -0.3227479 -0.6446720
sleep_rem    0.5891636  1.0000000 -0.25817243 -0.17248487 -0.2608204 -0.3649944
sleep_cycle -0.3072250 -0.2581724  1.00000000  0.07497192  0.1167026  0.2795000
brainwt     -0.3672073 -0.1724849  0.07497192  1.00000000  0.9337366  0.5583571
bodywt      -0.3227479 -0.2608204  0.11670255  0.93373661  1.0000000  0.4534238
lgbnwt      -0.6446720 -0.3649944  0.27949998  0.55835706  0.4534238  1.0000000
lgbdwt      -0.6708033 -0.3656144  0.27645994  0.56395438  0.4871763  0.9669150
                lgbdwt
y           -0.6708033
sleep_rem   -0.3656144
sleep_cycle  0.2764599
brainwt      0.5639544
bodywt       0.4871763
lgbnwt       0.9669150
lgbdwt       1.0000000
```

图 10-5　执行 R 程序 10-2 第 46 行命令的结果

从图 10-5 可以看出，命令 cor() 计算出了数据库 dm 中所有变量两两之间的相关关系，并输出相关系数矩阵。从矩阵结果可以看出，因变量 $y$ 与所有的自变量 $x$（包括两个经过对数变换之后的变量）之间均具有较大相关性，且符号有正有负，变化在 $-0.67$（$y$ 与 lgbdwt）和 $0.59$（$y$ 和 sleep_rem）之间，提示因变量与自变量之间有着密切关系。

除了因变量 $y$ 之外，自变量之间的相互关系也很重要。如图 10-5 所示，自变量之间绝大多数的相关系数都小于 0.5，表示它们之间有一定的独立性。但脑重与体重之间却高度相关（$r=0.93$），对数变换之后二者之间的相关性进一步提高（$r=0.97$）。因此，在进行多元回归分析时，这两个变量只需纳入一个即可。从相关系数矩阵的第一行结果得知，脑重与 $y$ 的关系比体重的强（−0.37 对 −0.32），因此可以选择将脑重纳入多元回归模型。

除相关系数外，还有多种方法可以进行预分析，以了解自变量与因变量以及自变量之间的相互关系，包括按照简单线性回归方法绘制各自变量与因变量之间的散点图来可视化它们之间的关系，也可以通过第八章介绍的相关系数矩阵可视化方法快速把握多个变量之间的关系，这些留给读者自己练习。

## 八、多元线性回归分析

### （一）模型初步分析结果

通过前面的描述和探索性分析充分掌握了数据的情况之后，便可以进行多元线性回归分析。R 程序 10-2 的第 2 部分（第 47～52 行）演示了多元线性回归分析方法。作为入门级方法，这里将按照前面构建的模型（10-5）把所有的变量都纳入模型。由于保留了脑重和体重的原始数据以及对数变换后的数据，因此将分别纳入这些数据进行回归分析。其中，程序第 49～50 行用原始数据进行分析，并将结果存放在 modela 中；而程序的第 51～52 行，则使用对数转换之后的数据。

用 R 软件进行多元回归分析是第九章简单线性回归的扩展，所用命令仍然是 lm()。分析时，按照事先定义的回归模型（10-5），在括号中以方程的样式输入因变量 $y$ 和 4 个自变量 $x$，并用"～"连接因变量与自变量，用"+"连接自变量。最后，将分析结果存放在指定的数据库中。这里没有使用 fit，而是改用了 modela 和 modelb，以区别经过和没有经过对数变换的模型。

类似的，程序第 50 行用 summary(modela) 查看结果。该命令在 R 软件中经常使用，是一个功能强大的命令。图 10-6 是运行了该命令后计算机输出的结果。这与第九章中的简单线性回归结果在内容上非常相似，包括模型陈述、残差分析、回归系数、多元 $R^2$ 和 $F$ 检验。与简单线性回归不同的是，多元线性回归在回归系数部分列出了所有自变量的系数和显著性检验结果。另外，在简单线性回归中，我们加入了用于变量异质性检验的 bptest()，本例中没有包括这一内容，读者可自行练习。

从图 10-6 可以看出，$F$ 检验结果显示回归模型具有显著意义（$F=11.97$，$P<0.001$）。4 个自变量中，3 个与 $y$ 有显著回归关系，分别是 sleep_rem（$\beta=2.377\,4$，$P<0.001$），brainwt（$\beta=-3.716\,4$，$P<0.01$），和 bodywt（$\beta=0.002\,9$，$P<0.05$）。$R^2$ 显示，该回归模型能够解释因变量 49% 的变异。

```
> summary(modela)
Call:
lm(formula = y ~ sleep_rem + sleep_cycle + brainwt + bodywt,
    data = dm)

Residuals:
    Min      1Q  Median      3Q     Max
-4.6437 -2.5455 -0.7257  2.3214  8.6467

Coefficients:
             Estimate Std. Error t value Pr(>|t|)
(Intercept)  6.657217   0.965329   6.896 9.60e-09 ***
sleep_rem    2.377447   0.463242   5.132 4.91e-06 ***
sleep_cycle -0.789760   0.482305  -1.637  0.10794
brainwt     -3.716433   1.235206  -3.009  0.00413 **
bodywt       0.002901   0.001302   2.229  0.03046 *
---
Signif. codes:  0 '***' 0.001 '**' 0.01 '*' 0.05 '.' 0.1 ' ' 1

Residual standard error: 3.126 on 49 degrees of freedom
Multiple R-squared:  0.4942,    Adjusted R-squared:  0.4529
F-statistic: 11.97 on 4 and 49 DF,  p-value: 7.332e-07
```

图 10-6　执行 R 程序 10-2 第 49~50 行命令的结果

## （二）自变量对数变换后的回归分析结果

图 10-7 是模型 modelb 的输出结果，该模型使用经过对数变换之后的脑重和体重来代替 modela 中没有经过变换的变量。对比图 10-6，结果出现很大变化。首先模型的 $F$ 检验更加显著（$F=17.76, P<0.001$）；其次模型解释的方差 $R^2$ 增加到 0.59，表示模型 moldelb 比 moldela 更好。

```
> summary(modelb)
Call:
lm(formula = y ~ sleep_rem + sleep_cycle + lgbnwt + lgbdwt, data = dm)

Residuals:
    Min      1Q  Median      3Q     Max
-4.7340 -1.7822 -0.1147  1.5702  5.7758

Coefficients:
            Estimate Std. Error t value Pr(>|t|)
(Intercept)   8.9605     2.9221   3.066 0.003521 **
sleep_rem     1.6228     0.4186   3.877 0.000315 ***
sleep_cycle  -0.3109     0.4417  -0.704 0.484823
lgbnwt        0.2332     0.5912   0.394 0.695016
lgbdwt       -0.8499     0.4705  -1.807 0.076979 .
---
Signif. codes:  0 '***' 0.001 '**' 0.01 '*' 0.05 '.' 0.1 ' ' 1

Residual standard error: 2.808 on 49 degrees of freedom
Multiple R-squared:  0.5917,    Adjusted R-squared:  0.5584
F-statistic: 17.76 on 4 and 49 DF,  p-value: 4.552e-09
```

图 10-7　执行 R 程序 10-2 第 51~52 行命令的结果

关于回归系数，虽然 sleep_cycle 的显著性没有变化（$P>0.05$），但经过对数变换的脑重 lgbnwt 和体重 lgbdwt 分别由模型 modela 的显著变成了不显著（$P>0.05$）。这是为什么呢？为了探讨这个问题，R 程序 10-2 的第 3 部分（第 53~55 行）分别使用对数变换前后的脑重与 $y$ 绘制散点图来进行分析，结果见图 10-8。

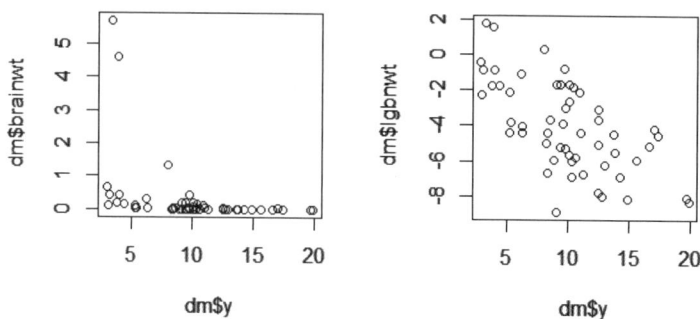

图 10-8　执行 R 程序 10-2 第 53～55 行命令的结果

对比图 10-8 的左右两幅图可以看出，在对数变换之前，大多数的脑重和 $y$ 数据都集中在一条接近于 0 的水平线上，只有当 $y$ 很小的时候，才有两个脑重的数据点在 4 以上。因此，模型 moldela 中脑重的回归系数高度显著可能与这两个数据点有关。但是经过对数变换之后，因变量 $y$ 与 lgbnwt 的负相关性就很清楚了。不过，既然对数变换之后两个变量的关系更加清楚了，为什么在模型 modelb 里，这个变量却不显著了？这就是因为经过对数变换之后的脑重和体重的相关系数达到 0.97，二者几乎达到完全共线的程度，此时线性回归模型往往无法准确确定两个变量与 $y$ 之间的关系。

### （三）多元回归时单个自变量 $x$ 与因变量 $y$ 的关系

前文介绍了在多元线性回归条件下，如何理解 1 个自变量 $x$ 与因变量 $y$ 之间的关系。图 10-8 显示的是 1 个自变量与 1 个因变量的关系，在同时考虑多个变量的影响之后将发生变化。为通过可视化方法来显示这种关系，R 程序 10-2 第 4 部分引入了一个由 R 软件包"car"携带的绘图工具 avPlots()。图 10-9 是用该方法对模型 modelb 分析结果作的散点图。

图 10-9 包含 4 个散点图，分别表示在另外 3 个自变量同时发挥作用的条件下某一个自变量与 $y$ 的关系。例如，左上图表示在另外 3 个变量（sleep_cycle、lgbnwt 和 lgbdwt）同时作用的条件下，变量 sleep_rem 与总睡眠时间 $y$ 之间仍然呈现明显的正向关系；而左下图显示，当另外 3 个变量在发挥作用的时候，变量 lgbnwt（对数变换之后的脑重）与 $y$ 没有关系。

R 程序 10-2 第 4 部分介绍的这个方法非常有用，希望读者不断练习，熟练掌握。读者可以对模型 modela 的结果进行绘图，然后与图 10-9 对比，加深对多元线性回归的理解。

### （四）多元线性回归结果的两种解读

与简单线性回归分析不同，多元线性回归分析结果至少可以从两个不同的角度进行解读：一是把所有的自变量放在同等地位解读；二是把一个自变量作为核

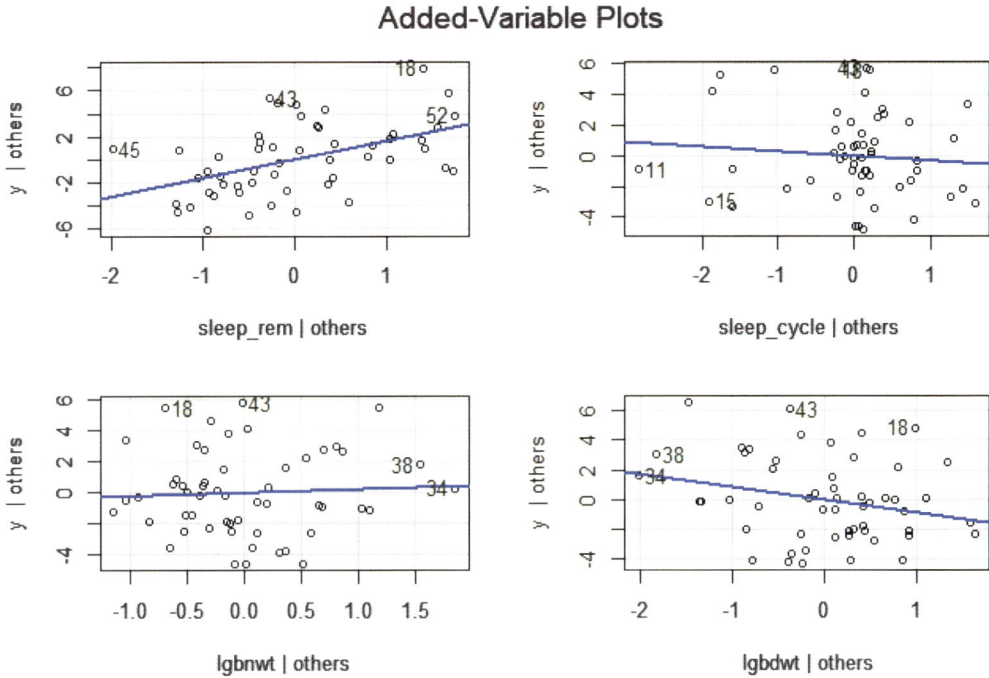

图 10-9　执行 R 程序 10-2 第 56～59 行命令的结果

心解释变量，其余的作为控制变量来解读。

第一种解读：如果研究目的是要确定所有变量的影响，就可以把 4 个自变量放在同等的位置来解释结果。因此，根据图 10-7 的结果可以认为：4 个自变量中有一个自变量的回归系数具有统计学意义，即快波睡眠时间（sleep_rem），$\beta=1.6228$；另外 3 个变量可能也与总睡眠时间有关，但是回归系数没有达到统计学的显著意义，原因可能有多种，包括样本量太小、两个变量之间（比如脑重和体重）高度相关等。

第二种解读：如果把 sleep_rem 作为核心解释变量来确定它与总睡眠时间的关系，而其他 3 个自变量作为控制变量，那么此时模型所分析的情景是除 3 个控制变量外，观察对象的所有其他条件都完全相同，包括动物的性别、年龄、测量的季节以及所处的环境等。如果只用简单线性回归来确定快波睡眠时间与总睡眠时间之间的关系，结果不一定可靠，因为还没有考虑睡眠周期、脑重和体重等因素的影响。因此，多元线性回归分析的目的就是研究当所有的变量都起作用的时候，快波睡眠时间与总睡眠时间之间的关系。例如，模型 modelb 估计出 sleep_rem 的回归系数 $\beta=1.6228$，是控制了其他变量影响后得到的，因此又称为"校正回归系数"（adjusted regression coefficient）。换言之，这里的 1.6228 反映的是快波睡眠时间的校正回归系数，是同时考虑（扣除）了模型中其他自变量后，sleep_rem 对总睡眠时间的影响。在科学研究中，常常把这些所谓的"其他自变量"称为控制变量（control variable）或者协变量（covariate）。

## （五）回归模型的优化和比较

前面介绍的是把所有的 4 个自变量直接纳入模型进行分析。实际上，当有多个自变量的时候，可以选择不同的自变量组合来建立或优化回归模型。R 程序 10-2 的最后一部分举例介绍了这种方法。比如已知变量 bodywt 和 brainwt 之间高度相关，因此分析时只纳入其中一个即可，加之研究的是睡眠，因此有理由优先选择 brainwt。再比如，多种分析结果表明，变量 sleep_cycle 与 $y$ 的关系不显著，可以把该变量排除。最后，已知经过对数变换后的脑重比没有经过变换的更好，因此可以优先选择 lgbnwt 来建立回归模型。

R 程序 10-2 的第 5 部分一共用了 3 个模型：第 1 个模型 model1 只包含 1 个自变量，即 sleep_rem，这是效应最显著的变量；第 2 个模型 model2 进一步分析在排除其他变量的影响后，在有 2 个变量的情况下 sleep_cycle 与 $y$ 之间的关系是否显著；第 3 个模型 model3 是根据已有的信息建立的"最佳"回归模型，只包含 2 个显著的变量 sleep_rem 和 lgbnwt。表 10-1 列出了 3 个回归模型的主要分析结果。

表 10-1　三个不同回归模型分析结果的比较

| 变量和参数 | 模型 1（model1） | 模型 2（model2） | 模型 3（model3） |
|---|---|---|---|
| 截距（intercept） | 5.693 1*** | 6.315 1*** | 3.649 8*** |
| 快波睡眠时间（sleep_rem） | 2.473 6*** | 2.293 4*** | 1.714 0*** |
| 睡眠周期（sleep_cycle） | — | −0.760 2 | — |
| 脑重（对数变换，lgbnwt） | — | — | −0.817 3*** |
| 标准残差（RSE） | 3.448 | 3.412 | 2.858 |
| $F$ 检验（$F$ 值） | 27.65*** | 15.16*** | 32.46*** |
| 模型解释的方差 $R^2$ | 0.347 1 | 0.372 9 | 0.560 1 |

注：***$P<0.001$。

如表 10-1 所示，在三个模型中，模型 3 的拟合效果最好：模型中的两个自变量都有统计学意义；$F$ 值最大，且标准残差最小；$R^2$ 显示该模型解释的方差最大。

其次，模型 1（简单线性回归）得到的快波睡眠时间的回归系数 =2.473 6，而在模型 2 调整了睡眠周期之后，其系数下降到 2.293 4；在模型 3 调整了大脑重量（对数变换）之后，该系数进一步下降到 1.714 0。可见，调整后的系数比调整前的系数更能够准确反映该自变量与因变量之间的真实定量关系。

程序的最后一行介绍了如何通过方差分析来比较两个和多个回归模型的优劣。如果两个回归模型的因变量相同，只是自变量不同，便可以使用这种方法对多个模型进行比较。核心指标是模型误差，可以用残差平方和（RSS）表示，且RSS 越小，模型越好。用于模型比较的 R 命令是 anova()，括号中是待比较的回归模型的计算结果。该程序中比较了 model1、model2 和 model3，图 10-10 显示了计算机输出的结果。比较发现，model3 的 RSS=416.45，是三个模型中最小的，提示 model3 的拟合效果最好。读者可以用相同的方法比较 modela 和 modelb 的优劣。

```
> anova(model1,model2,model3)
Analysis of Variance Table

Model 1: y ~ sleep_rem
Model 2: y ~ sleep_rem + sleep_cycle
Model 3: y ~ sleep_rem + lgbnwt
  Res.Df    RSS Df Sum of Sq      F Pr(>F)
1     52 618.04
2     51 593.64  1    24.404 2.0966 0.1537
3     51 416.45  0   177.182
```

图 10-10　执行 R 程序 10-2 第 66 行命令的结果

### （六）数据－模型拟合优度分析、残差分析和回归诊断

R 程序 10-3 分 3 个部分演示如何对多元回归模型进行数据 - 模型拟合优度分析、残差分析和回归诊断。第 1 部分（第 69～75 行）以回归模型 model3 为例，演示数据 - 模型拟合情况。在多元回归时，很难在一幅图中绘制多个 $x$ 与一个 $y$ 的散点图来评价数据 - 模型拟合情况，因此程序采用了一种不同的方法：先根据回归分析结果计算因变量 $y$ 的估计值 py（程序第 70 行，此时 py 反映了所有自变量 $x$ 的影响）；之后对页面进行设置（程序第 71 行），把观察到的 $y$ 从数据库 dm 用 dm$y 命令取出；最后，与估计的 py 作散点图（第 72～74 行），再加上一条回归（对角）线（第 75 行）。

```
68  ## R Program 3. Residual analysis and visualization
69  # 1 plot observed with predicted to visualize data model fit
70  py <- predict(model3, dm)                    # get predicted y
71  par(mfrow = c(1, 1))                          # page set up
72  plot(dm$y, py, xlim = c(0, 20), ylim = c(0, 20),  # plot with specified x y
73      main = "Relationship between observed and modeled y",
74      xlab = 'Observed y', ylab = 'model predicted y')
75  abline(lm(dm$y ~ py))                         # add regression line
76  # 2 plot residuals check if normal
77  x <- model3$residuals; s <- sd(x)            # get residual & compute sd
78  hist(x, probability = TRUE, ylim = c(0, 0.15)) # get distribution
79  curve(dnorm(x, mean = 0, sd = s), col = 'blue',
80      lwd = 1.5, yaxt = 'n', add = TRUE)       # add a normal curve
81  # 3 call standard plots from R program
82  par(mfrow = c(2, 2))                          # page set up
83  plot(model3, 1)                              # error vs estimated y plot
84  plot(model3, 3)                              # location plot
85  plot(model3, 4)                              # Cook's distance
86  plot(model3, 2)                              # Q-Q plot of residuals
87  par(mfrow = c(1, 1))
88  #end
```

R 程序 10-3

图 10-11 是执行了这一部分程序后计算机输出的结果。总睡眠时间 $y$（横轴）和回归模型 3 估计的 $y$（纵轴）分布在对角线上下，表示模型拟合效果较好。但不足之处在于，当 $y$ 比较小时，模型估计的 $y$ 偏高（绝大多数数据点分布在对角线之上）；反之，当 $y$ 比较大时，模型估计的 $y$ 偏低（绝大多数数据点分布在对角线之下）。理想状态下，数据点应均匀分布在对角线的上下。

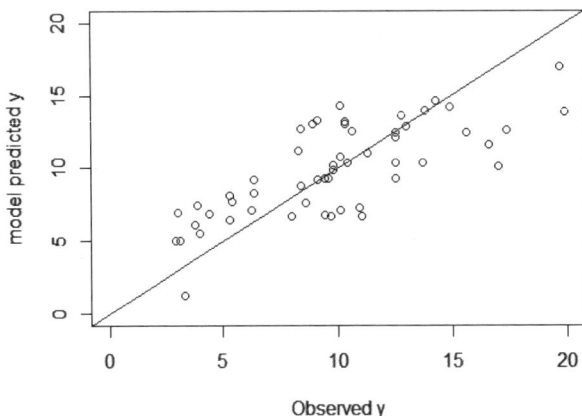

图 10-11　执行 R 程序 10-3 第 69～75 行命令的结果

R 程序 10-3 的第 2 部分（第 76～80 行）演示残差分析。这一部分与简单线性回归类似，先从回归模型分析结果（这里用的是 model3）中取出残差 residuals，计算 sd，然后绘制直方图，并加上正态分布曲线。这一部分留给读者自行练习，这里不再赘述。

与简单线性回归相同，R 程序 10-3 的第 3 部分（第 81～87 行）演示如何利用 R 软件的基础绘图功能 plot() 以及回归模型分析的结果（这里用的仍然是 model3），来绘制 4 幅标准的残差分析图，结果见图 10-12。

图 10-12 中的左上图是残差与 $y$ 估计值的散点图。如果数据 - 模型拟合得好，所有数据点应该在 0 水平线上下均匀分布，中间的红色线条应该接近或者等于 0 的水平线。按照这一标准，model3 虽然是本例中最好的模型，但仍有改进的空间。同时，图里标记出了 3 个数据点，分别是第 2、第 43 和第 70 号观察对象，这几个数据影响了残差的分析。

图 10-12 中的右上图与左上图相似，不同点在于右上图是将残差开方之后再作图。这种方法有助于降低异常点对模型的影响。

图 10-12 中的左下图显示的是库克距离。除了数据 - 模型拟合优度，该方法最常用来判断异常数据点。按照库克距离，第 21、第 43 和第 45 号观察对象是可能的异常点。因此，删除这 3 个观察对象，有可能改进数据 - 模型拟合优度。作为练习，建议读者自行测试，观察是否能够提高数据 - 模型拟合优度。

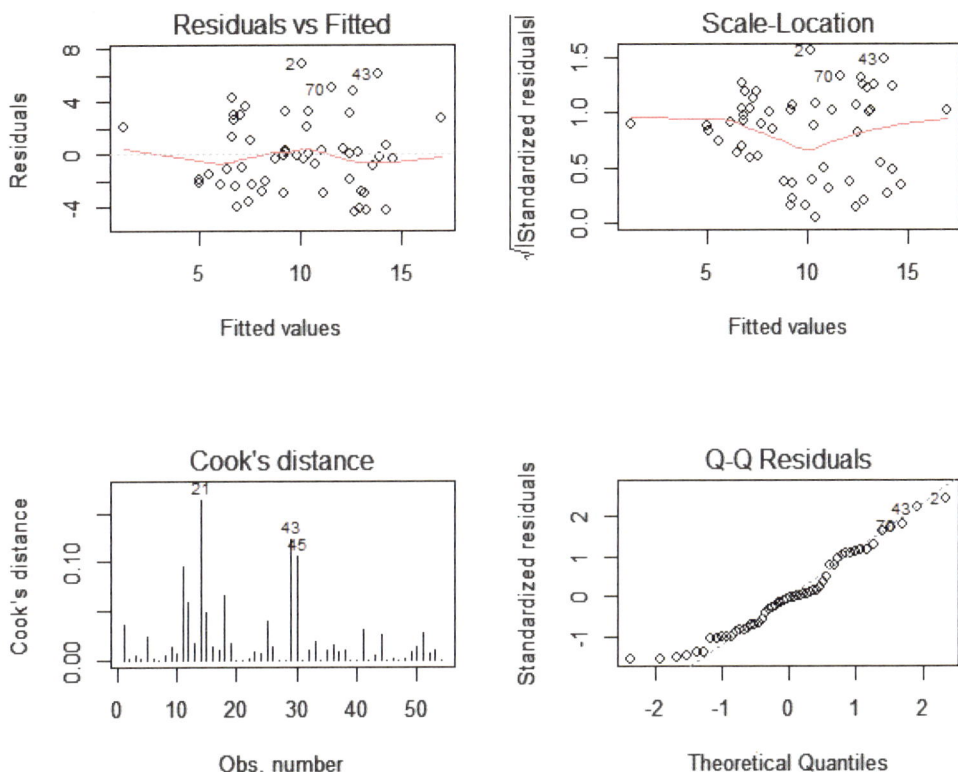

图 10-12　执行 R 程序 10-3 第 81～87 行命令的结果

图 10-12 中的右下图是残差的 Q-Q（Quantile-Quantile）图，用于评估回归模型中残差是否遵循正态分布。图中虚线表示理想情况下数据点应该遵循的路径，称为参考线，大部分数据点分布在靠近参考线的位置，但有些点偏离了这条线，尤其是在两端。这表明大多数残差基本符合正态分布，但存在一些异常点导致了一些偏差。

### （七）利用回归模型进行预测预报

通过 R 软件进行预测预报非常方便。第九章的最后部分详细介绍了利用简单线性回归模型进行预测预报的方法，而多元线性回归模型的预测预报，可以使用完全相同的方法，这里不再赘述。感兴趣的读者可以参照第九章的相关内容，使用本章建立的回归模型，比如 modelb 和 model3，练习如何进行预测预报。

## 九、本章小结

多元线性回归分析在当前科学研究中使用范围最为广泛。本章系统介绍了该方法，包括多元线性回归的概念、模型的构建、回归系数的计算、回归模型的求解，并详细介绍了回归分析的步骤以及回归分析结果的解释，尤其是多个回归分析结果的两种解释,这些都是多元线性回归分析的核心内容。

此外,本章还介绍了通过方差分析来比较两个回归模型的优劣,通过较大篇幅演示回归模型的残差分析,特别是可视化分析、结果解释以及回归诊断。基于R软件强大的绘图功能,本章进一步演示了如何对回归分析结果进行可视化处理。通过R软件绘制的图质量较高,可以直接用于学术刊物发表,提高文章的可读性。

## 》 练习题 《

1. 重复本章中演示的所有统计学分析和可视化技术,以熟练掌握并活学活用。

2. 除了本章介绍的模型之外,应用数据库 dm 中的变量建立更多的回归模型来分析所有的自变量与 $y$ 之间的关系。

3. 完成本章中提出的建议读者完成的分析,认真理解分析的结果。

4. 根据残差分析和库克距离提供的信息,删除相应的异常点后再进行回归分析,观察是否能够提高数据 - 模型拟合优度。删除异常点可以参照以下 R 命令:rmvl=c(21,43,45),这是根据库克距离发现的 3 个异常点,然后用 df <- dm[!row.names(dm)%in% rmvl,]予以删除。

5. 利用方差分析比较 modela 和 modelb,并说明哪一个模型更好,为什么?利用相同的方法比较自己建立的回归模型。

6. 将本章介绍的所有 R 程序连接起来变成一个程序,供日后分析数据时参考。

7. 用多元回归模型分析一组自己的数据。

## 》 思考题 《

1. 简单线性回归与多元线性回归有什么联系和区别?

2. 多元回归系数与简单回归系数有什么差别?请举例说明。

3. 有哪些方法可以帮助建立最佳的多元线性回归模型以提高拟合优度?

4. 回归分析中为什么要考虑异常数据点的影响,有哪些方法可以帮助找到异常点?

5. 可以用哪些方法来评估数据与多元线性回归模型的拟合优度?

6. 为什么在多元回归的条件下回归系数会有两种解释方法?尝试用这两种方法解释文献中报道的结果以及分析自己的数据后得到的结果。

7. 举例说明可视化方法和技术在回归分析中的重要性。

## 参考文献

[1] CHEN X G. Quantitative epidemiology［M］. Berlin，Germany：Springer Nature，2021.

[2] COOK R D. Influential observations in linear regression［J］. Journal of the American Statistical Association，1979，74（365）：169-174.

[3] LONG J A. Jtools：analysis and presentation of social scientific data［J］. The Journal of Open Source Software，2024，9（101）：6610.

## 第十一章

# R 软件 logistic 回归分析

**本章提要**

　　线性回归分析为探究影响因素 $x$ 与预期结果 $y$ 之间的定量关系提供了非常有效的工具。回归分析首先可以帮助科研人员确定 $x$ 与 $y$ 之间有没有关系；其次，模型求解的回归系数及其符号可以用于确定 $x$ 与 $y$ 之间的剂量 - 反应关系的大小和方向。但是线性回归仅适用于分析 $y$ 是连续变量的数据，譬如身高、体重以及生理病理指标等。医学科学研究还会涉及大量的非连续性的 $y$，最常见的就是二分类变量，如是否患病、细菌培养是否阳性以及治疗是否有效等。除此之外，还有多分类的 $y$，比如血压可以分为高血压、临界高血压和正常血压；治疗效果可以分为治愈、好转和无效等。这一类数据虽然在计算机上也能够使用线性回归进行分析，但是在方法学上站不住脚，得到的结果也不能保证是可靠的。logistic 回归分析为此提供了另一个科学选项。本章首先通过计算机模拟直观地演示为什么需要 logistic 回归分析，紧接着利用加州大学尔湾分校网站公开的心脏病数据来演示如何使用 R 软件 MASS 程序包中的 glm() 进行 logistic 回归分析，包括一元 logistic 回归分析和多元 logistic 回归分析。此外，本章还介绍了在数据处理分析之前对变量通过可视化方法进行探索以及分析结果的解读等。

　　**关键词**：分类变量；二分类变量；logistic 回归；心脏病

　　前面的章节系统地介绍了线性回归分析方法的原理以及如何使用 R 软件进行线性回归分析。从前面的内容可以看出，线性回归是一个非常有用的定量分析自变量 $x$ 与因变量 $y$ 之间关系的工具。但是线性回归只适用于 $y$ 为连续变量且最好服从正态分布的情况。典型的例子包括身高、体重、血压以及多种生理生化指标等。对于连续型 $y$，回归模型可以估计出当 $x$ 每变化 1 个单位时，$y$ 会随之朝哪个方向变化以及会变化多少个单位，这就是所谓的剂量 - 反应关系。如果 $y$ 不是连续变量，或即使是连续的但与正态分布相距甚远，在理论上这一类数据就不适合使用线性回归模型进行分析。虽然这一类数据强行通过计算机分析也是可以实现的，但是所得到的结果不能保证是可靠的。

除了连续变量，医学科学研究中也涉及很多非连续变量。这一类变量可以分为二分类和多分类变量。在实际工作中尤其以二分类变量居多，典型的例子包括是否感染病毒、细菌培养是否阳性、是否有了临床诊断以及治疗是否有效等。多分类的情况也不少见，譬如血压可以分为高血压、临界高血压和正常血压；治疗效果可以分为治愈、好转和无效；等等。除了疾病，病人对治疗的评价常常也是多分类的，如非常满意、比较满意、一般、不太满意以及非常不满意；负面情绪（如抑郁）的发生频率常常分为 3 类，即很少或没有、偶尔、经常；生活质量评价也常常用多分类指标，如很好、比较好、一般、比较差以及很差。

有时候某变量看起来虽然是连续的，但是用第二章中介绍的直方图进行分析时却发现其不服从正态分布，比如数据库 msleep 里动物的体重和脑重。为了得到科学的结论，有一种方法就是将这一类变量进行离散化处理，将连续变量转变为非连续变量之后，再进行统计学分析。

## 一、为什么需要 logistic 回归

利用 R 软件进行计算机模拟可以说明：当因变量 $y$ 不是连续变量时线性回归不能用，必须使用 logistic 回归。例如，假设新型冠状病毒感染从感染到诊断的平均潜伏期为 7 天，每天感染的风险 $\beta=1.25$，且调查得到的感染人群的误差服从平均数 =0、标准差 =1 的正态分布，假设感染的机会 $P$ 服从二项分布，就有（具体的方法见 R 程序 11-1）：

$$P(t)=1/\{1+\exp[-\beta(t)]\} \qquad 公式（11-1）$$

其中，$t$ 表示时间，在这个例子中，$t$ 表示从感染到诊断的天数。因为需要潜伏期前后的几天来观察感染概率的变化，我们选择了 0 至 12 天的时间段进行模拟。

图 11-1 上半部分是根据公式（11-1）模拟并完成绘图的结果。公式模拟主要集中在 R 程序 11-1 第 1～6 行，首先生成一个从 0 到 12 的序列，长度为 100，表示暴露时间（第 2 行），生成 100 个均值为 0、标准差为 1 的正态分布随机误差（第 3 行），通过将 exp.time 和 t.error 相加计算实际暴露时间 $t$ 并保留小数点后一位（第 4 行），最后根据公式计算感染概率（第 5 行），这里的 t-8 确保了在经过平均潜伏期后，感染概率会显著增加，如果感染概率 prob 大于 0.5，则标记为 1 表示感染，否则标为 0 表示未感染（第 6 行）。绘图部分（第 8～17 行）首先通过 par 函数设置绘图区域为两行一列（第 8 行），用 plot 函数绘制散点图，横轴为暴露时间 exp.time，纵轴为感

染状态 covid,使用深灰色填充圆点(第 9 行),通过不同参数指定图表标题、横纵坐标轴的标签(第 10～12 行),基于模型计算出的感染概率绘制点(第 13 行),在 $y$ 轴上绘制一条高度为 0.5 的红色水平虚线为阈值线(第 14 行),最后添加文本注释以解释图表中的关键点(第 15～17 行)。

```
1   # 1 simulate data
2   exp.time <- seq(0, 12, length.out = 100)  # exposure days: 0-12, n=100
3   set.seed(112); t.error <- rnorm(100, 0, 1)  # error: mean=0, sd=1, n=100
4   t <- round(exp.time + t.error, digits = 1)  # observed exposure time
5   prob <- 1 / (1 + exp(-1.25 * (t - 8)))  # total 12 days exp, 30% infected
6   covid <- ifelse(prob > 0.5000, 1, 0)  # infected if prob > 0.5
7   # 2 plot the result
8   par(mfrow = c(2, 1))
9   plot(exp.time, covid, pch = 19, col = 'dark grey',
10      main = 'Probability and cases of COVID-19 infection',
11      xlab = 'Days of exposure',
12      ylab = 'Prob. of infection (1=infected, 0=not)')
13  lines(exp.time, prob, type = 'p', col = 'black')
14  abline(h = 0.5, lty = 2, col = 'red')
15  text(0.25, 0.55, 'p=0.5', col = 'red')
16  text(6.5, 1, 'infected')
17  text(10.5, 0, 'not infected')
18  plot(exp.time, covid, pch = 19, col = 'dark grey',
19      main = 'Linear (dashed blue line) vs logistic (purple dots) modeling',
20      xlab = 'Days of exposure',
21      ylab = 'Prob. of infection (1=infected, 0=not)')
22  lines(exp.time, prob, type = 'p', col = 'black')
23  abline(lm(prob ~ exp.time),  col = 'blue',lty=2,lw=2)
24  lines(prob ~ t, type = 'p', pch = 16, col = 'purple')
```

R 程序 11-1

假设有 100 个人暴露于新型冠状病毒,连续追踪 12 天每天感染的人数和相应的感染概率,如图 11-1 所示,随着暴露时间 $t$ 的延长,个体感染新型冠状病毒的概率增加。如果一个观察对象感染的概率超过临界值 0.5(红色虚线),就会成为一个感染者。图的上方和下方排成一条线的灰色圆点分别表示被感染的对象和未被感染的对象,中间散在的空心圆点便是根据公式(11-1)计算的每个观察对象被感染的概率。

图 11-1 的下半部分显示对于完全相同的数据,分别用线性回归(R 程序 11-1 第 23 行)与 logistic 回归分析(R 程序 11-1 第 24 行)的差异。蓝色虚线显示用线性回归模型进行分析。将被感染设为 1,未被感染设为 0,然后与暴露时间 $t$ 进行线性回归分析。从图中可以看出,回归线从已经被感染的和还没有被感染的对象中间穿过,表示模型可以从数据中提取所需要的信息。虽然回归线基本反映了由感染概率形成的数据点,但并未从这些数据点的中间穿过,因为这些数据点是呈非线性分布的。此时,如果不加区分地使用线性回归模型进行分析,就会出现偏差。不仅如此,蓝色虚线的左下方还超过了 0,达到了负值的范围,这种情况理论上是不存在的。

反观图中由紫色圆点组成的 logistic 回归线,其反映的不是感染($y$=1)和非感染($y$=0),而是被感染的概率 $y$,与暴露时间进行回归分析后的结果。可以发现,logistic 回归线基本上会从所有的数据点的中间穿过,因此能够比线性回归更加准

确地反映 $x$ 与 $y$ 之间的关系。此外，由于被感染的概率总是介于 0 和 1 之间，运用 logistic 回归分析不会出现 $y$ 为负数的情况。

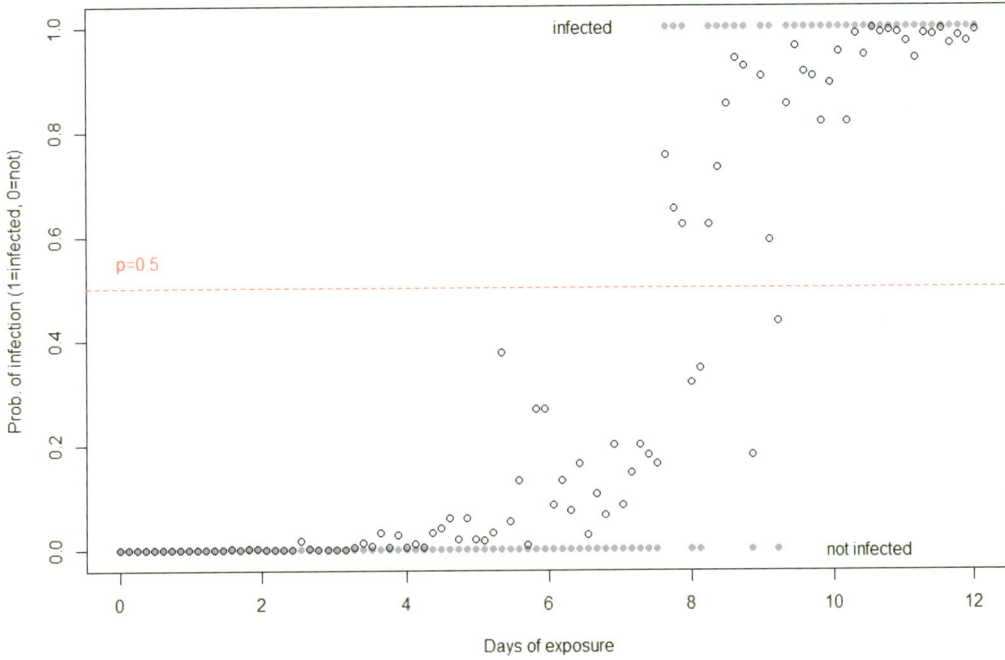

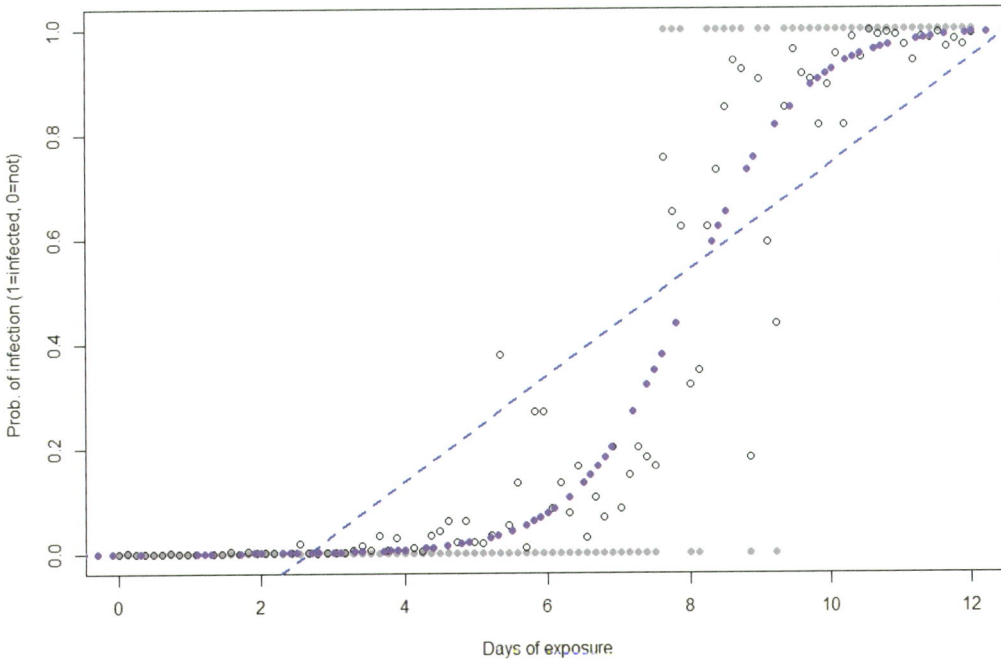

**图 11-1　执行 R 程序 11-1 第 1～22 行命令的结果**

上图：新型冠状病毒感染人数与概率；下图：感染概率、线性模型和 logistic 模型

logistic 回归模型通过最大似然估计（maximum likelihood estimation，简称 MLE）的方法来求解参数。最大似然法旨在寻找一组参数值，使得给定数据集出现的可能性最大化。具体来说，在 logistic 回归中，我们试图找到最佳的参数组合，以使观测到的二分类结果（例如，是否感染）的可能性最大。这种方法特别适用于因变量为二元类别变量的情况，并能有效地处理数据中的非线性关系，确保预测的概率始终位于 $[0, 1]$ 区间内。

## 二、数据来源和数据处理

理解了 logistic 回归分析的原理之后，接下来将介绍如何进行实际数据分析。R 程序 11-2 演示了如何利用网上公开数据进行 logistic 回归分析的准备。该数据源于美国加州大学尔湾分校，是一组心脏病科室患者的数据。

```
29  wb <- c('https://archive.ics.uci.edu/ml/machine-learning-databases/')
30  url <- paste(wb, 'heart-disease/processed.cleveland.data', sep='')
31  # obtain data online
32  dat <- read.csv(url); str(dat)                      # read & check data
33  dat <- dat[, -c(7, 13)]                             # remove unwanted
34  # 2 data processing
35  # rename all variables, see the following reference for variable names
36  # https://www.kaggle.com/datasets/cherngs/heart-disease-cleveland-uci
37  colnames(dat) <- c('age', 'sex', 'chst_pain', 'rest_sbp', 'cholest', 'glucose',
38                     'max_hrt', 'angina', 'st_flat', 'st_peak', 'vssblck', 'HD4')
39  str(dat)                                            # check data
40  # convert variables to the right type and define new variables
41  dat$vssblck <- as.numeric(dat$vssblck)              # convert to numeric
42  dat$H4 <- as.factor(dat$HD4)                        # convert to factor
43  dat$HD2 <- as.factor(ifelse(dat$HD4 == 0, 0, 1))    # dichotomizing
44  dat$H2N <- as.numeric(dat$HD2)                      # create numeric for HD2
45  dat$H4N <- as.numeric(dat$HD4)                      # create numeric for HD4
46  str(dat); colSums(is.na(dat))
47  # 3. get the proportion of subjects with heart disease
48  library(tidyverse)              # for %>%, install tidyverse if 1st time use
49  library(knitr)                  # for kable, install if 1st time use
50  dat %>%
51    count(HD2) %>%
52    mutate(prop = prop.table(n)) %>%
53    kable(colnames = c('Heart disease', 'N', 'Proportion'),
54          digits = 3)
```

**R 程序 11-2**

R 程序 11-2 包括 3 个部分。第 1 部分（第 29～33 行）演示如何使用 R 软件从网站中直接读取数据。由于网站名称很长，程序用了两行（第 29～30 行）命令，将该网站的主要部分存放在数据库 wb 里，然后再用 paste() 命令，把 wb 和余下的网站名称（heart-disease）和数据库名称（processed.cleveland.data）连在一起，最后把结果存放在 url 里。在编写这一部分程序时，务必仔细检查输入的网站名称是否完全正确。

网站定义好之后，就可以利用 R 命令 read.csv(url) 直接从网上读取数据，然后把数据存放在新数据库 dat 里，再利用 str(dat) 查看数据库的内容（第 32 行）。通过执行该行命令，不仅把数据从网站中导入了电脑，而且了解了数据的基本情况，为进一步处理数据提供了足够的信息。通过执行命令 str(dat) 得知，数据库中有 302 个研究对象和 14 个变量，是一个中等大小的数据库。根据数据特征，第 7 和第 13 位变量在数据分析中用不上，因此程序第 33 行把这两个变量删除了。

数据导入电脑后，使用 R 程序 11-2 的第 2 部分演示数据处理过程。由于数据库中各变量名称是用 x 代码命名的，因此首先利用命令 colnames(dat) 按照顺序分别为各变量赋予了便于理解的名称。表 11-1 列举了所有变量的名称和内容。数据库中的 12 个变量，有 10 个属于数值型（num），1 个属于字符型（chr），即 vssiblck，1 个属于整数型（int），即 HD4。

表 11-1　数据库中的变量名称及含义

| 变量 | 类别 | 取值 | 意义 |
|------|------|------|------|
| age | num | 29~77 | 入院时登记的年龄（岁） |
| sex | num | 男，女 | 生物学性别：0= 女性，1= 男性 |
| chst_pain | num | 0~3 | 诱发胸痛：0= 典型，1= 非典型，2= 非心绞痛，3= 其他 |
| rest_spb | num | 94~200 | 入院时测量的静息收舒压（mmHg） |
| cholest | num | 126~564 | 血液中胆固醇（mg/dl） |
| glucose | num | 0~1 | 空腹血糖大于 120mg/dl：0= 否，1= 是 |
| max_hrt | num | 71~202 | 运动心率最大值（次 /min） |
| angina | num | 0~1 | 运动诱发心绞痛：0= 无；1= 有 |
| st_flat | num | 0~1 | 与休息时相比，运动后心电图 ST 段下降：0= 没有，1= 有 |
| st_peak | num | 1~3 | 运动极限时 ST 段上升的斜率：1= 正，2= 零，3= 负 |
| vssblck | chr | 1~3 | 血管造影显示血管钙化：1= 轻度，2= 中度，3= 严重 |
| HD4 | int | 0~4 | 心脏病诊断：0= 正常，1= 轻度，2= 轻中度，3= 中重度，4= 重度 |

完成了变量重命名后，再用 str(dat) 查看数据结构，结果见图 11-2。从图中结果可知，该数据库有 302 个研究对象（302 obs.）和 12 个变量（variables），并进一步列举了 12 个变量的名称、类别（num、chr 和 int）和数据举例。读者在这里要仔细检查变量的名称是否正确，变量是否与数据对应，尤其注意新变量名称与变量的实际内容是否对应。

完成了变量重新命名之后，程序转入变量类别转换，运用程序定义新变量。其中，factor 是一种用于存储分类变量的数据类型，使用 factor 可以节省内存，在进行统计模型构建时自动识别为分类变量。第 41 和第 42 行命令分别把变量 vssblck 转换为数值型，HD4 转换为 factor 类型，第 43 行命令则根据变量 HD4 的数据特征，将其重新定义为二分类变量 HD2，其中的核心命令是 ifelse(dat$HD4==0，0，1)，即当 HD4=0 的时候 HD2=0，HD4= 其他值时，HD2=1。

```
> str(dat)                                                        # check data
'data.frame':    302 obs. of  12 variables:
 $ age      : num  67 67 37 41 56 62 57 63 53 57 ...
 $ sex      : num  1 1 1 0 1 0 0 1 1 1 ...
 $ chst_pain: num  4 4 3 2 2 4 4 4 4 4 ...
 $ rest_sbp : num  160 120 130 130 120 140 120 130 140 140 ...
 $ cholest  : num  286 229 250 204 236 268 354 254 203 192 ...
 $ glucose  : num  0 0 0 0 0 0 0 0 1 0 ...
 $ max_hrt  : num  108 129 187 172 178 160 163 147 155 148 ...
 $ angina   : num  1 1 0 0 0 0 1 0 1 0 ...
 $ st_flat  : num  1.5 2.6 3.5 1.4 0.8 3.6 0.6 1.4 3.1 0.4 ...
 $ st_peak  : num  2 2 3 1 1 3 1 2 3 2 ...
 $ vssblck  : chr  "3.0" "2.0" "0.0" "0.0" ...
 $ HD4      : int  2 1 0 0 0 3 0 2 1 0 ...
```

图 11-2　执行 R 程序 11-2 第 34～39 行命令的结果

　　所有数据处理完成后，首先需要再次使用 str(dat) 查看数据结构是否与我们想要的一致；其次要查看数据缺失情况，最常用的 R 命令就是 colSums(is.na(dat))；最后统计数据库里所有变量的统计学特征，可以直接用 R 命令 sumary(dat) 完成，也可以通过 library(psych) 启动该程序包，再用 describe(dat) 来完成。统计缺失值和计算每个变量的基本统计学特征已在前面章节中介绍过，这里不再展开。

　　完成基本数据处理后，R 程序 11-2 的第 3 部分（第 47～54 行）演示心脏病患病情况的统计方法。首先安装并加载 tidyverse 和 knitr 包（第 47～49 行），tidyverse在第一章有具体介绍，knitr 是一个用于动态报告生成的 R 包，允许在 R 脚本或 R Markdown 文档中嵌入 R 代码块，并自动生成包括结果在内的报告。首先读取 dat数据框，通过管道操作符（%>%）将 dat 传递给 count(HD2) 函数，统计每个 HD2 分类下有多少个观测值（第 51 行）；然后通过 mutate 函数基于计数结果创建一个新的列 prop（第 52 行），表示各分类所占的比例，此函数用于在数据框中添加新列或者修改现有列，同时保留原有数据框中的所有数据；最后将上述结果以美观的表格形式呈现出来，指定列名并设置数值精度为三位小数（第 53～54 行）。由于心脏病患病情况是即将进行的 logistic 回归分析的因变量，因此了解这些基本信息对后续数据分析有很大帮助。前文已经对二分类变量 HD2（是否患有心脏病）进行了定义，这里使用快通道（%>%）方法，利用 R 软件包 knitr 来统计心脏病患病情况，结果见图 11-3。结果显示，在 302 个观察对象中，有 139（46%）人患有心脏病。患病与没有患病的比例适合进行logistic 回归分析。

```
|Heart diseaae |   N| Proportion|
|:-------------|---:|----------:|
|0             | 163|       0.54|
|1             | 139|       0.46|
```

图 11-3　执行 R 程序 11-2 第 48～54 行命令的结果

　　由于该数据来源于网络，为了方便后续数据分析工作，请用下面的 R 命令把经过处理的数据 dat 重命名为 heart.disease.csv 并存入电脑：

　　write.csv(dat, file= 'heart.disease.csv')

　　完成文件存放后，进入当前工作目录文件夹查看数据文件是否已经成功存入电脑。

## 三、探索性分析

与线性回归一样，为避免多元回归分析的盲目性，需要查看所有自变量 x 与因变量 y 之间的关系以及所有自变量之间的关系，其中最快和最有效的方法便是多变量两两之间的相关性分析。R 程序 11-3 利用由 R 程序 11-2 产生并存放在电脑里的数据 heart.disease.csv 来演示这种方法。

```
57  ## R Program 2. Exploratory analysis of key variables with correlation
58  # use the dataset dat to explore the relation between all IVs and DV
59  # 1: data preparation for analysis
60  df <- read.csv(file='heart.disease.csv')
61  df$HD2 <- as.factor(df$HD2)                    # convert into factor
62  df$HD4 <- as.factor(df$HD4)                    # convert into factor
63  df$HD2N <- as.numeric(df$H2N)                  # convert into numeric
64  df$HD4N <- as.numeric(df$H4N)                  # convert into numeric
65  names(df)                                      # check variable name
66  # check variable order
67  x <- df[, -c(1, 13, 14)] ;str(x)               # select numeric variables
68  # 2 exploratory correlation analysis
69  rmt <- cor(x, use='complete.obs')              # corr matrix
70  # 3 plotting
71  install.packages('corrplot')                   # run this if 1st use
72  library(corrplot)                              # activate package
73  par(mfrow=c(1, 2), tcl=0.5, family='serif', mai=c(1, 2, 2, 1)) # set up page
74  corrplot(rmt, method = 'circle', type='upper') # plot using shape
75  corrplot(rmt, method = 'number', type='lower') # plot using value
```

R 程序 11-3

R 程序 11-3 包括 3 个部分：第 1 部分（程序第 59～67 行）首先读入存放在电脑中的数据 heart.disease.csv，并将其存放在新数据库 df 中（程序第 60 行），之后分别对数据库中的 4 个变量进行类别转换（程序第 61～64 行），便于后面的分析。相关分析只能够用数值型 num 的数据。程序第 65 行利用 name(df) 命令查看数据库中变量的名称及顺序，以帮助选择变量完成相关分析。根据第 65 行命令的结果，位于第 1 位的"X"是存放数据时电脑产生的，没有用；第 13 和第 14 位（HD2 和 HD4）属于字符变量，不能用于相关分析。因此，R 程序 11-3 第 67 行通过 R 命令 df[,-c(1, 13, 14)] 从数据库中删除这 3 个变量，并建立一个新数据库存放在 x 中。

R 程序 11-3 第 2 部分演示计算多个变量两两之间的相关系数（程序第 68～69 行）。计算所用的 R 命令是 cor(x)，并要求把结果存放在 rmt 中（rmt 是相关系数矩阵 r matrix 的缩写）。括号里的 use='complete' 是备用的，当数据库中存在缺失值时，该命令将删除那些有缺失值的观察对象，并用有完整数据的观察对象计算相关系数。

R 程序 11-3 的第 3 部分用于绘制相关系数矩阵图（程序第 70～75 行）。第八章介绍过多种绘制相关系数矩阵图的方法，这里只显示其中的一种方法。为了得到更多的信息，可以通过程序定义页面，把相关系数矩阵 rmt 绘制成两幅图，分左右排列（程序第 73 行设置页面），左边的图以圆圈的大小表示相关系数的大小，颜色表示相关系数的符号（蓝色为正，红色为负）；右边直接列出相关系数。图 11-4 是执行了 R 程序 11-3 之后，计算机绘制的相关系数矩阵图。

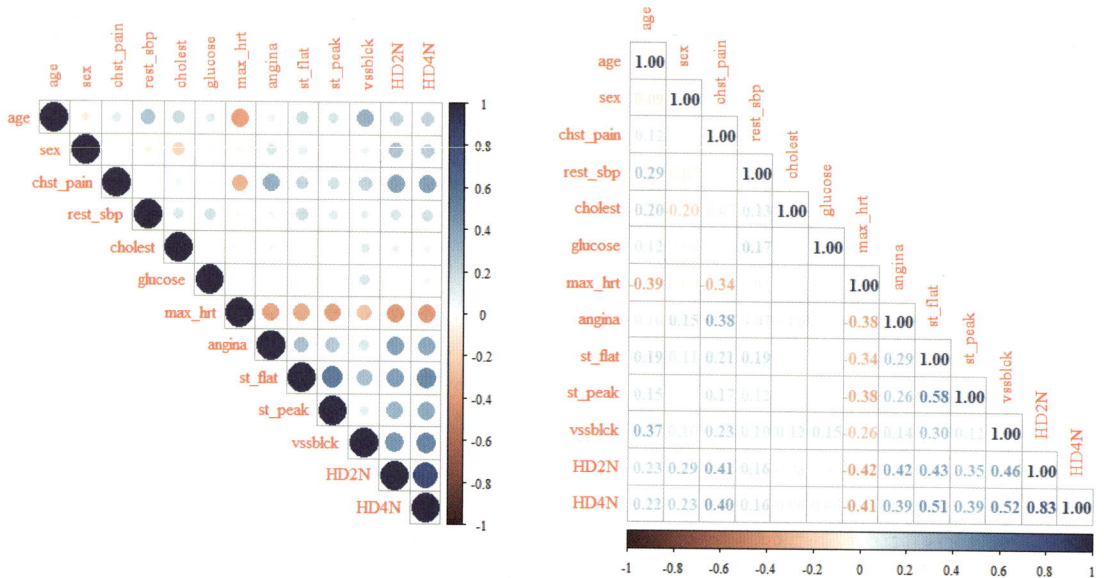

图 11-4　执行 R 程序 11-3 第 70～75 行命令的结果

尽管图 11-4 左右两边的图是基于相同的数据绘制的，但左图完全是可视化的，没有数字，而右图则是数字加上颜色。在左右两图中，红色表示负相关，蓝色表示正相关，颜色越深，圆形越大，相关系数也越大。左图能够让读者快速把握所有变量之间的关系，通过左图找到主要关系之后，再通过右图找到对应的相关系数，两图结合使用。

通过图 11-4 可以直观、快速地得到如下信息：①除胆固醇（cholest）和血糖（glucose）外，心脏病指标（HD2N 和 HD4N）与其余 9 个自变量都可能有相关关系；②在这 9 个变量中，除与运动心率最大值（max_hrt）为负相关关系外，与其余变量都是正相关关系；③变量 max_hrt 与多个变量之间都有负相关关系，包括纵向排列的年龄（age）、诱发胸痛（chst_pain）、运动诱发心绞痛（angina）、运动诱发心电图 ST 段下降（st_flat）、极限运动后 ST 段上升斜率（st_peak）以及血管造影显示血管钙化（vssblck）。

以上信息对选择变量以开展进一步分析非常有用。但必须指出的是，所有的信息都是建立在最简单的两两相关的基础上的，且关于心脏病的两个指标均为连续变量，因此图 11-4 提供的信息是探索性的，只能作为进一步分析的参考。

## 四、简单(一元)logistic 回归分析

与前文学习的线性回归方法一样,logistic 回归分析方法的学习也往往从最简单的部分开始,即一元 logistic 回归分析。根据探索性分析的结果,选择 max_hrt 作为 $x$,选择 HD2 作为 $y$ 来演示如何使用 R 软件进行一元 logistic 回归分析。具体可见 R 程序 11-4。

```
77    ## R Program 3. Simple logistic regression
78    # continue from R program 2 with data df
79    # use model HD2 ~ max_hrt as an example, HD2 is a factor
80    # 1 use boxplot to check data
81    par(mfrow=c(1,1), mai=c(1,1,1,1))
82    boxplot(max_hrt ~ HD2, data = df,
83            main = 'Difference in max heart rate between HD=0 and HD=1',
84            ylab = 'max heart rate (beats/min)')
85    # 2 logistic regression
86    install.packages('MASS');library(MASS)              # R package for glm
87    fit1 <- glm(HD2 ~ max_hrt, family='binomial', data=df)   # model fit
88    residuals <- rstudent(fit1, type = "deviance")
89    qqnorm(residuals, main="QQ Plot of Deviance Residuals")  # plot a Q-Q plot
90    qqline(residuals, col="red")
91    exp(coef(fit1))                                     # odd ratio OR
92    # 3 alternative approach for logistic regression
93    library(tidyverse)                                  # for %>%
94    fit1 <- df %>%glm(HD2 ~ max_hrt, family='binomial', data=.)
95    fit1                                                # check result
96    # 4 visualization of data model fit
97    df %>%
98      mutate(prob = ifelse(HD2==1, 1, 0)) %>%
99      ggplot(aes(max_hrt, prob)) +
100     geom_point(alpha=0.05) +
101     geom_smooth(method='glm', method.args=list(family='binomial')) +
102     ggtitle('Logistic regression of heart disease with max heart rate') +
103     xlab('Max heart rate achieved during exercise (beats/min)') +
104     ylab('Probability of heart disease')
```

R 程序 11-4

R 程序 11-4 是程序 11-2 和 11-3 的延续,首先需要启动 logistic 回归分析专用软件包 MASS(如果是第一次使用还要先安装该软件包)。具体来看,R 程序 11-4 一共分为 4 个部分。其中第 1 部分(程序第 80～84 行)用箱线图以可视化的方式评估心脏病患者和非心脏病患者在 max_hrt 方面有没有差异。如果该变量与心脏病有关,那么心脏病患者和非心脏病患者在这个变量上一定有明显差异。关于绘制箱线图的方法,第二章已经作了详细介绍,这里不再赘述。图 11-5 就是执行了该命令之后计算机输出的结果。

如图 11-5 所示,心脏病患者(HD2=1)的平均运动最快心率为 140 次 /min 左右,明显低于非心脏病患者(HD2=0)的 160 次 /min 左右。该结果证明了运动时的最快心率与心脏病是反向关系,即保护作用。

程序 11-4 的第 2 部分(程序第 85～91 行)演示 logistic 回归分析。其中,程序第 86 行用于安装和启动 R 软件包 MASS,该软件包携带 glm(),专门用于 logistic 回归分析;程序第 87 行完成 logistic 回归分析,并把结果存放在 fit1 中。该程序与

线性回归分析的程序非常相似，只是把 lm() 换成了 glm()。英文缩写 glm 是广义线性模型（general linear model）的意思，这是因为 logistic 回归模型从一般的意义上讲，也是众多线性模型里的一种。另一个不同点是，在 *x-y* 模型之后，data=df 之前，增加了 family='binomial'，其作用是告诉计算机 *y* 属于二项分布变量，调用程序进行 logistic 回归分析。

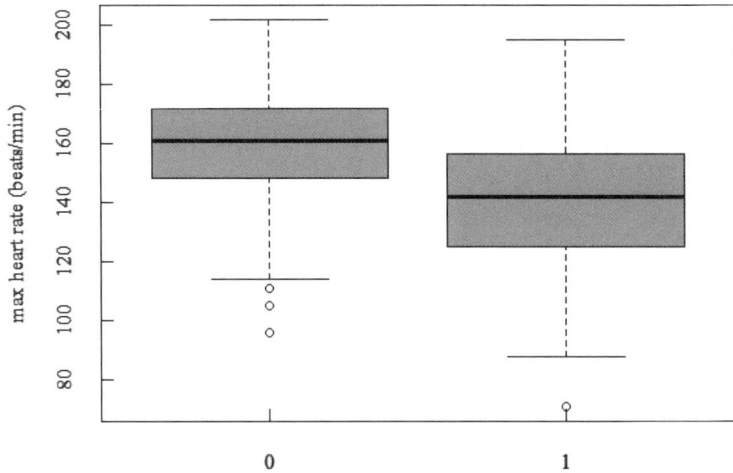

图 11-5　执行 R 程序 11-4 第 80～84 行命令的结果

有了分析结果 fit1 后，程序第 88 行使用 rstudent(fit1, type = "deviance") 计算模型拟合情况，又称为偏差残差（deviance residual），并绘制 QQ 图更好地分析模型拟合情况（程序第 89~90 行）。由于 logistic 回归是一种对数线性模型，因此根据估计的回归系数可以用指数方法来计算 odds ratio，即 *OR* 值。*OR* 是流行病学上用来描述两个变量之间关系的比值比，程序第 91 行直接使用 fit 的回归系数来计算 *OR*。

从分析结果来看（图 11-6），QQ 图中的大部分点大致沿着直线分布，表明残差分布较为对称，两侧点略微偏离直线，显示出一些偏差中心点接近 0，但有些偏离，说明模型拟合效果不是非常理想。

完成模型拟合后，还需要估计 logistic 回归系数。这是 logistic 回归分析的主要内容。可以通过 summary(fit) 代码运行，分析结果显示，模型的截距（Intercept）= 6.332 2；变量 max_hrt 对应的回归系数 *β*=−0.043 4。显著性检验结果表明，模型截距和回归系数的 *P* 值都小于 0.001，具有统计学意义。因此可以判断，运动达到的最快心率与心脏病发病风险呈现反向关系，即运动最快心率是一个保护性因素。分析结果最后一行中的 AIC（akaike information criterion）是一个用于比较不同模型拟合优度的指标，在需要从多个候选模型中选择最优模型时非常有用。在此阶段，重点在于理解单个模型的显著性和判断影响因素，可以暂时忽略 AIC 值。

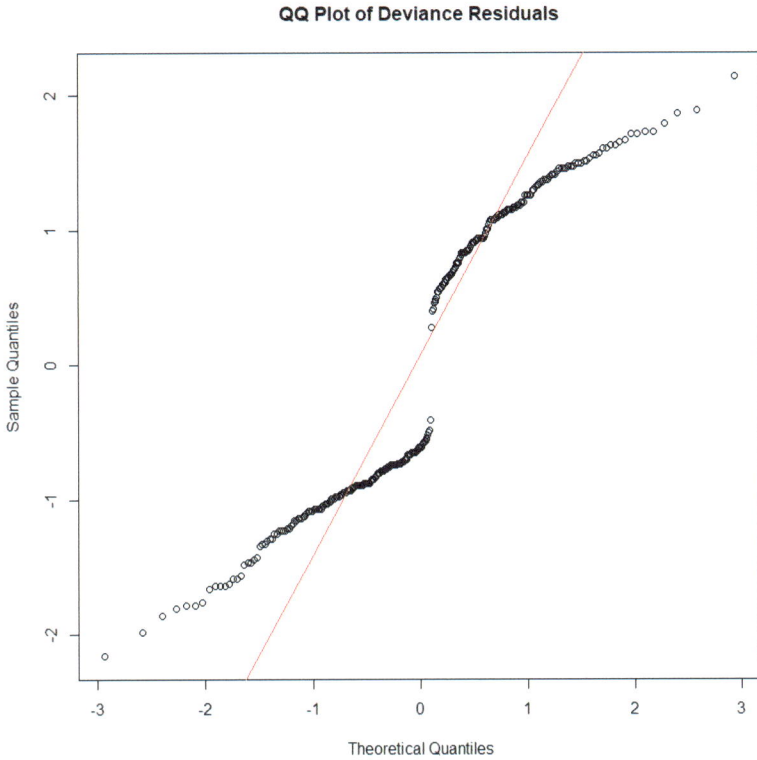

**QQ Plot of Deviance Residuals**

图 11-6　执行 R 程序 11-4 第 89~90 行命令的结果

程序 11-4 第 2 部分的第 91 行通过计算机计算 $OR$ 值，这一部分结果没有在图 11-6 中显示。计算结果显示，max_hrt 的 $OR=0.96$，表明运动测试达到最快的心率每增加 1 次，心脏病患病风险下降 4%。感兴趣的读者可以把 max_hrt 转换成以 10 为单位的新变量，就可以得到运动达到的最快心率每增加 10 次，心脏病的患病风险将显著下降 40%。从这个意义上讲，个人的心脏能力储备，是预防心脏病的重要措施。

作为基本统计技能，程序 11-4 的第 3 部分介绍了如何利用快通道进行 logistic 回归分析。由于篇幅限制，这里不再展开介绍，仅列出以供有兴趣的读者参考。

根据 logistic 回归分析的原理，可以通过可视化方法查看数据与 logistic 回归模型的拟合情况。R 程序 11-4 的第 4 部分（程序第 96~104 行）演示了利用快通道方法和 ggplot() 命令可视化数据 - 模型拟合情况，包括 S 型曲线和 95% 置信区间。其中，快通道方法从程序第 97 行开始，直接调用 df；程序第 98 行使用 mutate() 命令计算心脏病 HD2 发病的概率 prob；程序第 99 行使用 ggplot() 绘制 max_hrt 与 prob 的散点图；程序第 100 行使用 geom_point 绘制出心脏病患者和非心脏病患者的散点图；程序第 101 行绘制光滑曲线，并加上 95% 的置信区间；最后，程序第 102~104 行设定图的标题和 $x$ 轴、$y$ 轴的名称。图 11-7 是执行了第 4 部分程序之后计算机输出的结果。

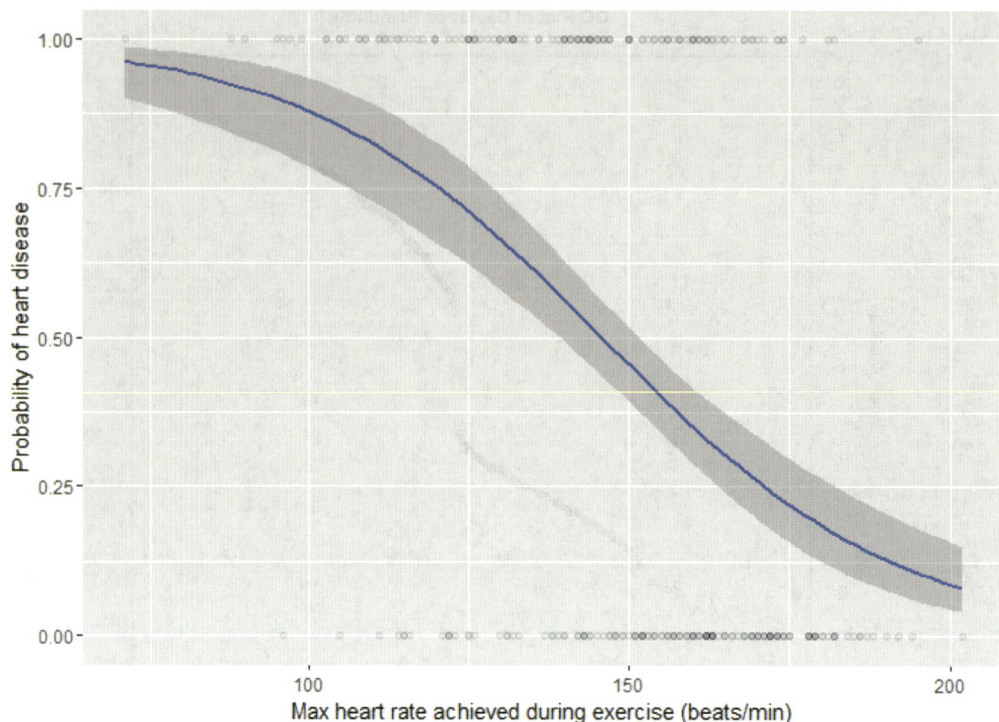

图 11-7　执行 R 程序 11-4 第 96 ~ 104 行命令的结果

可以看出，图 11-7 中的曲线方向是从左上到右下，表示运动最快心率是心脏病的保护性因素，即随着自变量 $x$ 的增加，心脏病的发病风险下降。其次，95% 置信区间显示，数据与模型的拟合效果较好。在整个数据范围内，置信区间都集中在一个较小的范围，且变化不大。最后，根据图片信息可知，即使最大心率达到 200 次 /min，心脏病的患病风险也不是 0，这也是符合客观事实的结果。

## 五、多元 logistic 回归分析

掌握了一元 logistic 回归分析之后，多元 logistic 回归就非常简单了。多元 logistic 回归分析的关键不在于如何写好程序，而是在于如何选择变量以及如何制定分析方案。实际上，许多自变量之间都相互关联，找出具有独立影响的变量才能得到最理想的分析结果。R 程序 11-5 列举了 5 个 logistic 回归模型（model0 到 model4），其中 model0 重复程序 11-4 的一元回归，model1 通过多元 logistic 回归控制 age 和 sex 来确定心脏病与运动最快心率之间的关系。这是因为从探索性分析结果（图 11-2）可知，age 和 sex 既与心脏病有关，也与运动最快心率有关。同理，logistic 模型 2 在考虑人口统计学因素（age 和 sex）后，分析了胸痛（chst_pain）与心脏病之间的关系；logistic 模型 3 同时考虑运动最快心率 (max_hrt) 和胸痛 (chst_ pain) 的影响。最后，模型 4 同时分析了前面的 4 个变量以及血管造影显示血管钙化 (vssblck)、运动后心电图 ST 段下降 (st_flat) 与心脏病之间的关系。

```
105  ## R Program 4. Multiple logistic regression
106  library(MASS)                # R package for glm
107  # 1 fit different models
108  # model0: repeat the simple logistic regression model in R Program 3
109  model0 <- glm(HD2 ~ max_hrt, family=binomial(link=logit), data=df)
110  # model1: control demographic factors to confirm max_hrt
111  model1 <- glm(HD2 ~ max_hrt + age + sex, family=binomial(link=logit), data=df)
112  # model2: check another factor chst_pain and consider demographic
113  model2 <- glm(HD2 ~ chst_pain + age + sex, family=binomial(link=logit), data=df)
114  # model3: consider both max_hrt and chst_pain
115  model3 <- glm(HD2 ~ max_hrt + chst_pain + age + sex,
116          family=binomial(link=logit), data=df)
117  # model4: consider 4 independent variables together
118  model4 <- glm(HD2 ~ max_hrt + chst_pain + vssblck + st_flat + age + sex,
119          family=binomial(link=logit), data=df)
120  # 2 check results
121  summary(model4)
122  confint(model4)
123  exp(coef(model4))
124  exp(confint(model4))
```

R 程序 11-5

R 程序 11-5 中还有一个设计思想，就是首先定义和运行不同的模型，然后在第 2 部分统一查看结果，这样会提高分析效率。当然，读者每次运行完一个模型后，也可以直接跳到第 2 部分（程序第 121～124 行），改变括号中的模型变量来查看分析结果。作为演示，图 11-8 是执行了 R 程序 11-5 之后，logistic 回归模型中 model4 的计算机输出结果。

```
> summary(model4)                                    # check result
Call:
glm(formula = HD2 ~ max_hrt + chst_pain + vssblck + st_flat +
    age + sex, family = binomial(link = logit), data = df)

Coefficients:
            Estimate Std. Error z value Pr(>|z|)
(Intercept) -1.623090   2.196809  -0.739 0.460004
max_hrt     -0.024580   0.008573  -2.867 0.004143 **
chst_pain    0.755901   0.176659   4.279 1.88e-05 ***
vssblck      1.001129   0.221895   4.512 6.43e-06 ***
st_flat      0.629617   0.165643   3.801 0.000144 ***
age          0.008357   0.020642   0.405 0.685591
sex          1.523270   0.372018   4.095 4.23e-05 ***
---
Signif. codes:  0 '***' 0.001 '**' 0.01 '*' 0.05 '.' 0.1 ' ' 1

(Dispersion parameter for binomial family taken to be 1)

    Null deviance: 411.49  on 297  degrees of freedom
Residual deviance: 244.27  on 291  degrees of freedom
  (4 observations deleted due to missingness)
AIC: 258.27
```

图 11-8　执行 R 程序 11-5 第 121 行命令的结果

从图 11-8 中可以看出，多元 logistic 回归模型中的 4 个自变量都与心脏病发病风险有显著或极显著的关系（$P<0.01$）。控制了年龄、性别等变量后，4 个变量的 logistic 回归系数分别是运动最快心率（$\beta=-0.024\,6$, $P<0.01$）、胸痛（$\beta=0.755\,9$,

$P<0.001$)、血管堵塞($\beta=1.001\ 1$,$P<0.001$)和运动后心电图 ST 段下降($\beta=0.629\ 6$,$P<0.001$)。另外,在两个人口学变量中,只有性别(sex)具有统计学意义。

R 程序 11-5 的第 2 部分计算了每个变量的 *OR* 值及其 95% 置信区间(*CI*)。结果显示,4 个自变量的独立影响分别是:运动最快心率(*OR*=0.98,95% *CI*=0.96~0.99)、胸痛(*OR*=2.13,95% *CI*=1.52~3.05)、血管堵塞(*OR*=2.72,95% *CI*=1.80~4.30)以及运动后心电图 ST 段下降(*OR*=1.88,95% *CI*=1.37~2.63)。其他分析结果留给读者自行查看和解释,这里不再赘述。

## 六、多分类因变量的 logistic 回归分析

多分类因变量的 logistic 回归是二分类 logistic 回归的推广。在科学研究中,多分类变量很常见,如疾病严重程度、诊疗效果、患者满意度等。二分类 logistic 回归是以二项分布(binomial distribution)为基础的,而多分类因变量 logistic 回归则以多项分布(multinomial distribution)为基础。因此,有些书把二分类变量 logistic 回归又称为二项 logistic 回归,而多分类因变量的 logistic 回归又被称为多项 logistic 回归。R 软件包含一个叫作 nnet 的软件包,可以进行多分类变量的 logistic 回归分析。R 程序 11-6 将前面定义的 HD4(分 5 类,0~4 分,0 表示正常,作为对照,具体信息参见表 11-1)作为因变量,与血管堵塞(vssblck)作为自变量,来演示多项 logistic 回归分析。

```
127  ## Program 5. Polynomial logistic regression
128  ## part 1. multi-categorical logistic regression
129  # preparation to check data
130  library(tidyverse)
131  library(knitr)
132  # check the proportion of subjects in different categories of y
133  df %>%
134    count(HD4) %>%
135    mutate(prop = prop.table(n)) %>%
136    kable(col.names = c('Heart disease', 'N', 'Proportion'),
137          digits=3)
138  # boxplot to check differences in (vssblck) across 5 categories of y
139  boxplot(vssblck ~ HD4, data = df)
140  # multinomial logistic regression analysis
141  install.packages('nnet')
142  library(nnet)
143  mn <- multinom(HD4 ~ vssblck + age + sex, data=df)
144  summary(mn)
145  exp(coef(mn))
146
147  ## part 2. Ordered categorical data for logistic regression
148  # note: need polr from R package MASS
149  library(MASS)
150  # modeling analysis and result
151  omn <- polr(HD4 ~ vssblck + age + sex, Hess=TRUE, data=df)
152  summary(omn)
153  c_table <- coef(summary(omn))
```

R 程序 11-6

R 程序 11-6 包括 2 个部分：第 1 部分介绍多项 logistic 回归分析。该部分首先启动前面已经安装的两个软件包（程序第 130 和 131 行）来查看数据，主要是因变量 HD4 不同类别的构成。因此，程序第 133～137 行演示用快通道方法计算其构成比，结果见图 11-9。

```
|Heart disease |   N| Proportion|
|:-------------|---:|----------:|
|0             | 163|      0.540|
|1             |  55|      0.182|
|2             |  36|      0.119|
|3             |  35|      0.116|
|4             |  13|      0.043|
```

**图 11-9　执行 R 程序 11-6 第 128～137 行命令的结果**

如图 11-9 所示，非心脏病患者（心脏病 =0，即对照组）样本一共有 163 例，占 54%，其余 139 例为心脏病患者样本。根据疾病严重程度，诊断为 1、2、3、4 的心脏病患者各有 55 例、36 例、35 例和 13 例，分别占到总人数的 18%、12%、12% 和 4%。

除构成比外，还需要进一步了解自变量 vssblck 的值是否与心脏病的严重程度有关。程序第 139 行应用箱线图命令 boxplot() 来比较血管堵塞在不同严重程度的心脏病诊断之间的差异。图 11-10 是执行了这一部分程序后计算机输出的结果。可以看出，非心脏病患者的血管钙化和堵塞程度最轻，而在心脏病患者中，血管钙化堵塞程度与心脏病严重程度之间表现出显著的剂量 - 反应关系。这些结果为后续多项 logistic 回归分析提供了基础数据。

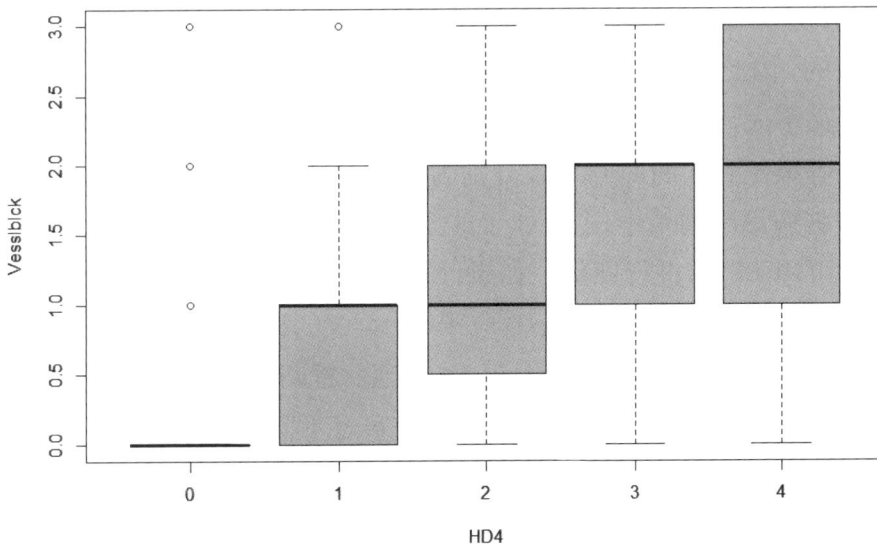

**图 11-10　执行 R 程序 11-6 第 138～139 行命令的结果**

完成了对数据的基本认识后,程序转入 logistic 回归分析。在这一过程中,首先安装(程序第 141 行)和启动软件包 nnet(程序第 142 行),然后使用 multinom() 命令进行多项 logistic 回归分析(程序第 143 行)。这一部分与前面介绍的所有回归分析方法类似,先定义模型,再给出数据。在本程序中,multinom 自动地把数据看作多项分布,从而使程序更加精简。程序第 144 行和第 145 行分别用于查看回归系数和计算 $OR$ 值。图 11-11 是多项 logistic 回归分析计算机输出的主要结果。

```
> summary(mn)
Call:
multinom(formula = HD4 ~ vssblck + age + sex, data = df)

Coefficients:
  (Intercept)   vssblck         age        sex
1   -4.266407 0.7704094 0.031451039 1.574258
2   -6.093969 1.2273917 0.049184374 1.538623
3   -3.757696 1.5506705 0.002458275 1.373050
4   -8.918940 1.6324245 0.064025697 1.953298

Std. Errors:
  (Intercept)   vssblck        age       sex
1    1.212948 0.2303973 0.02064569 0.4190518
2    1.593908 0.2455990 0.02644139 0.4997521
3    1.559241 0.2531078 0.02697954 0.5129288
4    2.691632 0.3402188 0.04303160 0.8449203

Residual Deviance: 652.163
AIC: 684.163
> exp(coef(mn))
  (Intercept)  vssblck      age      sex
1 0.014032110 2.160651 1.031951 4.827158
2 0.002256435 3.412318 1.050414 4.658173
3 0.023337455 4.714630 1.002461 3.947372
4 0.000133830 5.116264 1.066120 7.051903
```

**图 11-11　执行 R 程序 11-6 第 141～145 行命令的结果**

如图 11-11 所示,程序计算了以 HD4=0 为对照,血管钙化堵塞水平对其他各类心脏病的风险。一开始呈现的是回归系数。由于结局变量(心脏病患病情况)是多项分布的,因此截距(Intercept)和每个变量的回归系数都有 4 个。其中,截距的研究意义不大,可以忽略,重点关注 vssblck 的回归系数。以 HD4=0 为对照,心脏病严重等级 1 到 4 的回归系数分别为 0.77、1.23、1.55 和 1.63,反映出血管钙化堵塞与心脏病诊断结果不仅有关,而且还存在一定的剂量 - 反应关系。回归系数的显著性可用 $z$ 检验进行评估。如果计算的 $z>1.96$,则 $P<0.05$;如果 $z>2.58$,则 $P<0.01$。比如,图 11-9 中 vssblck 对应于 HD4=3 的回归系数 =1.55,相应的标准误 =0.25,那么 $z=1.55/0.25=6.2$,远大于 2.58,因此推断该系数具有统计学意义。

图 11-11 的最后部分给出了血管钙化堵塞对不同程度心脏病风险的 $OR$ 值。与非心脏病患者相比,血管钙化堵塞对不同心脏病严重程度(从 1 到 4)的影响(用 $OR$ 值表示)依次为 2.16、3.41、4.71 和 5.12。必须指出的是,这一结果是在控制了性别和年龄差异之后得到的,也就是说这一结果与年龄和性别无关。

最后转入有序逻辑回归分析（第 147～153 行），在这一过程中，首先启动软件包 MASS（第 149 行），使用 polr 函数对有序分类因变量 HD4 进行逻辑回归建模，并将血管堵塞、年龄和性别作为预测变量（第 151 行）。polr 是 proportional odds logistic regression 的缩写，polr 函数主要用于拟合有序分类数据的逻辑回归模型。接着，通过 summary 函数获取并打印模型的详细信息（第 152 行），最后提取并保存了模型的系数表以便进一步分析（第 153 行）。图 11-12 是运行这部分命令后的结果。

```
> summary(omn)
Call:
polr(formula = HD4 ~ vssblck + age + sex, data = df, Hess = TRUE)

Coefficients:
          Value Std. Error t value
vssblck 1.06203    0.1435   7.399
age     0.02598    0.0150   1.732
sex     1.16188    0.2842   4.088

Intercepts:
     Value  Std. Error t value
0|1 3.0608 0.8707      3.5153
1|2 4.1473 0.8875      4.6728
2|3 5.0698 0.8992      5.6382
3|4 6.7263 0.9362      7.1848

Residual Deviance: 661.1841
AIC: 675.1841
```

图 11-12 执行 R 程序 11-6 第 147～152 行命令的结果

如图 11-12 所示，首先展示模型基本信息，模型使用血管堵塞（vssblck）、年龄（age）和性别（sex）作为自变量来预测有序分类因变量心脏病严重程度（HD4）。系数部分展示了每个自变量对因变量的影响程度及其统计显著性，血管堵塞的 $t$ 值较大且远大于临界值，说明 vssblck 对 HD4 的影响非常显著。血管堵塞每严重一个等级，心脏病严重程度提高一个级别的对数概率比大约增加 1.062 倍。截距部分表示不同类别之间的分界点，例如，0|1 的值为 3.060 8，表示当线性预测值等于 3.060 8 时，个体处于第 0 级和第 1 级的边界。最后是模型的残差偏差和 AIC 值，其中残差偏差表示模型拟合数据的程度，两者都是数值越小表示模型越好。整体来说血管堵塞和性别对心脏病严重程度的影响显著，而年龄的影响不显著，模型拟合情况较好，可以用来预测心脏病严重程度的不同级别。

## 七、本章小结

与线性回归分析相比，logistic 回归分析在文献中应用更多。本章系统地介绍了 logistic 回归分析，包括为什么需要 logistic 回归分析、如何编写 R 程序进行 logistic 回归分析等。在理论分析和计算机模拟的基础上，本章利用有关心脏病的实际数据演示了具体的 logistic 回归分析方法和步骤,并对计算结果进行了解释。在简单 logistic 回归分析和多元 logistic 回归分析的基础上,本章进一步解释和演示了多项 logistic 回归分析。最后,本章还提供了进行有序多项 logistic 回归的 R 程序,供参考使用。

## ▶▶ 练习题 ◀◀

1. 复习 logistic 回归的原理,对照线性回归模型来加强理解。

2. 练习进行 logistic 回归分析之前的数据准备和预分析,包括变量选择、缺失值查验和处理、多变量两两相关分析、箱线图分析。

3. 练习简单 logistic 回归分析的方法,熟悉所需要的 R 软件包。

4. 反复练习本章介绍的各种 logistic 回归分析案例,熟练掌握相应的方法。

5. 利用 logistic 回归,从简单模型开始,分析数据库中所有的变量,看它们与心脏病的关系。

6. 利用在本章学到的方法分析自己的数据或者帮助别人分析数据。

7. 熟悉掌握从探索到简单模型再到多变量模型的多元 logistic 回归分析过程。

## ▶▶ 思考题 ◀◀

1. 为什么需要 logistic 回归模型?

2. 相对于二分类,多分类 logistic 回归分析有什么优点和不足?

3. 多分类变量 logistic 回归分析时,回归系数应该如何解释?

4. 如何根据 logistic 回归分析得到的回归系数计算 $OR$ 和 $95\%CI$?如何从风险的角度准确理解 $OR$?

## ▶▶ 参考文献 ◀◀

[1] CHEN X G. Quantitative epidemiology[M]. Berlin, Germany: Springer Nature, 2021.

[2] DOBSON AJ. An introduction to generalized linear models[M]. London, United Kingdom: Chapman & Hall/CRC, 1990.

[3] VENABLES WN, RIPLEY BD. Modern applied statistics with S[M]. Fourth Edition. New York, United States: Springer, 2002.

## 第十二章

# R 软件泊松回归和零膨胀泊松回归分析

## 本章提要

对于符合正态分布的连续型因变量 $y$ 可以使用线性回归模型进行分析，对于符合二项或多项分布的非连续型因变量 $y$ 可以使用 logistic 回归模型进行分析。此外，还有一种因变量 $y$，被称为计数变量（count variable），如一定时间范围内意外事故发生的次数、每个人每天吸烟的支数、每个人看病的次数、患者住院的天数等。这类数据虽然看起来是连续型的，但并不服从正态分布；若说是离散型的，但又不服从二项或多项分布，因此既不适用于线性回归分析也不适用于 logistic 回归分析。幸运的是，这类数据大部分都服从泊松分布（Poisson distribution），而泊松回归便是针对符合泊松分布的数据建立起来的一种分析方法。与 logistic 回归分析类似，泊松回归也是一种对数线性模型，可以用来分析不同类型的自变量 $x$ 与计数型因变量 $y$ 之间的关系，分析结果可以使用比值比 $OR$ 来表示。但如果 $y$ 中的 0 太多，使得模型与数据的拟合分散度（dispersion）过大，这种情况下就要使用零膨胀（zero-inflated）泊松回归。零膨胀泊松回归在模型中增加一个符合二项分布的 logistic 回归，可以极大地改善模型与数据的拟合程度。本章将利用 R 软件包 AER 所携带的数据，以两周看病次数为 $y$ 来演示这两种高级统计分析方法，同时还将简要介绍负二项泊松回归分析。

**关键词**：计数变量；泊松分布；泊松回归；零膨胀泊松回归；负二项泊松回归

在科研工作中，习惯把变量和数据分为两大类：连续型和离散型。在前面的 11 章中，本书根据数据类型介绍了不同的统计学方法。可以发现，区别变量／数据的类别是选择统计学分析方法的基础，只有使用与变量／数据类型相匹配的统计学方法，才能够得到准确的结果。例如，分类变量需要通过卡方检验比较组间差异，而连续变量则需要通过 $t$ 检验和方差分析进行比较。

在回归分析中，如果因变量 $y$ 是连续型的且符合正态分布，那么将选用线性回归模型；如果因变量 $y$ 是离散型的，包括二分类、有序和无序多分类变量，则选用 logistic 回归模型。然而，有一种变量，它既可以看作是连续型的，也可以看作是离散型的，这就是计数变量（count variable）。最典型的例子包括不同国家和地区意外事故发生的次数、吸烟的支数、喝酒的天数、看病的次数、住院的天数以及血细胞的计数（如红细胞、白细胞、淋巴细胞等）等。

反映这一类变量特征的数据被称为计数数据（count data）。虽然计数数据看起来像是连续型的，但其分布却呈高度偏态。以个人吸烟的支数为例，不吸烟者吸烟的支数是 0；大多数吸烟者往往是出于社交和消遣，并非每天都吸，因此吸烟的支数一般较少；只有对尼古丁成瘾的人吸烟量才会很大，但这一类人在总人口中所占比例较小。这种计数数据在科学研究中经常碰到。

计数数据的一个基本特点是，数据常常呈明显的右偏态分布，即极少数观察对象取值很大，而绝大多数观察对象取值很小甚至取值为 0。因此，计数数据不适合使用线性回归模型进行分析。此外，计数数据也不满足二项或多项分布，因此也不适合使用 logistic 回归模型进行分析。虽然这一类数据不服从正态分布或多项分布，但多符合泊松分布。泊松回归分析就是在泊松分布的基础上建立起来的多元回归模型。

## 一、泊松回归分析原理

泊松回归分析虽然没有 logistic 回归分析的使用率高，但其统计学理论和分析方法却是非常完善的。如果说二项分布是 logistic 回归分析的基础的话，泊松分布便是泊松回归分析的统计学基础。如果用 $\lambda_i$ 表示因变量（结果变量）$y$ 的测量结果，即研究样本中第 $i$ 个对象的计数，且样本是从均数 $=\lambda$ 的总体中随机抽取的，那么观察到的结果变量的分布将符合下面的泊松分布：

$$P(y) = \frac{\lambda^y}{y!} e^{-\lambda} \qquad\qquad 公式（12-1）$$

从公式（12-1）可以看出，泊松分布由两个参数决定，一个是均数 $\lambda$，一个是结果变量 $y$ 发生的次数。R 程序 12-1 演示了 $\lambda$ 取值不同的 4 种泊松分布，图 12-1 是相应的结果。

与常见的概率分布不同，符合泊松分布的数据，其均数 $\lambda$ 往往与标准差 $s$ 相同。这一特点在实际科研工作中常常用来判断所观察到的数据是否符合泊松分布。如果通过样本数据计算出的因变量的平均值与标准差接近，则表明数据基本符合泊松分布，适合使用泊松回归模型进行分析；反之，则表明数据偏离泊松分布，要考虑其他的分析方法。

```
2    # theoretical poison distribution with different lambda values
3    x <- 0:15
4    plot(dpois(x, lambda = 1), type = "b", lwd = 2, col = 1,
5         main = "Poisson distribution",
6         ylab = "probability", xlab = "Number of observed events y")
7    lines(dpois(x, lambda = 2), type = "b", lwd = 2, col = 2)
8    lines(dpois(x, lambda = 3), type = "b", lwd = 2, col = 3)
9    lines(dpois(x, lambda = 4), type = "b", lwd = 2, col = 4)
10   legend(14.5, 0.37, legend = c("1", "2", "3", "4"),
11          title = expression(lambda), title.adj = 0.5,
12          lty = 1, col = 1:4, lwd = 2, box.lty = 0)
```

R 程序 12-1

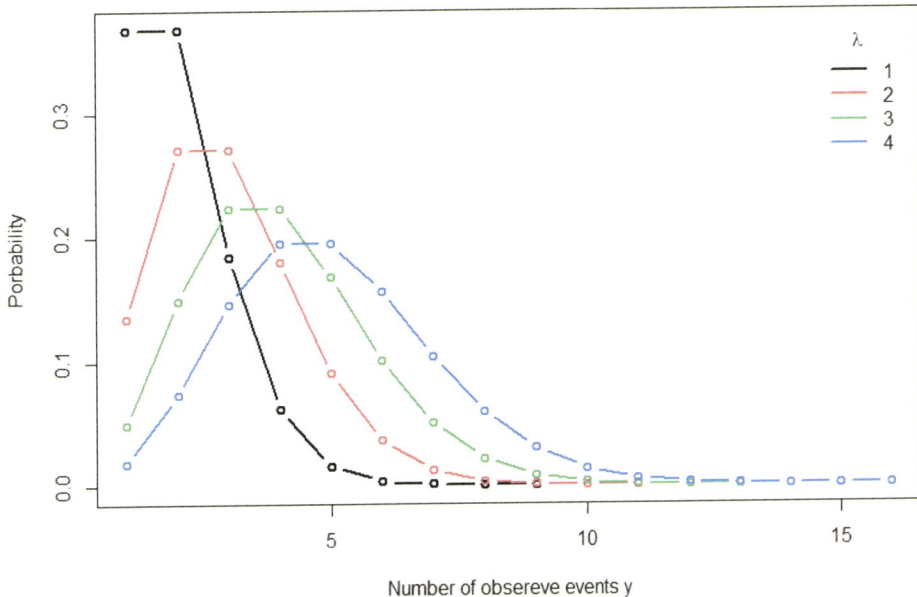

图 12-1　执行 R 程序 12-1 第 2~12 行命令的结果

通过对第十一章的学习，我们知道 logistic 回归的理论基础是二项分布，logistic 回归模型是通过指数方程将二分类因变量 $y$ 和自变量 $x$ 相联系，再对模型取对数后建立起来的。同理，在建立泊松回归模型时，首先需要把观察到的数据 $\lambda_i$（即 $y$）与自变量 $x$ 之间的关系通过指数方程联系起来：

$$\lambda_i = e^{\alpha + \beta x} \qquad\qquad 公式（12-2）$$

然后，对泊松分布的指数方程取对数，便得到泊松回归模型：

$$\ln(\lambda_i) = \alpha + \beta x \qquad\qquad 公式（12-3）$$

因此，泊松回归模型也是指数分布家族中的对数线性模型之一。但与 logistic

回归模型不同的是,泊松回归模型直接把观察到的数据取对数后进行回归分析;而 logistic 回归模型则是将比数比(发生和不发生之比)取对数,然后再进行回归分析。由于泊松回归模型属于对数线性模型,因此求解方法和 logistic 回归模型相同,即使用最大似然法(maximum likelihood method)求解,通过信息指标如 AIC 来判断数据 - 模型拟合优度。

## 二、泊松回归分析步骤

泊松回归分析中最常见的错误是不加区分地将数据直接代入模型进行分析,得出结果后快速下结论。这是因为该程序中缺乏对数据质量的预先判断,未确认数据是否适用于泊松回归分析。为了保证分析结果的科学性和可靠性,泊松回归分析必须遵循以下基本步骤:

(1)数据准备:开始分析前,需要花时间准备数据,包括变量选择、变量类别界定等。虽然自变量 $x$ 既可以是连续型的也可以是非连续型的,但因变量 $y$ 必须为计数变量。此外,其他基本情况也需要掌握,如样本大小、缺失值情况等。

(2)构建回归模型:根据数据特征、理论分析、文献资料或预实验结果建立回归分析模型,包括确定自变量、因变量和控制变量以及构建多个等价模型等。

(3)变量预分析:①检查因变量 $y$ 的分布情况,可以通过绘图和计算平均数(标准差)两种方法来完成,只有当因变量 $y$ 符合泊松分布的时候,才可以使用泊松回归分析;②分析因变量 $y$ 与所有自变量 $x$ 之间的关系,可以通过多变量两两相关进行分析。

(4)泊松回归分析:当数据准备好后,泊松回归分析就比较简单了。前面章节介绍的建立回归模型的方法也可以用于构建泊松回归模型,即从最简单的模型开始,逐步纳入更多的变量来优化模型。

(5)结果解释:完成分析之后,解读模型参数的实际意义。尽管泊松回归与 logistic 回归一样都属于对数线性模型,但二者参数的解释并不完全一致,在解释模型估计的参数时需注意。

## 三、泊松回归分析示例

### (一)数据来源与变量选择

1. 数据来源　为了练习泊松回归分析,这里选择 R 软件包 AER(applied econometrics with R)中携带的数据库 DoctorVisits。这是一个非常有用的数据库,里面包含多个可以使用的变量。我们将从其中选择一些相关变量来演示泊松回归分析方法。

2. 因变量选择　选择看病次数（visits）作为因变量，该变量是由研究对象自己报告的在过去两周看病的次数。根据以往经验，一个人看病的次数往往呈偏态分布，绝大多数人都没有看过病，一小部分人看过一两次，只有极少数人看过多次。

3. 自变量选择　从数据库的众多变量中选择若干个与看病次数直接相关的变量，包括：①健康水平（health），通过哥德堡总体健康状况问卷 -12（Goldberg's general health questionnaire，GHQ-12）来测量，得分范围在 0～12 之间，分数越高表示健康状况越差；②患病情况（illness）：过去两周内患过几次疾病；③病休天数（reduced）：过去两周内因生病而减少活动的天数；④医疗保险：包括私人医疗保险（private）、政府为低收入人群提供的免费医疗保险（freepoor）以及政府提供的老年人、残疾人和退伍军人医疗保险（freerepat）。

4. 控制变量　即人口学和社会经济变量：包括性别（gender）、年龄（age）、收入（income）等。

### （二）回归模型构建

根据从数据库中选择的变量，结合文献资料和理论分析，可以构建多个回归模型来明确与看病次数（visits）有关的因素。例如，可以使用下面的泊松回归模型来分析病休天数（reduced）对看病次数的影响：

$$\log(看病次数) = \alpha + \beta_1 病休天数 + \beta_i 控制变量 \qquad 公式（12\text{-}4）$$

也可以对公式（12-4）进行扩展，加入更多的自变量，如加入患病情况和医疗保险：

$$\log(看病次数) = \alpha + \beta_1 病休天数 + \beta_2 患病情况 \\ + \beta_3 医疗保险 + \beta_i 控制变量 \qquad 公式（12\text{-}5）$$

读者可以根据自己的兴趣，选择不同的变量来建构不同的回归模型。

### （三）数据准备

R 程序 12-2 分两个部分，演示如何读取 R 软件包 AER 携带的数据库 DoctorVisits，选择需要的变量，并对数据进行处理，使之能够用于泊松回归分析。按照惯例，首先使用 rm(list=ls()) 清除电脑中的数据（第 17 行），安装和启动软件包 AER（第 18 行），并利用 data() 把数据库 DoctorVisits 调入计算机（第 19 行），然后将该数据库存放在一个自己命名的数据库 dat 中（第 20 行）。

对于不熟悉的数据库，建议首先查看数据情况。程序的第 21～22 行演示了如何利用两个常用的命令查看数据，其中 str(dat) 用于查看数据结构，table(df$visits) 命令则用于统计变量 visits 的频数分布。此外，还有多个可以查看数据库的命令，比如 summary(dat) 可以查看数据库中所有连续变量的描述性统计结果和缺失值，header(dat) 可以查看数据库中前 5 个具体的数据；colSums(is.na(df)) 可以统计每个变量的缺失值等。

```
14  ## R Program 1. Poisson regression for counting data
15  # demonstrate the method using doctor visits data in R package 'AER'
16  # 1. data preparation
17  rm(list=ls())                                    # clear environment
18  install.packages('AER'); library(AER)            # for data
19  data(DoctorVisits)                               # load data set
20  dat <- DoctorVisits                              # put into dat for use
21  str(dat) # check obs & variables
22  table(dat$visits); table(dat$health)             # explore key variables
23  # 2 create new data set to select variables, var rescale
24  names(dat)                                       # check var order
25  df <- dat[,1:10]                                 # select first 10 vars
26  df$age <- df$age * 100                           # convert age to year
27  df$income <- df$income * 10                      # convert income to 1000
28  # categorize health status based on GHQ scores
29  df$healthstatus <- cut(df$health, breaks=c(0, 2, 5, 12),
30                    labels=c('good', 'average', 'poor'))
31  # df$healthstatus <- cut(df$health, breaks=3, labels=c(...))
32  # create new variables
33  df$insured <- ifelse(df$private=='yes' | df$freepoor=='yes' | df$freerepat=='yes', 1, 0)
34  table(df$insured)                                # check the new variable
35  names(df); df <- df[,c(1, 5:7, 11, 12, 2:4)]     # re-order variables
36  # final check of data using str(df), head(df), view(df) etc.
37  write.csv(df, file='docvsts.csv')                # save data for future use
```

R 程序 12-2

在了解了原始数据的特征后，需要根据要求对数据进行相应的处理。R 程序 12-2 的第 2 部分从第 23 行开始，用于介绍数据处理。其中，第 24 行利用 names(dat) 按顺序列出 dat 中的所有变量；第 25 行依据第 24 行提供的变量名称信息，使用 df<-dat[,1:10]命令保留前 10 个变量，并把选择好的变量存放在新的数据结构 df 中以供进一步处理。

变量选好之后，程序第 26～35 行演示了一些重要的数据处理方法。例如为了保护隐私，原始数据中的年龄是用小数表示的，程序第 26 行把数据库中的年龄（age）乘以 100，转换成了真实的年龄。同理，第 27 行对收入（income）也进行了转换，使之成为读者熟悉的以 1 000 美元为单位的数据。

根据第 22 行命令 table(dat$health) 提供的信息可知，调查对象的健康水平（health）共有 13 类（0～12），且变量 health 呈高度偏态分布（大部分为 0，只有极少数在 9 以上）。此时，如果将数据直接纳入分析，就会导致分析结果偏倚。因此，程序 29～30 行利用 cut() 命令将数据库中的健康状况（health）重新划分为三类，即良好（good）、平均（average）和差（poor），并把结果存放在一个新变量（healthstatus）中。这种把连续变量离散化的方法在数据处理时经常用到。程序第 31 行还提供了另外一种方法，供参考使用。

数据库中关于医疗保险的内容非常详细，而这里只想了解有无医疗保险是否影响病人就医，因此程序第 33 行利用条件语句 ifelse() 定义了一个新变量 insured 表示是否有医疗保险，其中 insured=0 表示没有保险，insured=1 表示有保险。程序第 34 行通过 table(df\$insured) 检验新变量 insured 是否正确。程序第 35 行查看新数据库中的变量名称和顺序，并根据结果把数据库中变量的顺序进行了重新排列，使之更具有逻辑性。之后可以使用命令 str(df) 查看 df（R 程序 12-2 未列出）。

至此，本章介绍了在数据分析之前如何整理数据，包括对已有变量进行转换、重新定义已有变量使之成为新变量，以及按照习惯和分析便捷性选择和排列变量并将其存放到新的数据库中，最后还要查看新数据库的情况。图 12-2 是运行了 str(df) 之后计算机输出的关于新数据库 df 的信息。

```
> str(df)
'data.frame':    5190 obs. of   9 variables:
 $ visits      : num   1 1 1 1 1 1 1 1 1 1 ...
 $ illness     : num   1 1 3 1 2 5 4 3 2 1 ...
 $ reduced     : num   4 2 0 0 5 1 0 0 0 0 ...
 $ health      : num   1 1 0 0 1 9 2 6 5 0 ...
 $ healthstatus: Factor w/ 3 levels "good","average",..: 1 1 NA NA 1 3 1 3 2 NA ...
 $ insured     : num   1 1 0 0 0 0 0 1 1 ...
 $ gender      : Factor w/ 2 levels "male","female": 2 2 1 1 2 2 2 2 1 ...
 $ age         : num   19 19 19 19 19 19 19 19 19 19 ...
 $ income      : num   5.5 4.5 9 1.5 4.5 3.5 5.5 1.5 6.5 1.5 ...
```

图 12-2　执行命令 str(df) 的结果

计算机输出结果显示，选择的 9 个变量都已经按照指定的顺序排放在数据库中，前 6 个变量为核心变量，其中 visits 是因变量 $y$，接下来的 5 个是自变量，最后 3 个是人口学变量。另外，数据库中显示的年龄已经不再是小数，定义的健康状况（healthstatus）也已经被分为 3 个类别。图中 NA 表示缺失值，num 表示数值型变量，factor 表示分类变量。

### （四）检查因变量的分布和统计样本特征

数据库整理好后，R 程序 12-3 演示如何查看因变量 $y$ 的分布和统计样本的基本特征。其中，第 1 部分用于查看因变量 $y$ 即看病次数（visits）的分布情况。程序第 41 行读入 R 程序 12-2 存放在电脑中的数据。由于看病次数是计数数据，具有离散变量的特征，因此程序第 42 行使用最基本的 R 命令 table(df\$visits) 来统计不同看病次数的调查对象的频数分布。接着，使用条形图命令 hist(df\$visits) 绘制条形图，以直观地反映数据的分布。

图 12-3（左）就是计算机执行了第 44 行命令后的结果。从图中可以看出，5 190 例研究对象过去两周看病的次数呈现典型的偏态分布，大多数调查对象在过去两周内没有看过病，但也有极少数调查对象几乎每天都看病。由此可以认为：看病次数这个变量适合使用泊松回归分析来研究影响看病次数的各种因素。

```
39  ## R Program 2. Poisson regression analysis: Model: factors affect doctor visits
40  # 1 Preparation: check the distribution of y
41  df <- read.csv(file='docvsts.csv')
42  table(df$visits)                            # count the frequency
43  par(mfrow=c(1,2), mai=c(1,1,1,0.2)) # page setup
44  hist(df$visits, main='Frequency distribution')      # frequency distribution
45  hist(df$visits, breaks=9, freq=FALSE,
46      main='Density distribution')
47  lines(density(df$visits, bw=0.8), col='red')        # add Poisson density line
48  par(mfrow=c(1,1)) # set page to default
49  mean(df$visits); sd(df$visits)              # get mean and sd
50  # mean=0.3017, sd=0.7981, sd>mean indicating over dispersion
51  # 2 sample statistics
52  summary(df) # overall
53  # for discrete variables by gender
54  table(df$gender) # sample by gender
55  h <- xtabs(~gender+healthstatus, df)
56  addmargins(ftable(h)) # stats for health status
57  i <- xtabs(~gender+insured, df)
58  addmargins(ftable(i)) # stats for insured
59
60  # for continuous variable by gender
61  library(plyr) # install.packages('plyr') # install if 1st use
62  ddply(df, 'gender', summarise, grp.mean=mean(reduced)) # compute mean by gender
63  ddply(df, 'gender', summarise, grp.sd=sd(reduced)) # compute mean by gender
64  ddply(df, 'gender', summarise, grp.mean=mean(income)) # compute mean by gender
65  ddply(df, 'gender', summarise, grp.sd=sd(income)) # compute mean by gender
```

R 程序 12-3

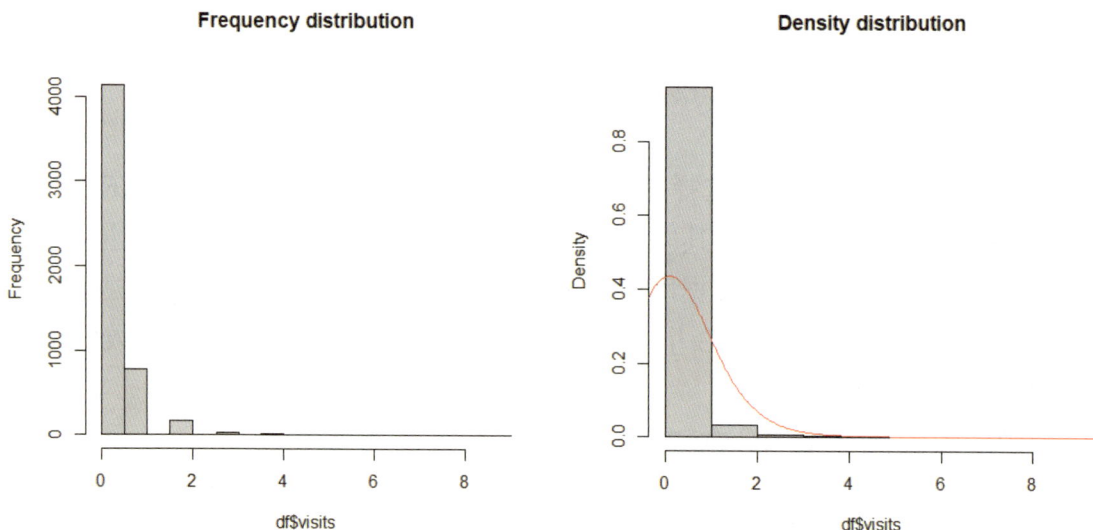

图 12-3  执行 R 程序 12-3 第 40～48 行命令的结果

为进一步验证通过样本得到的数据与泊松分布的符合程度,程序第 44～48 行命令将数据与泊松密度函数进行拟合(见图 12-3 右)。此外,考虑到平均数与标准差相等是泊松分布的一大特征,程序第 49 行分别计算变量 visits 的平均数(0.301 7)和标准差(0.798 1)。之后,综合图 12-3 以及平均数和标准差的差异可以判断,虽然 visits 直观上符合泊松分布,但深入分析可以发现其与泊松分布仍然存在一定差异。

作为方法练习,这里暂时假定数据完全符合泊松分布,差异归因于抽样误差,此时数据便可以用来进行泊松回归分析。在完成泊松回归分析后，进一步检查模型与数据的拟合情况。如果拟合效果不理想，则需要选择其他方法进行分析。

### （五）样本描述

完成对因变量的检验（是否符合泊松分布）后，需要对研究样本进行描述以便了解样本情况并指导回归分析。R 程序 12-3 的第 2 部分介绍了几种常用的命令来描述样本特征。

程序第 52 行用 summary(df) 计算数据库中所有变量的基本统计学特征，包括最大值、最小值、均值以及中位数等。程序第 54 行按照性别统计样本；第 55～56 行分别统计男性和女性中不同健康状况（healthstatus）的人数；第 57～58 行统计男性和女性中参加医疗保险（insured）的人数；第 61～64 行运用 R 软件包 plyr 中的 ddply() 功能分别计算男性和女性病休天数（reduced）和经济收入（income）的平均数和标准差。表 12-1 是根据计算结果手工整理的样本情况表。在实际工作中，表 12-1 中的数据会更多。读者可以根据需要，使用介绍的方法进行计算，然后纳入表 12-1。

表 12-1　研究样本的基本统计学特征

| 变量 | $n(\%)/\bar{x}\pm s$ | | |
| --- | --- | --- | --- |
| | 男 | 女 | 合计 |
| 样本量 | 2 488（47.94） | 2 702（52.06） | 5 190（100.00） |
| 健康状况 [*] | | | |
| 　良好 | 607（60.88） | 662（56.73） | 1 269（58.64） |
| 　平均 | 277（27.78） | 315（26.99） | 592（27.36） |
| 　差 | 113（11.33） | 190（16.28） | 303（14.00） |
| 　小计 | 997（100.00） | 1 167（100.00） | 2 164（100.00） |
| 个人收入 / 千美元 | 6.89±3.90 | 4.85±3.19 | 5.83±3.69 |
| 医疗保险 | | | |
| 　有 | 1 047（42.08） | 532（19.69） | 1 579（30.42） |
| 　无 | 1 441（57.92） | 2 170（80.31） | 3 611（69.58） |
| 　小计 | 2 488（100.00） | 2 702（100.00） | 5 190（100.00） |
| 病休天数 /d | 0.74±2.66 | 0.98±3.08 | 0.86±2.89 |

注：表中列举的内容仅作为例子，实际研究中读者可以根据需要挑选合适的内容。

[*]：其中有 3 026 例调查对象没有参加健康状况问题调查。

从表 12-1 可以看出，该数据中男女的构成比分别为 47.94% 和 52.06%；男性月平均收入（6.89 千美元）高于女性（4.85 千美元）；30% 左右的调查对象有医疗保险，且男性有医疗保险的比率（42.08%）高于女性（19.69%）；两周内因病平均休假0.86d；GHQ 评分结果提示，近 60% 的调查对象认为自己的健康状况属于"良好"，且女性的自评健康水平稍低于男性。虽然健康状况是分析看病次数的重要指标，但有 3 026 例对象缺失该变量，因此不考虑把该变量纳入泊松回归分析。

### （六）探索性分析

对研究样本特征的描述不仅可以提供重要的信息，还有助于决定如何进行泊松回归分析。泊松回归作为一种多元回归模型，首先需要对主要变量进行探索性分析，选择合适的变量，并指导数据分析。探索性分析方法有很多，R 程序 12-4 的第 1 部分演示使用相关系数进行快速分析（第 67～69 行）。

```
66  ## R program 3.poisson regression analysis
67  # 1 exploration using correlation analysis
68  str(df);x<-df[,c(1:4,6,8,9)]                    #select numeric variables
69  cor(as.matrix(x))                               #correlation analysis
70  # 2 fit different poisson regression model
71  library(MASS)                                   #install if 1st time use
72  pmm<-glm(visits~reduced,family = poisson,       #modeling for male
73          data = df[df$gender=='male'])
74  summary(pmm)
75  pmf<-glm(visits~reduced,family = poisson,       #modeling for female
76          data = df[df$gender=='female'])
77  summary(pmf)
78  pm1<-glm(visits~reduced,family = poisson,data=df)    #total sample
79  summary(pm1)
80  pm2<-glm(visits~reduced + gender,family = poisson,data=df)  #ass a co-variate
81  summary(pm2)
82  # check over dispersion of model pm2,dispersion must be close to 1
83  E<-resid(pm2,type='pearson')                    #obtain residuals
84  N<-nrow(df)                                      #sample size
85  p<-length(coef(pm2))                            #number of variables
86  sum(E^2)/(N-p)                                  #compute dispersion
87  #end
```

**R 程序 12-4**

其中，程序第 68 行用 str(df) 查看数据库 df 中所有变量的名称和类别，以便选择合适的变量进行相关分析。相关分析只能使用 num 变量。根据第 68 行命令运行的结果，一共选择了 7 个 num 类型的变量进行相关分析，分别是：看病次数（visits）、患病情况（illness）、病休天数（reduced）、GHQ 健康评分（health）、年龄（age）和收入（income）。

图 12-4 显示的是进行相关分析后计算机输出的结果。可见，图中数据较多，其中第 1 列数据对选择变量非常有帮助，从中可以看出各自变量与因变量 visits 之间的关系。不难发现，visits 与 reduced 的相关系数 =0.419 0，在所有相关系数中最大，因此可能是影响 visits 的最主要因素。这一结果支持我们前面构建的模型（12-3）。

其次，visits 与 illness（$r$=0.223 6）和 health（$r$=0.193 3）之间也有一定的相关性，在模型扩展时可以考虑纳入。另外，insured（$r$=0.069 0）、age（$r$=0.124 5）和 income（$r$=-0.076 8）与 visits 也存在一定关系，可以考虑将它们作为控制变量纳入分析。

```
> cor(as.matrix(x))                                    # correlation analysis
            visits      illness     reduced      health     insured         age      income
visits  1.00000000  0.2235524  0.41895444  0.19327156  0.06897358  0.12453676 -0.07683983
illness 0.22355244  1.0000000  0.21811627  0.36010981  0.11713330  0.20498389 -0.14881155
reduced 0.41895444  0.2181163  1.00000000  0.28020818  0.03899627  0.09474494 -0.04754529
health  0.19327156  0.3601098  0.28020818  1.00000000  0.03144488  0.01861580 -0.08579045
insured 0.06897358  0.1171333  0.03899627  0.03144488  1.00000000  0.40293907 -0.12779281
age     0.12453676  0.2049839  0.09474494  0.01861580  0.40293907  1.00000000 -0.27107338
income -0.07683983 -0.1488116 -0.04754529 -0.08579045 -0.12779281 -0.27107338  1.00000000
```

图 12-4　执行 R 程序 12-4 第 67～69 行命令的结果

除第 1 列信息外，通过其他相关系数可以判断所有参加预分析的自变量之间的相关关系。从结果可以看出，这些相关系数均小于 0.5，表示这些自变量之间有较好的独立性，将其同时纳入同一个回归模型不会产生共线性的问题。

### （七）泊松回归分析和结果解释

R 程序 12-4 的第 2 部分演示如何利用探索性分析选择的自变量 reduced 进行泊松回归分析。如表 12-1 所示，男性和女性在健康状况、医疗保险和收入方面都存在差异，程序的第 71～76 行演示如何按照性别分别进行泊松回归分析。对此，编写程序的核心要点是在定义数据库 df 的时候，需要通过 R 命令 data=df[df$gender==" "，]来挑选数据。比如，当定义 gender=="male" 时，模型将只选择男性数据进行分析。

计算结果显示，男性的泊松回归模型 pmm 中，自变量 reduced 对应的回归系数 $\beta$=0.18（$P$<0.001），$OR$=exp(0.18)=1.20；女性的泊松回归模型 pmf 估计的回归系数 $\beta$=0.14，$OR$=1.15；而全体样本的泊松回归模型 pm1 估计的回归系数 $\beta$=0.16，相应的 $OR$=1.17。

前文分析结果显示，病休天数与看病次数高度相关，但也存在性别差异，因此泊松回归模型 pm1 的结果不一定可靠。因此，模型 pm2 在 pm1 的基础上加入了性别（gender）作为控制变量。图 12-5 是执行了 pm2 相关命令之后计算机输出的结果。这种分析方法在多元回归模型中经常用到，这里重点强调该方法的原理。这里虽然只加入了 gender 一个控制变量，但是通过这种方法可以非常容易地引入多个控制变量。

图 12-5 是用 R 程序进行泊松回归分析后计算机输出结果的基本格式：最先列出分析所用的模型，便于核对；接着是模型拟合情况；再接下来是估计的回归系数和相应的统计学显著性检验；最后，说明该分析是在假定的数据 - 模型拟合离散度条件下完成的。关于拟合离散度，后面还会进一步讨论。

从图 12-5 可以看出，泊松回归模型 pm2 比模型 pm1 的拟合效果要好。在控制了性别差异之后，病休天数对看病次数有显著影响（回归系数 $\beta$=0.16，$OR$=1.17）。同时，病休天数与女性的回归系数 $\beta$=0.34（$OR$=1.41），表示女性比男性的看病次数更多。通过这一例子，可以理解控制协变量的意义。

```
Call:
glm(formula = visits ~ reduced + gender, family = "poisson",
    data = df)

Deviance Residuals:
   Min      1Q   Median      3Q      Max
-2.1196  -0.7099  -0.5984  -0.5984   5.7483

Coefficients:
              Estimate Std. Error z value Pr(>|z|)
(Intercept)  -1.719975   0.043793 -39.275  < 2e-16 ***
reduced       0.156259   0.004242  36.833  < 2e-16 ***
genderfemale  0.341659   0.052337   6.528 6.66e-11 ***
---
Signif. codes:  0 '***' 0.001 '**' 0.01 '*' 0.05 '.' 0.1 ' ' 1

(Dispersion parameter for poisson family taken to be 1)

    Null deviance: 5634.8  on 5189  degrees of freedom
Residual deviance: 4613.1  on 5187  degrees of freedom
AIC: 6950.7
```

图 12-5　执行 R 程序 12-4 第 80～81 行命令的结果

作为演示，这里只用了性别这一个人口学变量。那么，其他变量如收入（income）、年龄（age）等处于不同水平时，因变量 visits 与自变量 reduced 之间的关系是否有差异？如果有差异，该变量就应该以控制变量的名义纳入模型进行分析。这一部分，留给读者练习。

同时，除了变量 reduced，读者也可以选择其他自变量进行分析，比如 health、illness 以及 insured 等。完成分析后，再比较结果，尤其可以关注 insured 与 visits 的关系，这具有非常重要的现实意义。

## 四、零膨胀泊松回归分析

到目前为止，我们不仅从方法学角度介绍了泊松回归分析，还通过实际数据演示了如何使用 R 程序进行泊松回归分析以及如何解读分析结果。可是，当数据不完全符合泊松分布的时候，我们应该如何处理？

如前文图 12-3 所示，变量 visits 并不完全符合泊松分布，我们是在假定符合的条件下进行泊松回归分析的。再次观察图 12-3（右）可以看出，按照标准的泊松分布（红色线条），现有数据中为 0 的人数较多，远高于泊松分布的理论期望值。显然，如果数据中有太多的 0，泊松回归模型与数据的拟合度就会变差。

度量泊松回归模型与数据拟合程度的指标是拟合离散度。如果拟合效果较好，dispersion 就接近或者等于 1.00；如果拟合效果较差，dispersion 就会大于 1.00。当使用泊松回归模型进行分析时，计算机程序假设 dispersion 为 1（图 12-5）。为验证泊松回归模型 pm2 与数据的拟合情况，R 程序 12-4 的最后一部分介绍了根据模型分析结果计算 dispersion 的方法。计算结果显示，模型 pm2 的拟合离散度

=1.386 1,明显大于 1.00,表明模型 pm2 的分析结果不一定准确,需要进一步校正。

在实际工作中,泊松回归分析经常面临的问题就是数据中 0 太多。为了克服这个难题,统计学家们提出了一个新的泊松模型:零膨胀(zero-inflated)泊松回归,其基本原理是:数据中符合标准泊松分布的部分,仍然使用泊松回归模型进行分析;而多余的 0 则作为普通的二分类变量并通过 logistic 回归进行分析。因此,零膨胀泊松回归实际上是把两个模型合并为一个回归模型,这样一来不仅解决了数据中 0 太多的问题,也使得泊松回归分析的结果更加准确。此外,还新增加了按照二分类变量分析的结果。R 程序 12-5 的第 1 部分(第 90～96 行)用于介绍零膨胀泊松回归分析。

```
89   ## R program 4. two alternative poisson regression models
90   # 1 Zero-inflated poisson regression
91   install.packages('pscl');library(pscl)            #package for the method
92   pmz<-zeroinfl(visits~reduced + gender|
93                 reduced + gender, dist='poisson',data=df)   #the Bernoulli process
94   summary(pmz)                                        #check result
95   E=resid(pmz,type='pearson');N<-nrow(df);p=length(coef(pmz))
96   sum(E^2)/(N-p)
97   # 2 zero-inflated and negative binomial poisson regression
98   npm<-zeroinfl(visits~ reduced + gender, dist='negbin',data=df)
99   summary(npm)
100  #end
```

R 程序 12-5

为便于对比分析,仍然使用前文用到的数据。程序第 91 行调用新的 R 软件包 pscl,该软件包专门用来分析零膨胀和其他相关计数数据。分析程序的核心是第 92～93 行。对比 R 程序 12-4 可知,零膨胀泊松回归多了一行:在定义了泊松回归模型之后,再把自变量重复一遍,并将两个部分用"|"隔开。前面的部分是泊松回归模型,后面的部分是二分类 logistic 回归模型。执行了第 92～93 行命令后,通过第 94 行命令得到分析结果(如图 12-6)。需要注意的是,由于 pscl 包的版本不同,可能导致自变量估计值存在一些差异。由于我们主要关注的是自变量的影响,因此这些差异是可以接受的。

与图 12-5 中的一般泊松回归分析结果相比,零膨胀泊松回归分析的结果变化很大。首先,其结果包括一般的泊松回归部分。从这部分可以看出,自变量 reduced 的回归系数由原来的 0.16 下降到现在的 0.12。按照前面的介绍,调整了过多的 0 之后,估计出的回归系数要比没有调整的更好,因此 0.12 比前面的 0.16 更为可靠。换言之,单纯的泊松回归高估了自变量 reduced 对 visits 的影响。除此之外,单纯的泊松分析发现 gender 对 visits 的影响具有统计学显著意义($P<0.001$),但是在零膨胀泊松回归模型中,gender 不再具有显著的统计学意义($P>0.05$)。

```
Call:
zeroinfl(formula = visits ~ reduced + gender | reduced + gender, data = df, dist = "pois

Pearson residuals:
    Min      1Q  Median      3Q     Max
-1.2795 -0.4543 -0.3502 -0.3502 11.8693

Count model coefficients (poisson with log link):
             Estimate Std. Error z value Pr(>|z|)
(Intercept) -0.699189   0.087584  -7.983 1.43e-15 ***
reduced      0.116419   0.007266  16.023  < 2e-16 ***
genderfemale 0.022718   0.087244   0.260    0.795

Zero-inflation model coefficients (binomial with logit link):
             Estimate Std. Error z value Pr(>|z|)
(Intercept)  0.71242    0.13345   5.338 9.38e-08 ***
reduced     -0.12756    0.02192  -5.820 5.88e-09 ***
genderfemale -0.74260    0.15771  -4.709 2.49e-06 ***
---
Signif. codes:  0 '***' 0.001 '**' 0.01 '*' 0.05 '.' 0.1 ' ' 1

Number of iterations in BFGS optimization: 23
Log-likelihood: -3355 on 6 Df
```

图 12-6　执行 R 程序 12-5 第 90～94 行命令的结果

除泊松回归的系数外，零膨胀泊松回归模型中还有一组针对数据中多余的 0 和非 0 数据而用 logistic 回归模型估计出的回归系数，即图 12-6 中的 zero-inflation model coefficients(binomial with logit link) 部分。这部分的结果提示自变量（reduced）会减少看病的机会（$\beta$=-0.127 6，$P<0.001$），且女性看病的机会低于男性（$\beta$=-0.742 6，$P<0.001$）。

根据零膨胀回归两个部分（泊松回归和 logistic 回归）的分析结果可以推断，病休天数少会减少看病次数，这是因为病休天数的多少与疾病严重程度往往呈正相关，病情越重看病次数就越多，病情越轻看病次数也相应越少。可见，如果不是通过零膨胀回归，这些重要的信息就不能够从数据中提取出来。

此外，零膨胀泊松回归分析结果提示，女性看病的机会低于男性。虽然这一结果好像有违常理，但仔细分析不难发现，其与数据描述所提供的信息是一致的（表12-1），比如女性的收入和有医疗保险的比例更低，这些都会降低她们去医院看病的可能性。当然如果生病影响到日常活动，需要休假时，休假时间越长，表示病情越重，看病次数也会越多。有兴趣的读者可以把医疗保险和收入代入模型来验证这些假设。

必须指出的是，在本例中，泊松回归和 logistic 回归两个部分用到的变量是相同的，这样主要是为了方便演示分析方法。但在实际研究中，零膨胀泊松回归分析的这两个部分变量可以不同。此外，在具体分析时，如果某个变量加入模型后不具有统计学显著意义，也可以将其从模型中删除。读者可以按照自己的兴趣，选择不同的变量组合进行分析。

对比模型 pm2 和模型 pmz 的分析结果发现，相同的数据使用不同的方法得到的结果可能大相径庭。虽然通过模型 pmz 得到的结果似乎更有说服力，但是尚不清楚 pmz 的拟合离散度是否比 pm2 的更小。R 程序 12-5 第 95～96 行使用前文介绍的方法计算了模型 pmz 的拟合离散度，结果发现 pmz 的拟合离散度为 1.049 9，虽然高于 1.000 0，但已明显小于 pm2 的离散度 1.386 1。这表明，当因变量的数据中有过多 0 的时候，必须选用零膨胀泊松回归进行分析，以获得更加准确的结果。

## 五、零膨胀负二项分布泊松回归分析

与泊松有关联的另一种统计学分布是负二项分布（negative binomial distribution）。当泊松回归或零膨胀泊松回归分析结果都不太理想的时候，可以改用零膨胀负二项分布泊松回归，这种方法由两部分组成，采用负二项分布来完成计数部分，使用二项式分布实现零膨胀部分，结合了零膨胀模型和负二项分布的优点，适用于处理包含大量零值且具有过分散性的计数数据，能够同时捕捉数据中的零膨胀现象和过分散性，提供更准确的预测和解释。由于本例中零膨胀泊松回归分析的结果已经满足要求，所以这里不再进一步演示零膨胀负二项分布泊松回归，只在 R 程序 12-5 第 2 部分第 97～99 行介绍相应的方法，供读者参考使用。

需要指出的是，要正确使用零膨胀负二项分布泊松回归分析方法，就必须先验证因变量 $y$ 是否符合负二项分布。只有当数据满足相应的统计学分布时，才能利用程序介绍的方法得到正确的结果。

## 六、本章小结

本章系统介绍了计数数据的特点、评价计数数据是否符合泊松分布的方法、进行泊松回归分析的步骤、利用不同的泊松回归模型来分析不同的数据以及分析结果的解释等。在分析方法方面，介绍了一般的泊松回归分析，包括简单泊松回归模型和多元泊松回归模型，同时还介绍了零膨胀泊松回归模型和零膨胀负二项分布泊松回归模型。所有分析都是用 R 软件携带的数据进行的，以便于练习。程序中还介绍了数据文件的存放和读取方法，供读者参考。

》》 练习题 《《

1. 使用数据库 df 中的不同变量练习查看计数变量的分布是否符合 Poisson 分布，学习根据数据分布的特点选择最合适的 Poisson 回归模型。

2. 重复本章中 4 个 R 程序介绍的全部数据分析过程，包括数据处理、模型建立、数据分析和结果解释等，熟练掌握泊松回归分析方法。

3．利用本章中包括的但是还没有使用过的变量，参照所介绍的方法进行泊松回归分析并解释结果。

4．运用同一组数据拟合不同的泊松回归模型，然后计算模型的拟合离散度，通过拟合离散度来确定哪一种分析方法最为有效。

5．使用 R 程序绘制泊松回归密度分布图，学习掌握如何确定一组数据是否符合泊松分布，包括统计分布频数、绘制直方图以及根据泊松分布密度作出相应的判断等。

## 思考题

1．计数数据有什么特点？请举例说明。

2．泊松回归模型与线性回归模型和 logistic 回归模型有哪些区别和联系？

3．泊松回归分析的拟合离散度是什么意思？如何计算？有什么用处？

4．什么条件下使用零膨胀泊松回归分析？

5．零膨胀泊松回归模型与一般的泊松回归模型之间的主要区别是什么？

6．针对具体的数据，是泊松回归还是零膨胀泊松回归的分析结果更可靠？

## 参考文献

[1] CAMERON AC，TRIVEDI PK. Econometric models based on count data: comparisons and applications of some estimators and tests[J]. Journal of Applied Econometrics，1986（1）: 29-53.

[2] CAMERON AC，TRIVEDI PK. Regression analysis of count data[M]. Cambridge，United Kingdom: Cambridge University Press，2013.

[3] HOFFMANN JP. Regression models for categorical，count，and related variables: An applied approach[M]. California，United States: University of California Press，2016.

[4] KLEIBER C，ZEILEIS A. Applied econometrics with R[M]. New York，United States: Springer，2008.

[5] MULLAHY J. Heterogeneity，excess zeros，and the structure of count data models[J]. Journal of Applied Econometrics，1997，12（3）: 337-350.

[6] POISSON，SIMÉON D. Recherches sur la probabilité des jugements en matière criminelle et en matière civile，précédées des règles générales du calcul des probabilités[M]. Paris，France: Bachelier，1837.

[7] SCHMITZ N，KRUSE J，TRESS W. Psychometric properties of the General Health Questionnaire（GHQ-12）in a German primary care sample[J]. Acta Psychiatrica Scandinavia，1999，100（6）: 462-468.

◆ 第十三章

# 时间 - 事件类数据 R 软件分析

## 本章提要

　　对于连续型且符合正态分布的因变量 $y$，可以选择线性回归模型进行分析；对于离散型因变量 $y$，可以选择 logistic 回归模型进行分析；而对于计数型因变量 $y$，则可以选择泊松、零膨胀泊松等回归模型进行分析。此外，在科学研究中还存在另一类因变量 $y$，称为时间 - 事件（time-to-event，TTE）变量，如一辆新车从购入到第一次出现故障的时间、一个人开始吸烟的年龄、一个人第一次诊断为高血压的年龄、患者从开始治疗到治愈的时间等。对于这一类变量，线性回归、logistic 回归和泊松回归都不适用，因为它们符合另外一种概率分布：威布尔（Weibull）分布。由于生存分析（survival analysis）可以用来刻画事件发生的时间特征，建立在生存分析基础之上的 Cox 比例风险回归模型（Cox proportional hazard regression model）便可以像其他回归模型一样用来研究影响事件发生时间长短的因素。这一方法最早被用来研究患者通过治疗存活的时间，生存分析因此得名。本章将首先介绍与时间 - 事件相关的基本概念，然后利用美国 CDC 公开的 2017—2018 年 NHANES 数据，根据调查对象报告的第一次患高血压的年龄来介绍生存分析、Cox 比例风险回归和威布尔回归分析。

　　**关键词**：时间 - 事件；生存时间；生存函数；比例风险；Cox 回归；威布尔分布；威布尔回归

　　本书前面的章节系统地介绍了如果因变量 $y$ 连续且符合正态分布，可以使用线性回归模型来分析自变量 $x$ 与因变量 $y$ 之间的关系，比如血压、身高、体重、BMI 以及抑郁症状评分等；如果因变量 $y$ 是离散型的，包括二分类（如是否生病、是否满意）和多分类（如疾病严重程度、个人健康状况），可以使用 logistic 回归模型分析自变量 $x$ 与因变量 $y$ 之间的关系；如果因变量 $y$ 属于计数变量，如意外事件发生数、急救电话拨打的次数、看病次数以及住院天数等，则可以使用不同的泊松回归

模型来分析自变量 $x$ 与因变量 $y$ 之间的关系。

本章将介绍一种新的因变量 $y$ 类型：时间 - 事件变量。与前面的线性回归、logistic 回归和泊松回归不同，TTE 变量表示 $y$ 所测量的内容是时间，反映从开始观察到事件第一次发生时的时间长短，而研究目的则集中在事物发生的过程，而不是现状或结果。因此，TTE 变量既不是离散的（比如事件发生与否或者现在的状态），也不是连续的（比如身高、体重以及血压的测量结果等）。在医学研究中，用得比较多的 TTE 变量就是患者的生存时间，这也是生存分析名称的由来。目前，生存分析已经远远超出了其最初的定义范围，可以用来分析任何事件的 TTE 数据。

为了便于学习，本章将首先介绍与 TTE 有关的基本概念、数据类型以及生存分析模型，最后介绍 Cox 比例风险回归模型等。用到的数据是美国 CDC 公开的 2017—2018 年 NHANES 数据。

## 一、时间 - 事件变量基本概念

事件发生时间作为一个变量一般包含 3 层意思：①待研究的事件（event），比如身体发育、生病以及死亡等。②观察事件发生的起始时间，即从什么时候开始观察。全生命周期健康研究以出生为起始观察时间；实验室研究以实验开始的时间为观察起点；疾病治疗效果研究以开始治疗时间为观察起点。③观察结束时间。明确这 3 层内涵后，就可以计算事件从观察开始到观察结束时所经历的时间。这一类数据就是 TTE 数据。

TTE 数据可以通过多种途径获得，下面介绍几种常用的方法。

1. 通过追踪 / 队列研究获得时间 - 事件数据

获得 TTE 数据的第一种方法就是通过队列设计或者临床随机试验设计等方法，追踪收集研究对象的数据。这种研究设计首先能够准确记录每个研究对象进入观察的时间 $t_0$，再定期进行追踪观察，记录研究感兴趣的事件是否发生，以及事件发生的具体时间 $t$（如图 13-1 所示）。

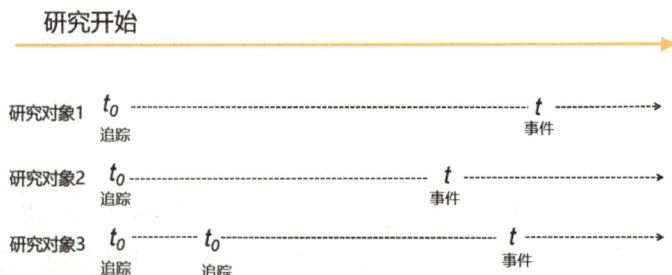

图 13-1　通过追踪 / 队列研究获得时间 - 事件数据示意图

有了 $t_0$ 和 $t$，因变量 $y$ 便可以计算出来：

$$y = t - t_0 \qquad\qquad 公式（13-1）$$

通过公式（13-1）可以计算出时间 - 事件数据。

通过追踪方法收集 TTE 数据时，时间单位需要根据不同的情况进行选择。常用的单位包括分钟、小时、天、周、月、半年以及一年等。例如，研究与新生儿和婴幼儿相关的问题时可以选用小时、天或者月作为时间单位；研究急性传染病的发生发展往往以小时、天或者周为时间单位；研究精神卫生问题（如抑郁）或不健康行为（如吸烟、饮酒、危险性行为等）常常以周或者月为时间单位；而研究慢性病，如心血管疾病、癌症等，则常常以年为时间单位。

追踪研究具有工作量大、难度高、成本高等特征。一个研究对象往往需要进行多次追踪随访，还要采取各种措施减少失访。如果在第一次追踪观察时所期待的事件没有发生，就需要等待下一次追踪观察。因此，追踪观察需要按照设计反复进行，直到课题完成为止。在追踪观察过程中，一旦某个研究对象发生了所期待的事件，需要准确记录事件发生的时间 $t$，此时便可以结合开始观察的时间 $t_0$，通过公式（13-1）计算该调查对象的 TTE 数据。

2. 通过横断面调查获得时间 - 事件数据

横断面调查是现代科学研究中一个非常重要的数据收集方法。如果一个横断面调查中有以下两个问题，收集到的数据便可以用来计算 TTE 数据：①是否发生过与重要健康指标相关的事件；②首次发生该事件时的时间。例如 2017—2018 年 NHANES 调查中，询问了调查对象是否患过高血压病；对其中的高血压病患者，进一步询问首次患高血压病时的年龄。假设从一出生就开始观察，那么 $t_0 = 0$。在这种情况下，调查对象报告的首次患病年龄就是 $t$。除疾病外，青少年健康危险行为横断面调查可以收集调查对象第一次观察到或进行某种行为的年龄，如第一次来月经的年龄、第一次吸烟的年龄、第一次吸毒的年龄、第一次有性行为的年龄、第一次受到别人伤害的年龄以及第一次想到自杀的年龄等。图 13-2 显示通过横断面调查设计获得 TTE 数据的原理。

该调查方法巧妙地让调查对象回忆某事件是否在他们身上发生过，如果发生了，则进一步回忆发生的年龄。虽然没有记录观察时间的起点，但并不影响对数据的利用，因为我们可以假设研究对象进入观察的时间是研究对象出生时。通过这种方法能够快速有效地研究从出生开始某事件的发生随年龄变化的规律，比如可以研究青春期发育随年龄变化的规律、青少年进行不健康行为的年龄规律等。

但需要注意的是，调查对象报告的事件发生时间不一定可靠，主要原因包括遗忘和调查对象偏倚（故意报高或者报低）。不过，统计学理论研究和大量数据分析结果发现，这类误差往往服从以 0 为中心的正态分布。由于研究目的不是评价每个调查对象数据的准确性，而是根据样本来计算总体的年龄趋势，因此这类偏倚对结果的影响不大。

Q1：在你的生活中，你是否做过某事呢？（有/没有）

Q2：如果有，请你回忆你第一次做这件事时是多少岁：_____ 岁

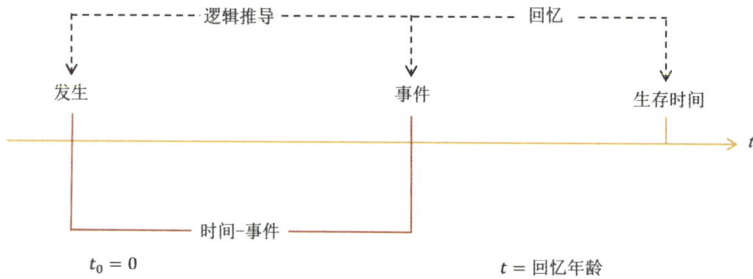

图 13-2　通过横断面调查获得时间 - 事件数据示意图

通过横断面调查收集 TTE 数据在科技文献中有大量报道，包括某种疾病或行为首次发生的年龄，如心脏病、肿瘤、吸烟行为以及饮酒行为等。这些研究成果为医疗卫生机构和疾病预防控制机构的工作提供了重要数据支撑。

3．从临床病历资料获得时间 - 事件数据

临床病历资料也是 TTE 数据的一个重要来源。临床病历资料是医护人员在为患者提供医疗服务时收集的数据，因此这些数据符合临床诊断标准。由于大数据和电子信息技术的发展，大量的临床病历数据正在逐步地以电子医疗记录（electronic medical records，EMR）的方式存放在云端，与电子健康数据（digital health evidence，DHE）共同构成健康大数据集合。目前，使用 EMR 或 DHE 数据发表的科研论文数量正在不断增加。图 13-3 显示如何通过临床病历记录来获取 TTE 数据。

在疾病诊断过程中，医生会记录准确的疾病确诊日期，这就是事件发生的时间 $t$；但对于治疗而言，疾病确诊日期便成了开始观察的时间 $t_0$。图 13-3 以新型冠状病毒感染为例演示了从首次出现症状到确诊的时间。在就诊过程中，医生根据患者的临床表现和实验室检查结果进行诊断时，往往还会询问患者第一次出现相关症状（如发热、咳嗽、咽喉不适

回忆事件和时间（例：新冠肺炎的诊断）；

第一次出现症状的时间（例：咳嗽）。

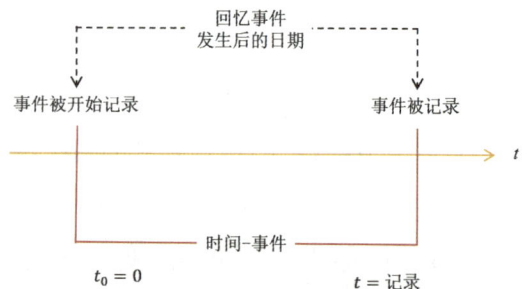

图 13-3　从临床病历资料获得时间 - 事件数据示意图

或疼痛）的时间。此时，患者报告的开始时间就是出现症状的时间 $t_0$，医生进行临床诊断的时间就是 $t$。有了 $t$ 和 $t_0$，就可以得到新型冠状病毒感染从开始出现临床症状到临床诊断的时间，即 TTE 数据。

从 EMR 记录中导出的 TTE 数据可以帮助我们理解不同疾病的发生发展过程。根据首次发病的年龄，可以分析疾病发病的年龄趋势；根据传染源接触的时间，可以分析从接触到发病的时间规律。

通过病例记录所获得的 TTE 数据与通过追踪观察得到的队列数据相比有明显不同：一是，追踪观察数据中的 $t$ 是调查对象回忆报告的，而临床病例数据中的 $t$ 则是临床工作人员根据临床诊断记录下来的，因此 $t$ 的准确性更高；二是，追踪数据中的 $t_0$ 能够被准确确定，而临床病历数据中的 $t_0$ 则往往要通过病人回忆得到，因此 $t_0$ 的准确性偏低。

## 二、生存函数

如前所述，生存分析的范围远远超出生存和死亡的范畴，可以扩展到所有类别的 TTE 数据分析。由于这一种方法首先是在分析死亡时提出来的，所以我们仍然沿用生存分析这一名词。假设时间 $T$ 是一个连续变量，而 $t$ 是我们观察到的生存时间（非负），用 $f(t)$ 表示生存时间的密度函数，$F(t)$ 表示累计分布密度函数（等于生存时间的密度函数 $f(t)$ 的积分），那么有 $F(t)=P(t \leqslant T)$。此时，用来描述事件生存时间的过程就是生存函数（survival function）：

$$S(t)=1-F(t) \qquad 公式（13-2）$$

在生存分析中，公式（13-2）描述了一个人从出生（$t=0$）到死亡（死亡年龄 $t$）的过程，时间 $t$ 需要满足 $t \leqslant T$ 的条件。

公式（13-2）也可以用来描述所有带有起点和终点的现象，包括前面介绍的从首次出现症状到临床诊断的数据，也包括从临床诊断到开始治疗的时间、从开始治疗到出院的时间、从开始参加锻炼到体重下降的时间，以及青春期开始的年龄和第一次吸烟的年龄等。

## 三、风险函数和事件发生的瞬时概率

根据公式（13-2）还可以推导出一个重要的公式，即风险函数（hazard function）：

$$h(t)=\lim_{\Delta t \to 0} \frac{Pr(t \leqslant T < t+\Delta t)}{\Delta t S(t)}=\frac{F'(t)}{S(t)} \qquad 公式（13-3）$$

式中，$h(t)$ 表示风险函数，用来描述一个人活到时间 $t$ 之后，在一个非常短的时间 $\Delta t$ 内仍然存活的概率。在人口学中，$h(t)$ 又被称为死亡力（the force of mortality）；在医学和公共卫生领域，$h(t)$ 则称为风险率（hazard rate）。由于 $h(t)$ 描述的是某个事件在一个极短的时间内发生的概率，因此也被称为瞬时（instantaneous）概率或者风险。

## 四、生存函数与威布尔分布

能够使用生存函数进行描述的数据一般都符合一个经典的统计学分布：威布尔分布。假设 $\lambda$ 是一个常数，前文介绍的累计分布密度函数 $F(t)$ 便可以用下面的指数模型表达：

$$F(t) = 1 - \exp(-\lambda t) \qquad 公式（13-4）$$

将上面的公式代入模型（13-2）可得出：$S(t) = \exp(-\lambda t)$。

如果用 $H(t) = \lambda t$ 表达累计风险函数，用 $h(t) = p\lambda^p t^{p-1}$ 表达瞬时风险函数，则累计分布密度函数 $F(t)$ 也可以转化为指数方程：

$$F(t) = 1 - \exp(-\lambda t)^p \qquad 公式（13-5）$$

公式（13-4）是时间-事件数据威布尔分布的一种形式，类似于二项分布之于 logistic 回归，威布尔分布便是 Cox 回归的统计学基础。图 13-4 显示 3 种不同条件下的威布尔分布形式。

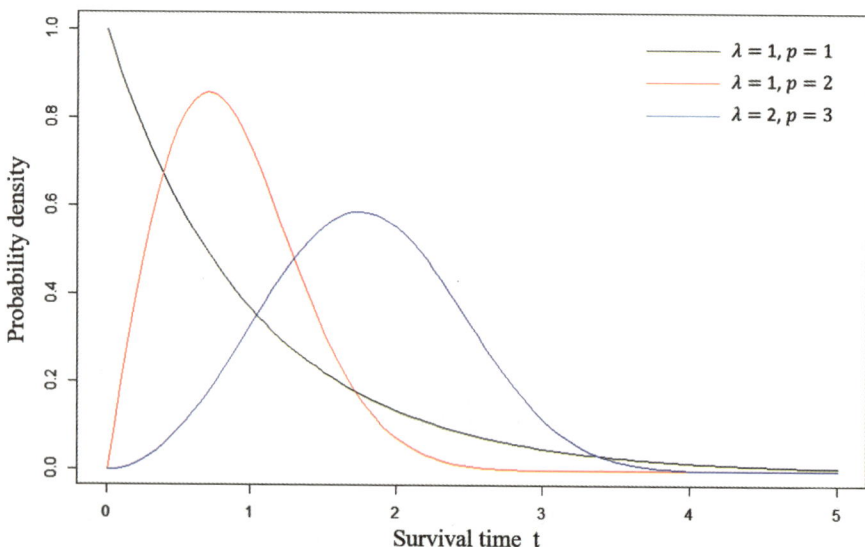

图 13-4　不同参数 λ 和 P 组合的威布尔分布示意图

## 五、截尾数据

TTE 数据记录的是某事件要经历多久才会发生。然而，任何一项研究都有时间限制，不可能无限地延续。当项目结束时，如果研究对象还没有发生观察事件，就没有结果，因此这些人的数据就不完整，即数据缺失，又被称为截尾数据（censored data）。在一般的研究中，这些研究对象的数据将无法纳入统计学分析，但生存分析和 Cox 回归却可以对这类数据加以运用。这也是生存分析和 Cox 回归与其他回归分析相比最大的优势。图 13-5 显示两种最常见的截尾数据类型。

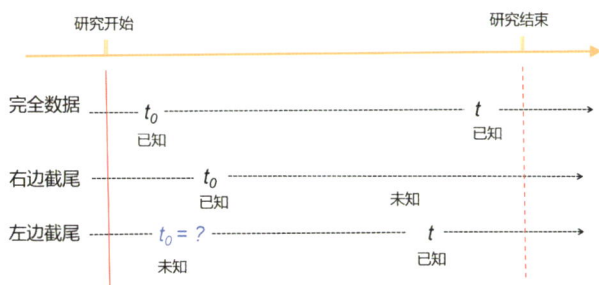

图 13-5　左边截尾和右边截尾数据产生的机制

（1）左边截尾（left censoring）：每一项研究在开始前一般都需要招募研究对象，而研究对象进入研究的时间就是 $t_0$。如果由于工作疏忽或其他原因没有准确记录研究对象进入研究的时间 $t_0$，但这些研究对象参加了所有的追踪，并提供了相应的数据，这类数据便被称为左边截尾数据。

（2）右边截尾（right censoring）：当研究结束时，观察事件仍未发生，因此无法确定 $t$，这就是右边截尾。右边截尾比左边截尾在 TTE 数据中更为常见，这是因为：①每一个研究项目都有时间限制，不可能无限延长；②研究设计时考虑不周，比如慢性病发病需要很长时间，如果研究项目在设计时没有充分考虑这个问题，就会出现大量的右边截尾数据；③由于工作失误（如疏于观察），没有观察到发生的事件，因此没有记录 $t$。

一般来说，左边截尾数据很难进行分析，只能舍弃。但好在左边截尾的情况不多，一般可以通过改进研究设计进行规避。与左边截尾不同，右边截尾的数据虽然不适用于线性回归和 logistic 回归，但可以使用生存分析和 Cox 回归模型来进行分析。这是因为线性回归和 logistic 回归强调的是问题的结果（outcome），如血压有多高以及治疗方法是否有效等，因此如果研究对象的结果是未知的那么就无法纳入分析；而生存分析和 Cox 回归强调的则是时间过程（process），结果只是用来界定过程的一个因素。由于右边截尾数据可以作为随机数据缺失处理，因此缺失的信息可以通过那些提供了完整数据的研究对象进行估计。首先通过这些没有右边缺失的数据估计模型 $S(t)=P(t\leq T)$，然后通过该模型可以估计 $S(t)=P(t>T)$。这也是生存分析和 Cox 回归分析相对于其他方法的长处。

## 六、生存分析

### （一）数据准备

理解了 TTE 数据和生存分析的一些基本概念后，通过实例介绍如何准备数据以进行生存分析。为了便于学习，这里直接使用美国 CDC 公开的 2017—2018NHANES 数据，可以直接在搜索引擎中搜索 NHANES，点击进入并选择 2017—2018 年数据，在这里我们主要用到的是 Demographics Data 中的 DEMO_J.xpt，Questionnaire Data 中的 BPQ_J.xpt 和 SMQ_J.xpt，下载并保存到 R 目前的工作目录。R 程序 13-1 演示了如何读取和处理这些数据，以满足生存分析的需要。由于 Cox 回归分析建立在生存分析的基础之上，因此在 R 程序 13-1 中，同时还包括了一些自变量，以用于后面 Cox 回归分析练习。

```
1   ## R Program 1. Data preparation for survival and cox regression analysis
2   install.packages('foreign')                    # install for data access
3   library(foreign)                               # activate for use
4   # Define the file paths for the datasets
5   demo_path <- "DEMO_J.xpt"
6   # Read the data from the .xpt files
7   demo <- read.xport(demo_path);names(demo)      # read demographic data
8   # selected variables
9   demo <- demo[, c('SEQN', 'RIDAGEYR', 'RIAGENDR', 'RIDRETH3', 'DMDEDUC2')]
10  # rename variables
11  colnames(demo) <- c('SEQN', 'age', 'gender', 'race', 'educat')
12  demo$race5 <- ifelse(demo$race == 3, 1,         # recode race
13                      ifelse(demo$race == 4, 2,
14                          ifelse(demo$race == 1 | demo$race == 2, 3,
15                              ifelse(demo$race == 6, 4, 5))))
16  demo$educat[demo$educat > 5] <- NA              # set missing
17  # 2 data for smoking behavior measures
18  smk_path <- "SMQ_J.xpt"
19  smk <- read.xport(smk_path);names(smk)          # read smoking behavior data
20  smk <- smk[, c('SEQN', 'SMQ020', 'SMQ040')]
21  colnames(smk) <- c('SEQN', 'smklife', 'smknow')
22  smk$now[is.na(smk$smknow)] <- 3                 # system missing as NA
23  smk$smknow = 4 - smk$smknow                     # 1=never 2=occasional 3=daily
24  # 3 data for dependent variable 'hypertension' and 'age first diagnosed'
25  bpr_path <- "BPQ_J.xpt"
26  bpr <- read.xport(bpr_path);names(bpr)          # read blood pressure data
27  bpr <- bpr[, c('SEQN', 'BPQ020', 'BPD035')]
28  colnames(bpr) <- c('SEQN', 'hyptnr', 'hypage')
29  # 4 combination of the 3 data sets demo, smk and bpr
30  df <- merge(demo, smk, by = 'SEQN')
31  df <- merge(df, bpr, by = 'SEQN')
32  df <- df[, -1]
33  str(df)
34  # save the processed data
35  write.csv(df, file = 'coxdata.csv')
```

**R 程序 13-1**

首先，我们需要安装并加载 foreign 包（第 1~3 行）以访问 NHANES 数据集中下载数据的特定文件格式（.xpt）。剩下的程序共分为 4 个部分，其中第 1 部分首先定义 DEMO_J.xpt 的文件路径，使用 read.xport() 函数从指定路径读取该文件的内容到 R 中，并查看变量名（第 4～7 行）。该数据集用于获取人口学变量，包括年龄、性别、种族和受教育程度，并把结果存放在新数据库 demo 中。第 9 行选择了 4 个人口学变量，外加上一个 ID 号：SEQN；第 11 行给变量重新命名，便于使用；第 12～15 行将原始数据中的种族（race）重新定义为：1= 白人，2= 黑人，3= 西班牙裔，4= 亚裔，5= 其他；由于教育水平分为 5 级：1=9 年教育或以下，2=9～11 年教育，3= 高中毕业，4= 中专和大学没有毕业，5= 大学毕业及以上，故命令第 16 行把将教育水平大于 5 的定义为缺失值。

R 程序 13-1 第 2 部分（第 17～23 行）从 2017—2018 年 NHANES 的数据库 SMK_J 中选择两个度量吸烟行为的变量，作为后面 Cox 回归分析的自变量。这两个变量分别是终身吸烟（smklife）和现在是否吸烟（smknow）。其中，终身吸烟测量一个人从出生到参加调查时为止，是否累计吸烟超过 100 支（研究表明，凡是吸烟达到 100 支及以上的人绝大多数都会经常吸烟）；现在是否吸烟则有 3 个水平：1= 从未吸烟，2= 偶尔吸烟，3= 经常吸烟。

R 程序 13-1 第 3 部分（第 24～28 行）使用相同的方法从数据库 BPQ_J 中选出了两个变量：是否患有高血压（hyptnr）和第一次诊断或者知道患有高血压的年龄（hypage）。第一次诊断或者知道患有高血压的年龄即为 TTE 数据，是用来进行生存分析和 Cox 回归分析的结果变量。这一部分数据存放在数据库 bpr 中。

R 程序 13-1 第 4 部分（第 29～35 行）把 3 个新数据库分两步合并为一个新数据库 df。由于数据库中 SEQN 以后用不上了，故通过第 32 行删除。最后，程序第 35 行将数据库 df 以文件名 coxdata.csv 存入电脑。

### （二）关键变量定义

生存分析的第一步就是定义两个变量：生存时间和截尾。R 程序 13-2 的第 1 部分将完成这一关键步骤。这里将第一次诊断为高血压的年龄作为 TTE 数据来演示生存分析。需要注意的是，本例将第一次患病作为事件，不同于传统的生存分析将死亡作为事件。在熟悉这类数据后，对死亡事件的分析将更为容易。

R 程序 13-2 第 1 部分中的第 38 行将 R 程序 13-1 存放在电脑中的数据 coxdata.csv 读入 df，并删除第 1 个计算机产生的变量；第 39 行定义那些在调查结束时还没有患有高血压的调查对象，并把结果放在变量 status 中，其中 status=1 表示已经患病，status=0 表示还没有患病，属于右边截尾数据；程序第 40～42 行定义第一次诊断为高血压的年龄 age1st，对于 status=1 的调查对象，其 age1st 将被存放在变量 hypage 中，即自己报告的第一次诊断为高血压的年龄；程序第 40 行根据调查对象报告的 hypage 给 age1st 赋值。

```
37  # 1 data preparation
38  df <- read.csv(file='coxdata.csv') ;df=df[,-1]    # read in data
39  df$status <- ifelse(df$hyptnr==1, 1,0)            # event=1, censored=0
40  df$age1st <- df$hypage                            # age diagnosed hypertension
41  df$age1st[is.na(df$age1st)]<-df$age[is.na(df$age1st)] # age1st for censored
42  df$age1st[df$age1st==999] <- NA                   # code sys missing
43  library(dplyr)                                    # for %>%
44  df<-df %>% mutate(across(c('gender', 'race5', 'educat'), as.factor))# convert2factor
45  str(df)                                           # check data before analysis
46  #2check data and sample statistics
47  table(df$status,df$age1st)                        # age1st and age
48  df <- df[df$age<80,]                               # remove those 80+ old
49  table(df$gender, df$race5)                        # count race by gender
50  table(df$gender, df$educat)                       # count education by gender
51  # 3 survival analysis
52  install.packages('survival')                      # install package
53  library(survival)                                 # activate package
54  # 3.1 Survival analysis with the sample
55  km <- survfit(Surv(age1st,status) ~ 1,data = df)  # survival model
56  par(mfrow=c(2,1), mai=c(0.5,1,0.5,0.5))           # page setup
57  plot(km, ylab='S(t): prob. hypertension onset')   # probability of hbp onset
58  sf <- summary (km, times=seq (20,79,2));sf        # put detailed results in sf
59  plot(sf$time, 1-sf$surv, type='S',
60      ylab='1-S(t): prob. hypertension onset')
61  # 3.2 Gender difference assessment
62  sg <- survfit(Surv(age1st, status)~gender,df)     # model by gender
63  par(mfrow=c(2,1), mai=c(0.5,1,0.5,0.5))           # set page to default
64  plot(sg); summary(sg)                             # plot curve & check result
65  g_diff<-survdiff(Surv(age1st,status)~gender,df)   # log rank test
66  g_diff                                            # check result
67  # 3.3 Racial differences
68  sr <- survfit(Surv(age1st, status)~race5, df)     # modeling
69  plot(sr)                                          #plot survival curve
70  r_diff<-survdiff(Surv(age1st, status) ~race5,df)  #log rank test
71  r_diff                                            # check result
```

R 程序 13-2

但是如何确定那些在调查结束时还没有患高血压的调查对象的 age1st 呢？由于用的是横断面调查数据，因此所有调查对象的 $t_0=0$，即以出生（年龄 =0）为观察起点；而 $t$ 就是调查结束时调查对象的年龄，这个数据存放在变量 age 中。因此，程序第 41 行在赋值符号"<-"的左侧先用 is.na 找到新变量 age1st 有缺失值的（即有右边截尾的）调查对象；接着在"<-"的右侧用变量 age 里面的数据来替代 age1st。最后，第 42 行将变量 age=999（系统缺失）的调查对象定义为缺失值，不参加分析。

程序第 43~44 行利用软件包 dplyr 中的 mutate() 命令把三个分组变量由数值型（num）转变为分类型（factor），第 45 行利用 str(df) 命令，查看经过处理之后的数据库内容。

完成变量定义后，程序的第 2 部分用于检查数据，完成部分样本统计工作。首先检查数据 age1st，即前文定义的 TTE 变量。程序第 47 行用 table() 将 status 和 age1st 进行交叉列表，结果见图 13-6。图中一共有 3 行数据，分 4 段排列。第一行是 age1st，范围从 12 到 80；第二行数据表示那些还没有患高血压的对象（status=0）在不同 age1st 的频数；第三行表示那些已经患有高血压的调查对象（status=1）在不同 age1st 的频数。

从图 13-6 中可以看出，调查结束时，各年龄组均有未患高血压者。在最后一组，即 80 岁年龄段，患高血压的人数从 79 岁组的 2 人陡增至 80 岁组的 24 人，增加了 11 倍。这表明 80 岁组可能包括了 80 岁及以上所有年龄段的人，因此不适合包括在数据中，需要从数据库中删除（见程序第 48 行）。

```
> # 2 check data and sample statistics
> table(df$status,df$age1st)                    # age1st and age

    12  13  14  15  16  17  18  19  20  21  22  23  24  25  26  27  28  29  30  31
 0   0   0   0   0 146 142 140 136  75  65  84  74  89  68  81  72  75  81  73  67
 1  11   5  10   8  14   9  24  10  23  14  13  14  13  31  15  21  27  14  69  12

    32  33  34  35  36  37  38  39  40  41  42  43  44  45  46  47  48  49  50  51
 0  79  87  65  72  77  68  63  65  59  73  70  60  66  53  66  56  37  49  48
 1  25  19  14  71  24  22  42  13 110  26  47  22  18 122  19  33  53  22 164  30

    52  53  54  55  56  57  58  59  60  61  62  63  64  65  66  67  68  69  70  71
 0  53  48  61  75  59  48  37  47  65  58  57  68  55  30  40  38  33  24  35  31
 1  49  44  40 102  28  26  43  25 117  18  27  26  29  70   8  16  19  12  37   8

    72  73  74  75  76  77  78  79  80
 0  20  28  27  17  17  16   9  14 169
 1   9   7   3  17   3   6   3   2  24
```

图 13-6  执行 R 程序 13-3 第 47 行命令的结果

程序第 49～50 行显示如何对样本特征进行统计。这一部分留给读者自行练习。在实际研究中，要用到很多变量来描述样本，这里只用两个变量作为例子。

### （三）分析步骤和结果可视化

R 程序 13-2 第 3 部分介绍生存分析，包括单样本分析和分组分析，分组分析又包括分性别和分种族分析。进行生存分析前，首先需要安装（第 52 行）和调用（第 53 行）专门的 R 软件包 survival。必须指出的是，除了 survival，还有其他软件包可以使用，如 2022 年发布的软件包 eha。我们这里只介绍 survival。

程序第 55 行是生存分析的基本格式。首先定义一个变量（这里用的是 km）来存放分析结果。双层嵌套命令 survfit(Surv()) 是生存分析的核心命令。嵌套在里面的 Surv() 用来定义生存函数，包括时间 - 事件变量（即前面定义的 age1st）和截尾情况（status 等于 0 或者 1）。由于是单纯的生存分析，没有使用分组变量，需要在 survfit() 中用"～1"表示，最后指出分析用到的数据库 df。该程序使用 km 变量来存放分析结果，这是因为在使用 survfit 进行生存分析时，用的是 Kaplan-Meier 方法，简称 K-M 法。

完成分析之后，程序第 57 行可以直接通过图来显示结果。为了便于对比，在绘图之前通过程序第 56 行定义页面，使两幅图能够在同一页面中进行呈现。图 13-7 上面部分就是在完成生存分析之后，通过第 57 行命令输出的结果。图的横轴是第一次患高血压的年龄，纵轴则是生存（未患高血压）的概率 $S(t)$。

图 13-7 的下半部分是通过生存分析得到的患病概率 $1-S(t)$，反映高血压发病的年龄曲线。这一结果通过程序第 58～60 行实现。其中，第 58 行命令把生存分析得到结果 km（包含生存函数）存放在 sf 中，同时指定以 2 岁为单位测量时间，以更加容易地看到趋势；第 59 行命令使用 plot() 对时间和 1-sf$surv 进行绘图，并采

用阶梯线条（type= 'S'）的格式，同时第 60 行定义 $y$ 轴以便于理解。根据绘图结果可知，从 20 岁起，高血压发病的概率不断增加，50 岁以后增速减慢，到 75 岁左右预计 70% 的人都将患有高血压。

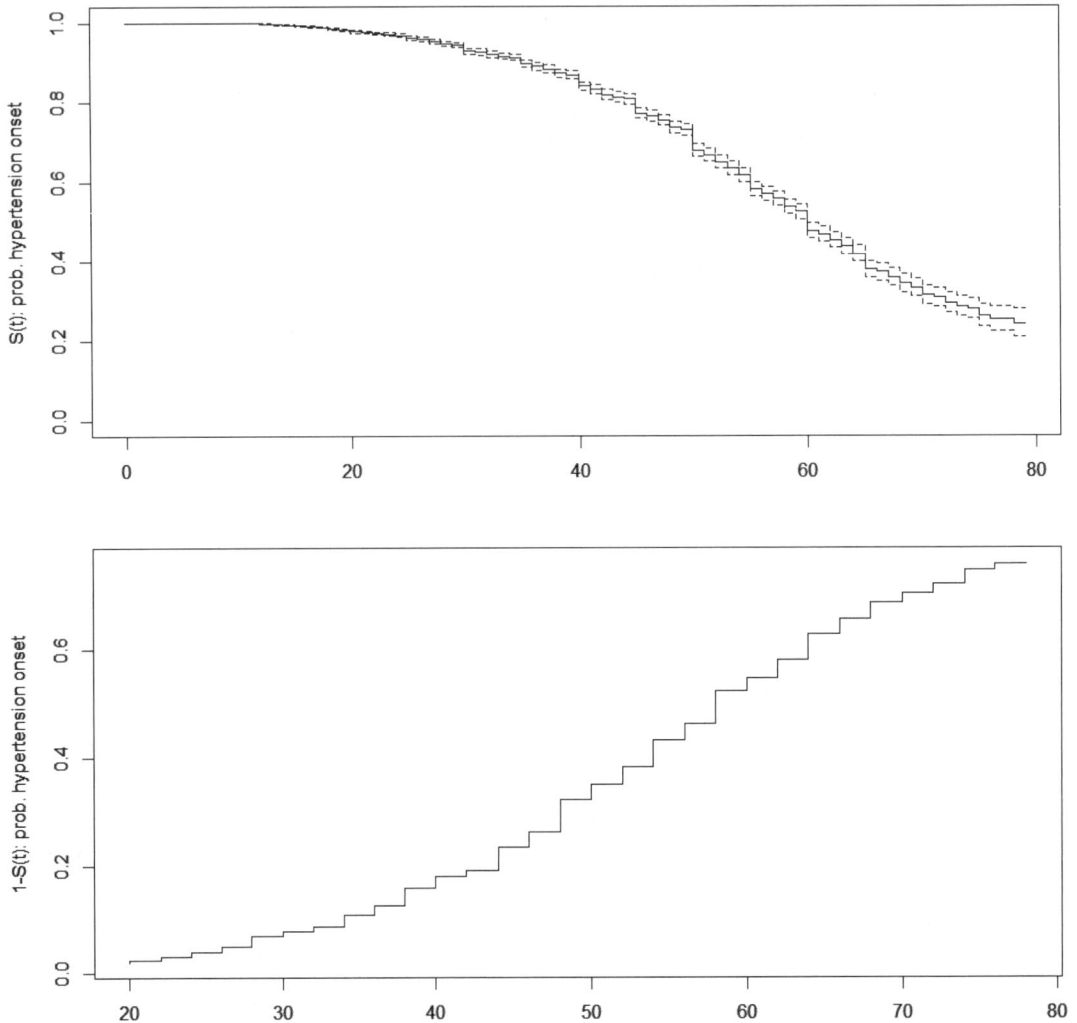

**图 13-7　执行 R 程序 13-2 第 55 ~ 60 行命令的结果**
上图：模型估计的生存函数；下图：1－生存函数

为通过 K-M 法得到详细的分析结果，程序第 58 行后面的 sf 命令要求计算机按照 2 岁年龄组呈现生存分析的结果。图 13-8 是执行了 sf 命令之后计算机输出的结果。其中，时间 time 是年龄，以 2 岁作为年龄组统计；n.risk 表示还没有发生但未来有可能发生高血压的人数，例如 20~21 岁组共有 5 024 人，其中有 113 人发生高血压，即 n.event，生存概率 survival=（5 024-113）/5 024=0.979。后面三列分别是标准误 std.err 和 95% 置信区间。以此类推，得出所有年龄组的生存概率，这就是 K-M 法的基础。最后发现，58~59 岁年龄组中，约 54% 的调查对象在该年龄组结束时仍然没有发生高血压，这一结果与图 13-7 基本一致，即生存概率从 58～59 岁年龄组的 0.538 下降到 60～61 岁年龄组的 0.478，下降幅度超过了 10%。这表明随着年龄的增长，高血压发生的风险增加。

```
> sf <- summary (km, times=seq (20,79,2));sf      # put detailed results in sf
Call: survfit(formula = Surv(age1st, status) ~ 1, data = df)


 time n.risk n.event survival std.err lower 95% CI upper 95% CI
   20   5024     113    0.979 0.00194        0.975        0.983
   22   4849      25    0.974 0.00217        0.970        0.978
   24   4665      26    0.969 0.00240        0.964        0.974
   26   4465      45    0.959 0.00277        0.954        0.965
   28   4276      48    0.949 0.00314        0.942        0.955
   30   4079      80    0.930 0.00369        0.923        0.937
   32   3861      36    0.922 0.00393        0.914        0.929
   34   3652      31    0.914 0.00413        0.906        0.922
   36   3437      90    0.891 0.00469        0.882        0.900
   38   3246      63    0.874 0.00507        0.864        0.884
   40   3064     115    0.841 0.00572        0.830        0.852
   42   2804      71    0.820 0.00609        0.808        0.832
   44   2610      36    0.809 0.00628        0.797        0.822
   46   2363     133    0.766 0.00696        0.753        0.780
   48   2188      83    0.738 0.00736        0.724        0.753
   50   2023     165    0.679 0.00809        0.663        0.695
   52   1754      76    0.650 0.00839        0.634        0.667
   54   1565      81    0.618 0.00871        0.601        0.635
   56   1301     114    0.569 0.00914        0.551        0.587
   58   1144      65    0.538 0.00943        0.520        0.557
   60    995     115    0.478 0.00990        0.459        0.497
   62    765      39    0.454 0.01010        0.435        0.475
   64    592      50    0.419 0.01047        0.399        0.440
   66    433      56    0.373 0.01099        0.352        0.395
   68    335      28    0.344 0.01141        0.323        0.367
   70    254      23    0.315 0.01196        0.293        0.340
   72    170      11    0.296 0.01254        0.273        0.322
   74    110       7    0.281 0.01320        0.256        0.308
   76     59       7    0.254 0.01531        0.226        0.286
   78     24       1    0.244 0.01797        0.211        0.282
```

图 13-8　执行 R 程序 13-2 第 58 行命令的结果

### （四）分组分析和比较

除描述总体情况外，生存分析还可以用来进行分组分析，比如比较不同性别、不同种族、不同受教育水平人群之间的差异。为帮助学习，R 程序 13-2 在按照性别和种族进行分组分析时，通过生存分析和时序检验（log rank test）来比较生存曲线的差异。

分组生存分析的 R 命令并不复杂，只需要将生存分析命令的"～1"改为相应的分组变量。比如第 62 行按照性别进行分组分析，就用表示性别的变量 gender 替代 1；第 68 行按照种族进行分组分析，就用表示种族的变量 race5 替代 1。这里引入了一个新的功能，即时序检验（第 65 行和第 70 行），相应的命令是 survdiff()，括号里面是进行分组生存分析的命令。时序检验属于卡方检验范畴，$P<0.05$ 表示对比组之间有显著的统计学差异。图 13-9 是按照性别和种族进行分组分析之后计算机输出的结果。从结果可以看出，高血压发病年龄曲线没有显著的性别差异，时序检验卡方值 =0.4，$P>0.05$；而高血压病年龄曲线有明显的种族差异，时序检验卡方值 =115，$P<0.001$。

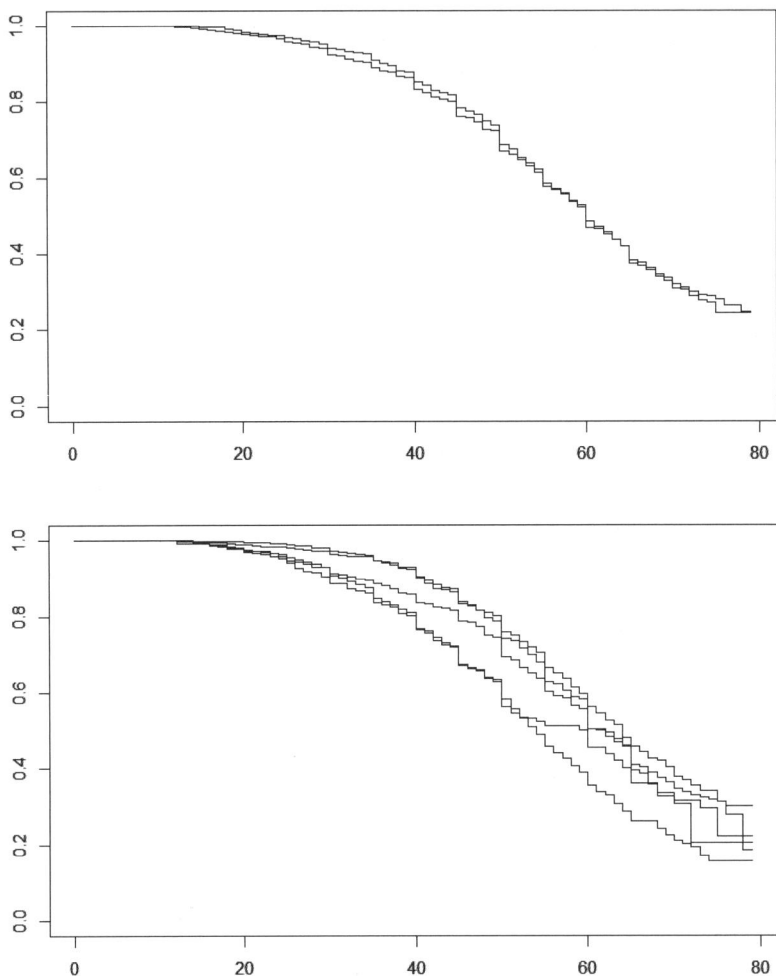

**图 13-9  执行 R 程序 13-3 第 61 ~ 70 行命令的结果**

# 七、Cox 比例风险回归模型

## （一）模型定义

如果时间 - 事件数据服从 Weibull 分布，根据前面介绍的模型（13-2）和模型（13-5）可以定义 Weibull 回归：

$$\ln(t) = \alpha + \beta_1 x_1 + \beta_2 x_2 + \beta_3 x_3 + \cdots \qquad 公式（13-6）$$

模型中，$t$ 表示生存时间，$x$ 为自变量，$\beta$ 为回归系数。Weibull 回归以 $t$ 的对数为因变量。对于疾病，回归系数为正数则该因素属于保护因素，为负数则该因素为危险因素。

在医学研究中，Weibull 回归用到的不多，但根据瞬时风险函数 $h(t)$ 定义的 Cox 比例风险回归模型却时常用到。与生存分析不同，Cox 比例风险回归模型是分析自变量对某事件发生概率的影响,类似于 logistic 回归分析的概念,而 Weibull 回归关注的则是事件发生的时间长短,因此两种方法得到的结果是不同的。根据 Weibull 分布,假设没有暴露于危险因素的基础风险是 $h_0$;那么暴露于一组危险因素 $x_1$、$x_2$、$x_3$……的瞬时风险为:

$$h(t|x) = h_0\exp(\beta_1 x_1 + \beta_2 x_2 + \beta_3 x_3 + \cdots) \qquad 公式(13-7)$$

对瞬时风险函数取对数就得到 Cox 比例风险回归模型:

$$\ln[h(t)] = \alpha + \beta_1 x_1 + \beta_2 x_2 + \beta_3 x_3 + \cdots \qquad 公式(13-8)$$

瞬时风险 $h(t)$ 可以通过生存分析得到的 $S(t)$ 来计算,有了 $h(t)$,就可以通过数据求解模型(13-7),得到影响 $h(t)$ 的各种危险因素 $x$。但与 Weibull 回归相反,回归系数为正数表示该因素为危险因素,为负数表示该因素为保护因素。

进行 Cox 比例风险回归分析时,常常需要检验 TTE 数据是否符合 Weibull 分布。检验的方法就是把 $\log\{-\log[S(t)]\}$ 与 $\log(t)$ 做散点图。如果散点基本分布在一条直线上,就表示数据符合 Weibull 分布,适合使用 Cox 比例风险回归模型进行分析;反之,则必须考虑其他模型。

### (二)因变量分布验证

前文通过生存分析已经对数据有了一定的把握,同时通过对比年龄和种族的差异,了解了这些变量对高血压发病的 TTE 数据的影响。下面将进一步学习 Cox 比例风险回归模型,通过与多元线性回归和 logistic 回归类似的方法,研究一个或多个影响因素(自变量)与发病风险的关系。注意,这里分析的着眼点不是时间 $t$,而是根据 Weibull 分布用时间 $t$ 定义的发病风险。

由于 Cox 比例风险回归模型建立在 Weibull 分布的基础之上,所以在分析之前要核查待分析的数据是否符合 Weibull 分布。如果不符合,分析结果就不一定可靠。R 程序 13-3 的第 1 部分(第 72~82 行)就演示了如何对数据进行检验。本例中,表示时间 $t$ 的变量是 age1st,即第一次发现患有高血压的年龄。其中,程序第 75~77 行使用类似于前面生存分析的方法估计 $S(t)$,并把结果存放在变量 sum 中;程序第 78~79 行使用 fit 结果定义横轴为时间 $t$ 的对数,纵轴为 $\log\{-\log[S(t)]\}$;第 80 行将 $t$-$y$ 拟合线性模型;第 81 行求出模型拟合程度 $R^2$,反映数据与 Weibull 分布符合程度;最后,程序第 82 行通过可视化来判断数据与 Weibull 分布之间的差异。

通过这部分的分析得到的 $R^2=0.9964$,表示数据 age1st 与 Weibull 分布高度契合。图 13-10 是执行了第 82 行程序之后计算机输出的结果。可见,其与计算出的 $R^2=0.9964$ 高度一致,所有的数据点都沿着一条直线分布;线上线下都有 ·些散在的数据点,反映数据含有一定的抽样误差。同时,也形成了一些以 5 个数据点为一群的现象，这可能是调查对象的报告偏倚。因为变量 age1st 是调查对象自己报告的，而人们报告年龄时常常倾向于用 5 年或 10 年作为单位。

```
72  ## R Program 3. Cox proportional hazards regression analysis
73  # continue with data and R packages from R Program 2
74  # 1 check if data follow the Weibull distribution
75  fit<-survfit (Surv(age1st, status) ~1, df)        # estimate s(t)
76  df <- df[!is.na(df$age1st), ]
77  sum <- summary(fit, times = df$age1st)            # get result
78  t <- log(-log(fit$surv)) ~ log(fit$time)          # t=log time
79  y <- as.data.frame(sum[c('time','surv')])         # y = log(-log(S(t)))
80  fit.lm <-lm(t,y)                                  # fit to a linear model
81  summary(fit.lm)$r.sq                              #r square for model fit
82  plot(t,y) ;abline(fit.lm)                         # plot to check
83  # 2 simple Cox proportional hazards regression
84  #compare two alternative smoking variables
85  cphl<-coxph (Surv(age1st, status==0)~smklife, df)# model lifetime smoking
86  summary (cphl)
87  cphn<-coxph (Surv(age1st, status==0)~smknow, df)# model smoking now
88  summary(cphn)
89  # use smklife for final analysis
90  cphg<-coxph(Surv(age1st, status==0)~smklife+gender,df) # control gender
91  summary(cphg)
92  cphr<-coxph(Surv(age1st, status==0)~smklife+race5, df) # control race
93  summary(cphr)
94  cphe<-coxph(Surv(age1st, status==0)~smklife+educat, df) # control education
95  summary(cphe)
96  cph3<-coxph(Surv(age1st, status==0)~smklife+gender+race5+educat, df)
97  summary (cph3)
98  # end
```

R 程序 13-3

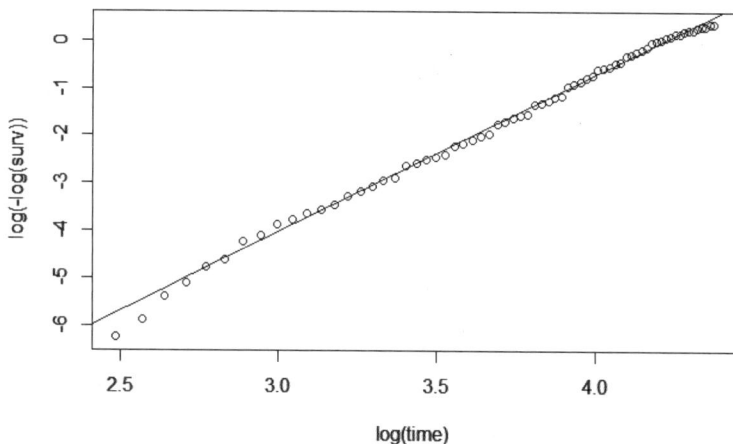

图 13-10　执行 R 程序 13-3 第 72～82 行命令的结果

## （三）分析步骤

R 程序 13-3 的第 2 部分介绍了 Cox 比例风险回归分析，其目的是检验吸烟行为是否与高血压早年发生有关。如前所述，这里选择了两个测量吸烟的变量：终身吸烟（smklife）和当前是否吸烟（smknow），可以根据分析结果选择其中一个更恰当的变量进行分析。这部分由程序的第 83～88 行完成。其中，第 85～86 行以 smklife 为自变量；而第 87～88 行以 smknow 为自变量。

从第 85 行命令可以看出，Cox 比例风险回归的基本命令是：

coxph(Surv(time, status)～自变量 , data= 待分析的数据 )

其中，Surv() 括号中的内容与前面介绍的生存分析一样。

通过计算发现，用 smklife 为自变量估计的 *HR*=1.530，*P*<0.001；而用 smknow 估计的 *HR*=1.316，*P*<0.05。虽然二者都是描述吸烟的变量，但 smklife 与高血压早年发生的相关程度更高，因此决定选择 smklife 进行分析。此外，由于研究的是第一次发生高血压的年龄，即年龄累积的发病风险，而终身吸烟比当前是否吸烟能够更好地反映这种累积风险，因此选择 smklife 作为自变量也更符合研究目的。

为进一步明确 smklife 对高血压首次发病年龄的影响，后续程序演示了通过模型 cphg、cphr、cphe 分别控制性别（gender，第 90～91 行）、种族（race5，第 92～93 行）、受教育程度（educat，第 94～95 行）进行验证。最后，通过模型 cph3（第 96～97 行）同时控制这 3 个变量。

在实际工作中，读者可以根据现有数据和研究假设建立不同的模型进行分析。

## （四）结果解释

为节省篇幅，本例从四个模型中选择了 cph3 来查看分析结果（图 13-11）。

```
> cph3<-coxph(Surv(age1st, status==0)~smklife+gender+race5+educat, df)
> summary (cph3)
Call:
coxph(formula = Surv(age1st, status == 0) ~ smklife + gender +
    race5 + educat, data = df)

  n= 5089, number of events= 3276

            coef exp(coef) se(coef)     z Pr(>|z|)
smklife 0.322482  1.380550 0.039140 8.239  < 2e-16 ***
gender2 0.008062  1.008095 0.036492 0.221    0.825
race52  0.082872  1.086403 0.050452 1.643    0.100
race53  0.417090  1.517539 0.049876 8.363  < 2e-16 ***
race54  0.259053  1.295702 0.055646 4.655 3.23e-06 ***
race55  0.360601  1.434191 0.085019 4.241 2.22e-05 ***
educat2 0.564386  1.758368 0.082858 6.811 9.66e-12 ***
educat3 0.607401  1.835655 0.075384 8.057 7.79e-16 ***
educat4 0.678648  1.971212 0.073441 9.241  < 2e-16 ***
educat5 0.557925  1.747044 0.076093 7.332 2.26e-13 ***
---
Signif. codes:  0 '***' 0.001 '**' 0.01 '*' 0.05 '.' 0.1 ' ' 1

        exp(coef) exp(-coef) lower .95 upper .95
smklife     1.381     0.7243    1.2786     1.491
gender2     1.008     0.9920    0.9385     1.083
race52      1.086     0.9205    0.9841     1.199
race53      1.518     0.6590    1.3762     1.673
race54      1.296     0.7718    1.1618     1.445
race55      1.434     0.6973    1.2141     1.694
educat2     1.758     0.5687    1.4948     2.068
educat3     1.836     0.5448    1.5835     2.128
educat4     1.971     0.5073    1.7069     2.276
educat5     1.747     0.5724    1.5050     2.028

Concordance= 0.589  (se = 0.006 )
Likelihood ratio test= 230.9  on 10 df,   p=<2e-16
Wald test            = 226.9  on 10 df,   p=<2e-16
Score (logrank) test = 228.9  on 10 df,   p=<2e-16
```

**图 13-11  执行 R 程序 13-3 第 96～97 行命令的结果**

在用 coxph() 的时，会碰到程序迭代不收敛的问题，往往是因为超过了程序原来设置的最大迭代次数。在这种情况下，可以通过相应的 R 命令重新设置迭代次数。例如要把迭代次数设置为 50，可以用 control=coxph.control(iter.max=50)

从图中可以看出，用 coxph() 进行分析时，计算机输出的结果包括 4 个部分：

（1）重复用户输入的模型，并说明用于分析的样本（$N=5\ 089$）和已经发生高血压的样本数（$N=3\ 276$）。

（2）Cox 比例风险回归模型估计的所有变量的回归系数。

（3）相应的 $HR$ 值和 95% 置信区间。图中的 $\beta$ 反映的是在对数线性模型中每个变量对比例风险 $h(t)$ 的影响。由于性别、种族和受教育程度都是作为分类变量纳入分析的，因此程序自动把第一类作为参照组，同时给出了每个回归系数的显著性检验结果。首先，在控制了其他 3 个变量之后，smklife 的作用仍然具有统计学显著意义（$P<0.05$）。根据第 3 部分结果，smklife 的 $HR$（95% 置信区间）$=1.381$（$1.279$，$1.491$）。这表明终身吸烟能够显著增加年轻时的心脏病发生风险。在 3 个控制变量中，性别的影响不显著，这与前文生存分析的结果一致（图 13-9 上）；至于种族，与白人（race5=1）相比，西班牙裔（race5=3）、亚裔（race5=4）和其他（race5=5）早年发生高血压的风险更高，黑人（race5=2）与白人相比没有显著差异；至于受教育程度，与受教育 9 年以下（初中）相比，更高学历的人群早年发生高血压的风险显著增加。

最后一部分是模型 - 数据拟合情况，包括 concordance（模型估计和观察数据的一致性）。这里 concordance$=0.589$，表示高度拟合。剩下的 3 个统计量也是评价模型拟合效果的指标，包括最大似然比、Wald 检验和时序检验，3 个统计量都具有高度的统计学意义（$P<0.001$）。

## 八、Weibull 回归分析方法简介

在一开始介绍 Cox 比例风险回归模型时，本章就介绍了 Weibull 回归模型。如果时间数据 $t$ 服从 Weibull 分布，一种最直接的方法就是将 $t$ 取对数之后进行回归分析。这一点与上一章介绍的泊松回归类似，不过这里要求数据符合 Weibull 分布，而泊松回归要求数据符合泊松分布。

与 Cox 比例风险回归不同，Weibull 回归研究的不是事件发生的瞬时风险 $h(t)$，而是事件本身。这种思想在工业产品分析中经常用到，因为产品使用寿命的长短是衡量产品质量的重要标准。这一方法在医学研究中也有用武之地。

R 程序 13-4 介绍的是使用 R 程序 13-3 处理的数据来演示 Weibull 回归分析。为了节省篇幅，程序开始部分没有加入数据准备，而是紧随 R 程序 13-3 进行分析。程序用了 3 个模型来介绍 Weibull 回归分析。其中，程序第 105 行是 Weibull 回归的基本命令，它在格式上与 coxph() 非常相像：首先设置一个变量 wb1（Weibull

回归模型 1）用于存放结果，但不同点在于 Weibull 回归调用的是 survreg()，同时设定 dist='weibull'；之后，模型指明分析所用的数据 df；最后，程序第 107 行通过 summary() 命令查看结果。

```
100   ## R Program 4. Weibull regression
101   # continue from R program 3 with the same data and packages
102   # 1 preparation  (see R programs 1-3)
103   # 2 modeling analysis
104   # one predictor model
105   wb1<-survreg(Surv(age1st, status)~smklife,
106               dist='weibull', data=df)
107   summary (wb1)
108   # 3-predictor model
109   wb3<-survreg (Surv(age1st, status)~smklife+gender+age,
110               dist= 'weibull', data=df)
111   summary (wb3)
112   # 4-predictor model
113   wb4<-survreg (Surv(age1st, status)~smklife+gender+age+educat,
114               dist='weibull',data=df)
115   summary (wb4)
116   #end
```

R 程序 13-4

wb3（第 109～111 行）和 wb4（第 113～115 行）是两个多元 Weibull 回归模型，可以包含多个自变量。图 13-12 是执行了模型 wb4 的命令之后计算机输出的结果。

```
Call:
survreg(formula = Surv(age1st, status) ~ smklife + gender + age +
    educat, data = df, dist = "weibull")
              Value Std. Error      z       p
(Intercept) 3.688419  0.041879  88.07 < 2e-16
smklife     0.025851  0.011824   2.19  0.0288
gender2     0.006487  0.011502   0.56  0.5728
age         0.008246  0.000485  17.02 < 2e-16
educat2    -0.044132  0.025250  -1.75  0.0805
educat3    -0.063099  0.021812  -2.89  0.0038
educat4    -0.082506  0.021044  -3.92 8.8e-05
educat5    -0.025195  0.022101  -1.14  0.2543
Log(scale) -1.445534  0.021493 -67.26 < 2e-16

Scale= 0.236

Weibull distribution
Loglik(model)= -9074.5   Loglik(intercept only)= -9195.2
        Chisq= 241.42 on 7 degrees of freedom, p= 1.9e-48
Number of Newton-Raphson Iterations: 6
n= 5089
```

图 13-12　执行 R 程序 13-4 第 113～115 行命令的结果

这里附带说明，除 Weibull 回归外，通过改变 dist= 的内容，Survreg() 还可以用来进行其他类型的回归，如 dist="exponential"，dist="log normal" 等。

值得注意的是，Weibull 回归结果的解读与 Cox 比例风险回归相反。比如吸烟（smklife）的回归系数是正的，表示抽烟更多使得第一次诊断为高血压的年龄提前；年龄的回归系数是正的，表示寿命越长的人，发生高血压的年龄越晚；各教育水平的回归系数都是负的，表示与最低 9 年教育水平相比，高中或中专 / 大学没有毕业的人等高血压发病更早。模型 wb1 和 wb3 的结果留给读者练习。

## 九、本章小结

随着社会发展，时间-事件类数据越来越多，为科学研究提供了丰富素材。因为时间-事件数据可以用来研究事物发生发展的时间过程以及影响因素，研究范畴也由生存死亡扩展到任意现象，因此具有广阔的应用前景。

分析时间-事件数据的方法包括生存分析、Cox 比例风险回归、威布尔回归和其他方法。本章对这些方法进行了系统介绍，包括理论分析和实际案例。这些方法与前面章节介绍的线性回归和 logistic 回归最大的差异在于，线性回归和 logistic 回归集中在事件发生的结果，而时间-事件数据分析则集中在事件发生的时间过程。因此，比例风险模型提供的信息更多。

从分析数据的过程来看，时间-事件数据的分析与其他的回归模型具有相同的功效。首先，它可以用来分析一个自变量 x 与一个因变量 y 之间的关系；其次，在控制了多个协变量之后，能够进一步确认自变量 x 与因变量 y 的关系是不是真实的。

### 》》 练习题 《《

1. 学习、理解作为因变量 y 的时间-事件数据的概念及其与线性回归和 logistic 回归模型中因变量的差异。

2. 结合实际，列出主要时间-事件数据的来源以及各来源的特点，包括优点、缺点和分析时的注意事项。

3. 反复练习 R 程序 13-1，理解如何从公开发表的数据中提取所需数据，包括变量选择、变量赋值、数据库合并等。

4. 认真练习 R 程序 13-3，学会生存分析的基本步骤，包括程序的编写和结果的解释。

5. 用 R 程序 13-3 介绍的方法，按照不同受教育水平进行生存分析和结果解释。除了分析 5 个教育水平之间的差异外，分别进行两两对比分析。

6. 重复 R 程序 13-4 的分析过程和结果解释。在此基础上，增加更多的协变量进行分析。

7. 从 NHANES 数据库中选择不同的因变量，用 Cox 比例风险回归模型进行分析。

8. 用相同的方法分析自己的数据。

1．Cox 比例风险回归模型与线性回归模型有哪些异同？如何根据数据类型选择分析方法？

2．Cox 比例风险回归模型与 logistic 回归模型有哪些异同？如何根据数据类型选择分析方法？

3．Cox 比例风险回归模型的数据必须服从什么统计学分布？为什么？

4．如何运用 R 软件检验现有数据是否符合 Weibull 分布？

5．为什么说 Cox 比例风险回归模型与其他回归模型有很多相似之处？请举例说明。

6．用生存分析和 Cox 比例风险回归模型来分析非死亡数据时，要注意哪些问题？请举例说明。

7．为什么很多临床试验数据需要用 Cox 比例风险回归模型进行分析？

》》 参考文献 《《

[1] AHMAD T, MUNIR A, BHATTI SH, et al. Survival analysis of heart failure patients: a case study [J]. PloS One, 2017, 12(7): e0181001.

[2] CHEN X, JACQUES-TIURA AJ. Smoking initiation associated with specific periods in the life course from birth to young adulthood: data from the National Longitudinal Survey Of Youth 1997[J]. American Journal of Public Health, 2014, 104(2): e119-e126.

[3] CHEN X, STANTON B, SHANKARAN S, et al. Age of smoking onset as a predictor of smoking cessation during pregnancy[J]. Am J Health Behav, 2006, 30(3): 247-258.

[4] COX DR. Regression models and life-tables[J]. Journal of the Royal Statistical Society, Series B (Methodological). 1972, 34(2): 187-220.

[5] DONOVAN JE, MOLINA BS. Childhood risk factors for early-onset drinking[J]. Journal of Studies on Alcohol and Drugs, 2011, 72(5): 741-751.

[6] HINGSON RW, HEEREN T, WINTER MR. Age at drinking onset and alcohol dependence: age at onset, duration, and severity[J]. Arch Pediatr Adolesc Med, 2006, 160(7): 739-746.

[7] KENDLER KS, MYERS J, DAMAJ MI, et al. Early smoking onset and risk for subsequent nicotine dependence: a monozygotic co-twin control study[J]. The American Journal of Psychiatry, 2013, 170(4): 408-413.

[8] LIM YJ, KIM Y, KONG M. Comparative survival analysis of preoperative and postoperative radiotherapy in stage Ⅱ-Ⅲ rectal cancer on the basis of long-term population data[J]. Science Report, 2018(8): 17153.

[9] ROSS MK, WEI W, OHNO-MACHADO L. "Big data" and the electronic health record[J]. Yearbook of Medical Informatics, 2014, 9(1): 97-104.

## 第十四章

# R 软件通径分析和因果关系推断

## 本章提要

通径分析（path analysis）是在传统统计学分析的基础上建立的一种比较灵活的分析方法，能够同时分析多个自变量与多个因变量之间的关系。在医学研究中，用于因果关系分析的方法包括卡方检验、$t$ 检验、相关分析以及回归分析等。这些方法虽然非常有用，但往往只能分析一个或多个自变量与一个因变量之间的关系。在实际工作中，大部分研究都是属于多因多果的，传统的统计学方法无法满足分析需要，而通径分析则能够克服这种局限。本章将从最简单的回归模型入手介绍通径分析方法，用到的软件包是 lavaan（2022 年版），用到的数据库则是软件包 tidyverse 携带的关于动物睡眠的数据库 msleep，用到的变量包括总睡眠时间、快波睡眠时间、动物的脑重和体重。除了演示多因多果的通径分析外，本章还专门介绍了基于通径分析的中介模型（mediation model）和包含交互效应的中介模型（interactive mediation model）。

**关键词**：通径分析；因果关系推断；中介效应；交互效应

在医学研究中，经常用到的统计学方法有卡方检验、$t$ 检验、相关分析和多元回归分析。这些方法有一个共同特点：特别适合分析单因单果的数据，即一个自变量 $x$ 与一个因变量 $y$ 之间的关系，比如肥胖与高血压的关系、家族遗传与肿瘤的关系等。多元回归为同时分析多个自变量 $x$ 与一个因变量 $y$ 之间的关系提供了一个选项，比如分析家族遗传、高血脂、肥胖、体力活动和高血压等因素对心脏病的影响。在应用多元回归分析时，通常要求所有的自变量 $x$ 相互独立，而实际情况中，自变量 $x$ 之间往往有很强的交互作用。比如在前面的例子中，体力活动、家族遗传、高血脂和肥胖等彼此相关，进而影响多元回归分析的结果。

在科学研究中，更符合实际情况的应该是多因多果模式，即多个自变量同时与多个因变量之间有联系，包括多个自变量之间和多个因变量之间的相互关系，进而形成一个复杂的因果关系网。例如,前文提到的家族遗传、高血脂、肥胖、体力活动、高血压等自变量,它们不仅对因变量心脏病有影响,还同时对其他因变量如糖尿病、脑卒中等都会产生影响。此外,心脏病、糖尿病、脑卒中等疾病之间也有相互影响。通径分析就是用于推断这一类复杂的因果关系。虽然通径分析的概念并不新鲜,但在具体研究中并不多见,造成这种现象的原因之一是缺乏好的统计学软件。

本章将首先介绍通径分析的概念,然后利用实际数据从回归分析过渡到通径分析,通过循序渐进和方法对比加强读者对通径分析的认识。最后,介绍两个通径分析的实例:①中介模型;②有交互效应的中介模型。所有的分析都通过 R 软件包 lavaan 来完成,所用的数据也是 R 软件包 tidyverse 携带的与睡眠有关的数据。

## 一、通径分析

### (一)符号和模型表达

进行通径分析之前,首先要通过导图的形式把待分析变量之间的关系梳理出来。图 14-1 是利用两个自变量($x_1$ 和 $x_2$)和两个因变量($y_1$ 和 $y_2$)构建的两种不同的通径分析模型。

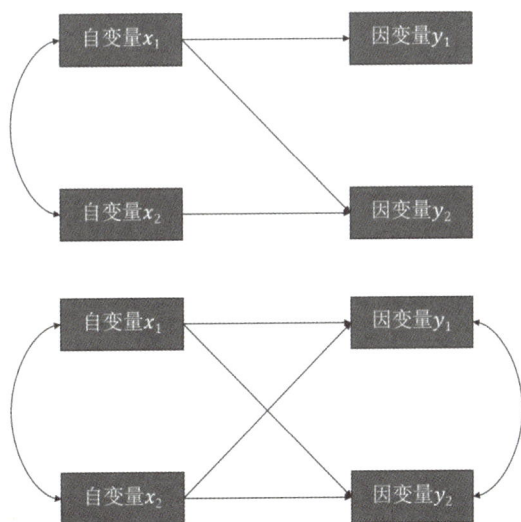

图 14-1　两个自变量和两个因变量的通径分析示意模型(上)和饱和模型(下)

图 14-1(上)表示,除了 $x_1$ 对 $y_1$ 的影响以及 $x_2$ 对 $y_2$ 的影响(用带箭头的直线表示,箭头表示变量作用的方向),$x_1$ 还对 $y_2$ 有影响。与此同时,模型还容许两个自

变量 $x_1$ 与 $x_2$ 之间有关系（协方差，用弧线表示），而不是像多元回归分析时要求所有的自变量之间必须独立。图 14-1（下）是图 14-1（上）的饱和模型，即如果有两个自变量和两个因变量，它们之间所有的可能性关系只有 6 种，包括用 4 条直线表示的因果关系和 2 条弧线表示的相互关系。

图 14-1 在因果推断中被称为有向无环图（directed acyclic graph，DAG）。DAG 是由计算机科学和图论（graphic theory）提出来的，用来表示因果关系。图中的变量叫作结（node），连接两个变量之间的线叫作边（edge），也被称为弧（arc）。由于 DAG 是用来分析因果联系的，所以图中的连线"边"一定要有方向（有向）。同时，为了避免循环推断，图中所有的连线不能形成闭合的环路（无环）。这就是 DAG 名称的由来。

根据图 14-1 和 DAG 的概念，很容易将两个 $x$ 和两个 $y$ 扩展到多个 $x$ 和多个 $y$ 的情况来绘制因果联系网络图，并进行通径分析。但当变量很多时，绘制 DAG 最大的挑战是如何避免图中含有循环。如果 DAG 中包含循环通径，计算机将无法进行统计学分析。

### （二）从 DAG 到统计学分析模型

有了通径分析的图后，还要把图转换为计算机可以分析的模型。接下来，先用图 14-1（上）作为例子，介绍如何将一幅 DAG 图转换为计算机可以分析的统计学模型。实际上，图 14-1（上）包含 3 个模型：

$$y_1 = \alpha + \beta_1 x_1 + e \qquad\qquad 公式（14-1）$$

$$y_2 = \alpha + \beta_2 x_2 + \beta_3 x_1 + e \qquad\qquad 公式（14-2）$$

$$x_1 x_2 = \mathrm{cov}(x_1 x_2) \qquad\qquad 公式（14-3）$$

模型（14-1）表示 $x_1$ 与 $y_1$ 之间的关系，$e$ 表示残差；同理，模型（14-2）表示 $y_2$ 同时与 $x_1$ 和 $x_2$ 的关系；模型（14-3）表示两个自变量之间的相互关系，即统计学上说的协方差（covariance）。

按照图 14-1（上）的例子，读者可以尝试根据图 14-1（下）写出相应的统计学分析模型。需要指出的是，把 DAG 图转换为统计学模型需要大量的练习，才能够做到准确无误。

### （三）特例：简单和多元回归

熟悉通径分析模型将有利于理解前面章节学习过的一元和多元回归模型。图 14-2 就是利用 DAG 方法绘制的一元（上）和多元回归模型（下）。从图 14-2 中可以看出：首先，在回归分析模型中，无论有多少个自变量 $x$，因变量 $y$ 都只有一个；其次，虽然考虑了每个自变量的方差（variance），但是回归模型不考虑自变量之间的协方差,因为回归模型假设所有的自变量都是独立的,因此人为地把协方差设置为0。

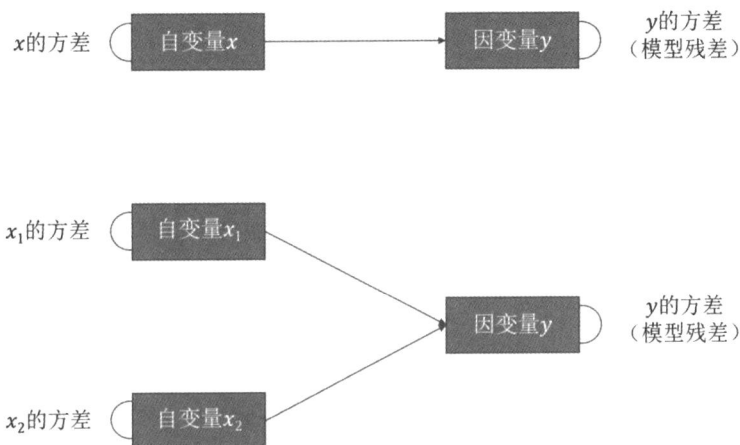

图14-2 用通径分析方法表示一元回归(上)和多元回归模型(下)

### (四)分析步骤

通径分析步骤与一般的统计学分析步骤不完全一样,必须按照以下几个步骤进行:

(1)确定变量。尽管通径分析可以同时分析多个自变量和多个因变量之间的关系,但是具体分析时变量不宜过多,以免模型混乱。在大多数情况下,一个通径分析模型包含2~3个因变量和3~5个自变量。那么应如何在众多变量中选择这些变量呢?有以下几种方法可以使用:①查阅文献,即根据以往研究设计和结果来选择变量;②利用现有的数据进行探索性分析,包括 t 检验、卡方检验、线性相关分析和简单回归分析等,然后从中挑选出有意义的变量;③根据专业知识来选择变量。

(2)将选择的变量联系起来,绘制 DAG 图。DAG 图绘制好后,要进行反复分析,因为变量之间的联系是假设出来的,并不一定实际存在。这些关系是否符合事实,必须有一定的理论支撑,不能完全依靠计算机来判定。除了确认每一条关系的理论基础之外,还要检查 DAG 图中是否存在循环通路。如果有循环通路,则必须进行修改。

(3)把 DAG 图转化为统计学分析模型。

(4)准备数据,开展统计学分析。

接下来,我们将遵循上面的步骤,介绍如何使用通径分析方法解决实际问题。

### (五)数据来源与数据处理

本章用到的数据来自 R 软件包 tidyverse 所携带的数据库 msleep。R 程序 14-1

显示数据的处理过程。其中,前8行命令属于注释部分;第9行启动 tidyverse 软件包,并从 msleep 数据库中提取数据进行分析;第10行启动软件包 lavaan 准备进行通径分析。如果电脑尚未安装该程序,可以通过运行第8行命令进行安装。

```
2    ## path modeling analysis in R using package lavaan
3    #
4    # use dataset msleep from package tidyverse to demonstrate all analyses
5    # variables:sleep_total sleep_rem brainwt bodywt
6    ## part 1 data preparation
7    # 1 R packages needed
8    #install.packages("lavaan")                    # install if not
9    library(tidyverse)                             # activate package for data
10   library(lavaan)                                # activate package for sem analysis
11   # 2 get data,select variables and process data
12   data<-msleep[,c("sleep_total","sleep_rem","brainwt","bodywt")]
13   colSums(is.na(data))                           # check missing
14   data<-na.omit(data)                            # remove missing
15   # 3 check relationship among the four selected variables
16   library(corrplot)                              # active package for correlation
17   rmt<-cor(data)                                 # compute correlation
18   corrplot(rmt,method="number",type="upper")
19   # 4 standardize data
20   df <- as.data.frame(scale(data))               # use scale() to standardize data
21   summary(df)                                     # check data after standardization
22   cov(df)                                         # equal to correlation matrix
```

R 程序 14-1

待需要的程序全部安装启动好之后,程序第12~14行进行数据加载、变量选择和处理。其中,第12行命令直接从 tidyverse 的数据库 msleep 中选取四个变量:sleep_total(总睡眠时间)、sleep_rem(快波睡眠时间)、bodywt(体重)以及 brainwt(脑重),并把数据加载到数据库 data 里。选择这4个变量是基于前面章节对这些变量分析的结果。这里初步计划以总睡眠时间和快波睡眠时间为因变量,以体重和脑重为自变量来演示通径分析方法。

变量选择好之后,程序第13行检查 data 中4个变量的缺失值,第14行剔除所有含有缺失值的观察对象。

### (六)预分析——多变量两两相关

虽然变量是根据之前的分析结果选择的,但作为标准操作,在进行通径分析之前仍需对所有变量进行考察,了解其相互关系,以支持多因多果的通径分析。这里使用第八章介绍的方法,调用软件包 corrplot(第16行),计算数据库 data 中的全部4个变量的相关系数,并把结果存放在 rmt 中(第17行)。最后,调用 corrplot 作图(第18行),结果见图14-3。

从图14-3可以看出,4个变量之间的关系有正(蓝色)有负(红色),sleep_total 与 sleep_rem 呈正相关($r=0.71$),但与 brainwt($r=-0.39$)和 bodywt($r=-0.46$)呈负相关。此外,brainwt 与 bodywt 之间呈正相关($r=0.52$)。这些结果表明所选择的变量可以用来分析总睡眠时间与脑重和体重之间的通径关系。

由于4个变量的量纲不同,R 程序 14-1 的第20行用 R 软件中的 scale() 功能,对数据库 data 中的4个变量进行标准正态转换,使得每个变量的均数 =0,标准差 =1,

并将转换后的数据存放在另外一个数据库 df 中。读者可以运行第 21 行命令进行验证。

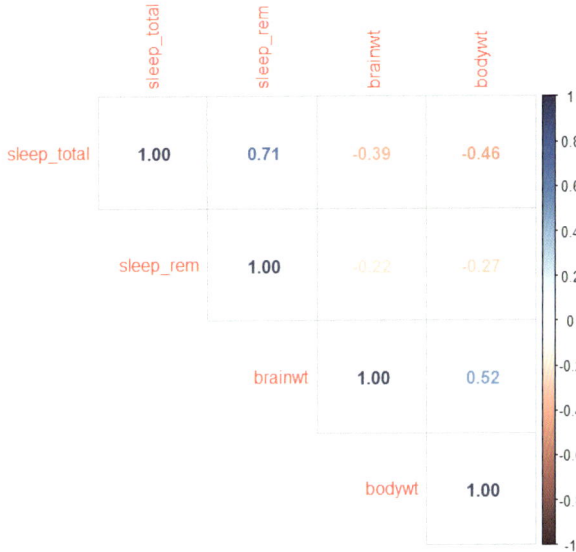

图 14-3　执行 R 程序 14-1 第 16~18 行命令的结果

进行标准正态转换之后，所有的变量都是无量纲的，有利于进行统计学分析。首先，在回归分析中，回归模型的截距 $\alpha$ 会非常接近或等于 0；其次，可以直接比较不同变量的回归系数大小；最后，通过正态转换之后两个变量之间的协方差就是两个变量之间的相关系数。读者同样可以运行第 21 行命令进行验证。

### （七）简单回归模型的最小二乘法和通径分析法比较

为加深对通径分析的理解，这里将以图 14-2（上）为例，以快波睡眠时间（sleep_rem）为 x，以总睡眠时间（sleep_total）为 y，同时使用简单回归分析的最小二乘法和通径分析中的最大似然法来估计模型系数，观察结果是否相同。

R 程序 14-2 的第 1 部分是传统的简单回归分析，第 26 行命令调用 lm()，通过最小二乘法估计回归系数。在 lm() 括号中定义的模型 sleep_total ~ sleep_rem，要求计算机分析快波睡眠时间 x 与总睡眠时间 y 之间的关系。最后，将回归分析的结果存放在 rg1ols 中（rg1：一元回归；ols：最小二乘法）。

```
24   ## part 2 simple regression with ols and path modeling
25   # 1 analysis with ols method
26   rg1ols <-lm(sleep_total~sleep_rem,data=df)
27   summary(rg1ols)
28   # 2 analysis with path modeling method
29   rg1pth <-'# regression model
30          sleep_total~1+sleep_rem
31          # covariance
32          sleep_rem ~~ sleep_rem'
33   fit1<-sem(rg1pth,data=df)
34   summary(fit1)
```

R 程序 14-2

　　R 程序 14-2 的第 2 部分是通径分析，用到的 R 软件包是 lavaan。程序中的第 29～31 行命令定义通径分析模型 rg1pth（rg1：一元回归；pth：通径模型），并把模型存放在 rg1pth 中。其中，第 30 行定义因变量 $y$（sleep_total）与自变量 $x$（sleep_rem）之间的关系。与第 26 行不同的是，这里在因变量和自变量之间加入了"1+"，即要求计算机估计模型的截距。否则，计算机估计模型系数时就不考虑截距。

　　通径模型定义好后，第 33 行命令利用软件包 lavaan 中的 sem() 和前面定义的模型 rg1pth 以及相应的数据库 df 进行分析，并把分析结果存放在 fit1 中。程序第 34 行调用 summary() 命令来读取计算结果。

　　图 14-4 显示了两种分析方法的结果。上面部分是通过 OLS 方法计算的回归分析结果，估计的截距 =−1.615e−16，约等于 0。这与将数据进行标准正态变换后的结果是一致的。估计的回归系数 $\beta$=0.714，表示快波睡眠时间与总睡眠时间之间的定量关系，统计显著性检验 $t$=6.907，$P<0.001$。

```
call:
lm(formula = sleep_total ~ sleep_rem, data = df)

Residuals:
    Min      1Q  Median      3Q     Max
-1.0283 -0.5773 -0.1362  0.4521  2.1345

Coefficients:
             Estimate Std. Error t value Pr(>|t|)
(Intercept) -1.615e-16  1.022e-01   0.000        1
sleep_rem    7.135e-01  1.033e-01   6.907 1.26e-08 ***
---
Signif. codes:  0 '***' 0.001 '**' 0.01 '*' 0.05 '.' 0.1 ' ' 1

Residual standard error: 0.7082 on 46 degrees of freedom
Multiple R-squared:  0.5091,    Adjusted R-squared:  0.4984
F-statistic: 47.71 on 1 and 46 DF,  p-value: 1.256e-08
```

```
lavaan 0.6-11 ended normally after 6 iterations

  Estimator                                         ML
  Optimization method                           NLMINB
  Number of model parameters                         5

  Number of observations                            48

Model Test User Model:

  Test statistic                                 0.000
  Degrees of freedom                                 0

Parameter Estimates:

  Standard errors                             Standard
  Information                                 Expected
  Information saturated (h1) model          Structured

Regressions:
                   Estimate  Std.Err  z-value  P(>|z|)
  sleep_total ~
    sleep_rem         0.714    0.101    7.056    0.000

Intercepts:
                   Estimate  Std.Err  z-value  P(>|z|)
   .sleep_total    -0.000    0.100   -0.000    1.000
    sleep_rem      -0.000    0.143   -0.000    1.000

Variances:
                   Estimate  Std.Err  z-value  P(>|z|)
    sleep_rem       0.979    0.200    4.899    0.000
   .sleep_total     0.481    0.098    4.899    0.000
```

**图 14-4　执行 R 程序 14-2 的结果**

上图：简单回归模型最小二乘法估计结果；下图：通径模型最大似然法估计结果

　　图 14-4 的下半部分是用通径分析的结果。首先指出分析用到的是 lavaan0.6-11 版本，经过 6 次迭代完成，所用的算法是最大似然法。Regressions 部分显示，估计

的回归系数 $\beta=0.714$，截距 $=0$，两个结果都与 OLS 估计的结果相同。在 sleep_total 前面的点表示该变量在模型中是因变量（也有学科称其为内生变量，endogenous variable）。

不同的是，通径分析还估计了自变量 sleep_rem 的截距，事实上这就是该变量的均值。由于数据已经经过标准化处理，因此 sleep_rem 的均值为 0。与内生变量相对应，有的学科把自变量称为外生变量，即 exogenous variable。

最后，通径分析还估计了自变量和因变量的方差。其中，自变量 sleep_rem 的方差估计值 $=0.979$，非常接近通过正态变换后的数据（方差 $=1$），而因变量 sleep_total 的方差 $=0.481$，也是回归模型的残差，即扣除了自变量 sleep_rem 的影响后因变量 sleep_total 还剩余的方差变化，是未被自变量解释的方差。OLS 没有列出估计的残差，但是给出了残差的分布，包括最小值、最大值、中位数和两个分位数。

通过 R 程序 14-2 和图 14-4 的结果可以看出，通径分析实质上是对回归分析的扩展。由于通径分析的模型比较复杂，不能使用普通的 OLS 方法来估计模型参数，因而改用适应性更强的最大似然法。

### （八）二元回归和通径分析比较

前面的对比分析证明了回归分析只是通径分析的一个特例。通径分析之所以看起来很复杂，是因为其目的不仅仅是为了进行回归分析，而是要分析更复杂的问题。R 程序 14-3 进一步演示使用软件包 lavaan 进行二元回归分析（第 1 部分）和通径分析（第 2 部分）。通过对比，加深读者对通径分析方法的理解，以便读者在实际工作中使用该方法。

```
35  install.packages("tidySEM")
36  library(tidySEM)
37  ##R program 3 two-x regression and path model analysis
38  # 1. two-x regression analysis with path modeling method (no cov between 2 x)
39  reg2x <- '#use path model for regession with 2 xs
40          sleep_total~1+sleep_rem + bodywt'
41  fitreg <-sem(reg2x,data=df)          # analysis
42  summary(fitreg)                       # check result
43  p1<-sem(reg2x,data = df)%>%           # plot
44      graph_sem(layout=get_layout("sleep_rem","","",
45                                   "","","sleep_total",
46                                   "bodywt","","",rows=3))
47  # 2 two-x path model analysis
48  path2x <-'# sem model for path modeling that contains cov between 2 x
49          sleep_total~1+sleep_rem + bodywt
50          sleep_rem ~~ bodywt'
51  fitpath<-sem(path2x,data=df)
52  summary(fitpath)
53  p2<-sem(path2x,data = df)%>%
54      graph_sem(layout=get_layout("sleep_rem","","",
55                                   "","","sleep_total",
56                                   "bodywt","","",rows=3))
57  # 3 put the two figures in one page
58  library(cowplot)
59  p<-plot_grid(p1,p2,nrow=1,ncol=2)
60  title<- ggdraw()+
61      draw_label("Comparison of linear regression (left) with path model (right)")
62  plot_grid(title,p,ncol=1,rel_heights=c(0.1,1.1))
```

R 程序 14-3

　　R 程序 14-3 的第 1 部分按照通径分析方法定义二元回归模型，并把定义的模型存放在 reg2x 中（第 39～40 行）；第 41 行使用 sem() 命令进行通径分析，并把分析结果存放在 fitreg 中；第 42 行采用 summary(fitreg) 查看分析结果。

　　R 程序 14-3 的第 2 部分（第 48～56 行）是一个典型的包含两个自变量和一个因变量的通径分析模型，而非二元回归分析模型。尽管第 49 行命令与程序第 1 部分的第 40 行命令完全相同，但是第 50 行还加入了 sleep_rem ～～ bodywt，该命令在定义的模型 path2x 中加入了两个自变量之间的相互关系。因此，程序第 48～52 行定义的便不再是回归模型，而是通径模型。程序第 51～52 行与前面相同，分别进行模型分析和查看结果。为节省篇幅，这里不再列举两种分析方法的全部结果，留给读者去完成。

　　为便于比较，安装并加载 tidySEM 软件包（第 35～36 行），在程序的第 43～46 行和第 53～56 行分别将回归模型和通径分析模型分析的结果绘制成图，并分别存放在 p1 和 p2 中。程序第 3 部分通过调用软件包 cowplot，把存放在 p1 和 p2 的图分左右绘制在同一页中。如图 14-5 所示，两种分析方法估计出的自变量与因变量系数完全相同，快波睡眠时间与总睡眠时间的标准回归系数均为 0.63，而体重的回归系数均为 −0.29。此外，通径分析还估计了两个自变量之间的相互关系（虚线），模型估计的 cov(sleep_rem, bodywt)=−0.27。

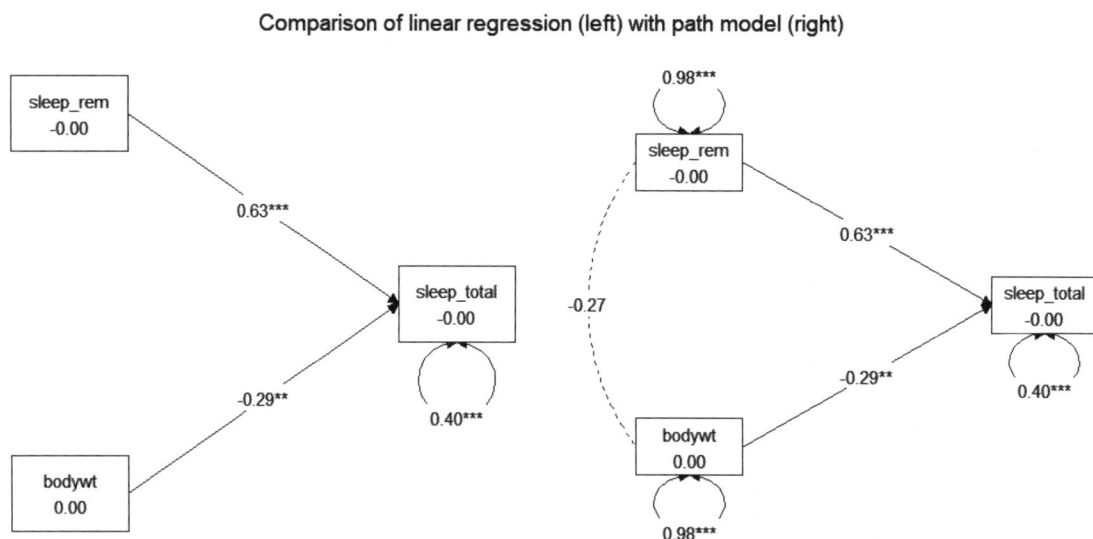

图 14-5　执行 R 程序 14-3 命令的结果

**: $P<0.01$；***: $P<0.001$

　　从图 14-5 结果可见，通径分析并不神秘，但与一般回归分析不同的是，通径分析不仅不要求多个自变量之间相互独立，还可以直接估计自变量之间的相互作用。

### （九）两个自变量和两个因变量的通径分析

熟悉了前面介绍的内容，下面便可以进行正式的通径分析。为便于学习，共选用了四个变量进行介绍：总睡眠时间（sleep_total）、快波睡眠时间（sleep_rem）、体重（bodywt）和脑重（brainwt）。根据相关分析的结果（图 14-3），可以建构多个通径分析模型：

模型 1：同时分析脑重对快波睡眠时间以及体重对总睡眠时间的影响。

模型 2：在模型 1 的基础上增加脑重对总睡眠时间的影响。

模型 3：在模型 2 的基础上增加体重对快波睡眠时间的影响。

模型 4：在模型 1 的基础上增加脑重和体重的相互关系。

模型 5：在模型 3 的基础上增加脑重和体重的相互关系。

R 程序 14-4 分别建构了三个模型进行分析。程序第 76～84 行演示第一个模型，其中第 76～79 行定义模型，并把结果放在 y2x2m1 中（y2 表示有 2 个因变量，x2 表示有 2 个自变量，m1 表示第一个模型）。具体来看，程序第 77 行定义体重和脑重对总睡眠时间有影响；第 78 行定义体重对快波睡眠时间有影响；第 79 行在模型中纳入体重和脑重相互关联（协方差）；第 80 行用 sem() 命令进行分析，并用 summary() 命令查看分析结果。与 R 程序 14-2 和 R 程序 14-3 不同，R 程序 14-4 在查看结果的命令中还增加了 fit.measures=TRUE，该选项要求计算机输出数据 - 模型拟合指标，包括卡方检验（$P>0.05$）、CFI（$>0.9$）、TLI（$>0.9$）和 RMSEA（$<0.05$）等。通过模型估计的系数留给读者练习，下面只介绍如何解析数据 - 模型拟合和结果解释。

```
74   # R program 4 different path models
75   # model 1. two-x two-y bodywt-cross model
76   y2x2m1 <- '# path model 2-x 2-y with i cross
77          sleep_total ~ 1 + bodywt + brainwt
78          sleep_rem   ~ 1 + bodywt
79          bodywt ~~ brainwt'
80   fit<-sem(y2x2m1,data = df); summary(fit,fit.measures=TRUE) # fit model to data
81   p1<-sem(y2x2m1,data = df)%>%                              # save plot to p1
82   graph_sem(layout=get_layout("bodywt","","sleep_total",
83                               "","","sleep_rem",
84                               "brainwt","","",rows = 3))
85   # model 2. two-x two-y two cross
86   y2x2m2 <- '# path model 2-x 2-y with two 2 cross
87          sleep_total ~ 1 + bodywt + brainwt
88          sleep_rem   ~ 1 + bodywt + brainwt'
89   p2<-sem(y2x2m2,data=df)%>%                                # save plot to p2
90     graph_sem(layout = get_layout("brainwt","","sleep_total",
91                               "bodywt", "", "",
92                               "","","sleep_rem",rows = 3))
93   # add plots p1 and p2 together, add a common title
94   p<-plot_grid(p1,p2,nrow = 1,ncol = 2)
95   title <- ggdraw() +
96     draw_label("Two different path models for 2 IVs and 2 DVs")
97   plot_grid(title, p, ncol=1, rel_heights=c(0.1, 1.1))
98   # model 3 sleep_rem as y2 to predict sleep_total as y1
99   y2x2m3 <- ' # one y predict another y
100          sleep_rem   ~ 1 + brainwt
101          sleep_total ~ 1 + brainwt + bodywt + sleep_rem
102          bodywt ~~ brainwt'
103  fit<-sem(y2x2m2,data = df)                   # model fit
104  summary(fit,fit.measures=TRUE)               # include data model fit indexes
```

**R 程序 14-4**

1. 模型拟合检验

图 14-6 是执行了 R 程序 14-4 第 80 行命令后计算机输出的有关数据 - 模型拟合效果的部分结果。图 14-6 首先介绍计算用到的方法是 ML（最大似然法），优化方法是 NLMINB（nonlinear maximum likelihood with optimization，非线性最大似然估计，这是一种数值优化算法，用于找到使似然函数达到最大值的参数），待估计的模型参数共有 13 个，用于分析的样本有 48 个。接下来，便是数据 - 模型拟合指标。

```
> summary(fit,fit.measures=TRUE)
lavaan 0.6-11 ended normally after 21 iterations

  Estimator                                         ML
  Optimization method                           NLMINB
  Number of model parameters                        13

  Number of observations                            48

Model Test User Model:

  Test statistic                                 0.433
  Degrees of freedom                                 1
  P-value (Chi-square)                           0.510

Model Test Baseline Model:

  Test statistic                                63.564
  Degrees of freedom                                 6
  P-value                                        0.000

User Model versus Baseline Model:

  Comparative Fit Index (CFI)                    1.000
  Tucker-Lewis Index (TLI)                       1.059

Loglikelihood and Information Criteria:

  Loglikelihood user model (H0)               -238.850
  Loglikelihood unrestricted model (H1)       -238.633

  Akaike (AIC)                                 503.700
  Bayesian (BIC)                               528.026
  Sample-size adjusted Bayesian (BIC)          487.241

Root Mean Square Error of Approximation:

  RMSEA                                          0.000
  90 Percent confidence interval - lower         0.000
  90 Percent confidence interval - upper         0.330
  P-value RMSEA <= 0.05                          0.535

Standardized Root Mean Square Residual:

  SRMR                                           0.025
```

图 14-6　执行 R 程序 14-4 第 80 行命令的结果

图 14-6 包含了多个计算机输出的指标，这里主要关注下面四个：

（1）Model Test User Model：实际上就是卡方检验，估计卡方值（Test statistic）= 0.433，$P=0.510>0.05$。

（2）相对拟合指数 CFI（Comparative Fit Index）：估计的 CFI=1>0.9，几乎完美拟合。

（3）塔克 - 刘易斯指数 TLI（Tucker-Lewis Index）：估计的 TLI=1.059。TLI 在样

本量较大时特别适用。而本研究样本量较小（$n=48$），因此可以忽略。

（4）近似值的平均平方根误差 RMSEA（Root Mean Square Error of Approximation）：估计的 RMSEA=0.000<0.05，表示模型拟合很好。

2. 结果解释

通径分析的结果常常用图表达。R 程序 14-4 的第 81～84 行命令用于演示如何利用快通道方法绘图来描述模型分析的结果。程序第 81 行用 sem(y2x2m1，data = df)%>% 命令得到分析结果，第 82 行用 graph_sem() 命令根据计算结果完成绘图。其中的关键部分是图片格式的设置：

```
layout=get_layout("bodywt","","sleep_total",
                  "","","sleep_rem",
                  "brainwt","","",rows = 3)
```

这一部分让计算机把所有的变量排为 3 行 4 列进行绘图，第一行开始是变量 bodywt，中间是空格（用 "" 表示），最后是 sleep_total；第二行第一列和第二列都是空格，第三列是 sleep_rem；第三行第一列是 brianwt，后面的两列是空格。计算机输出结果如图 14-7（左）所示。

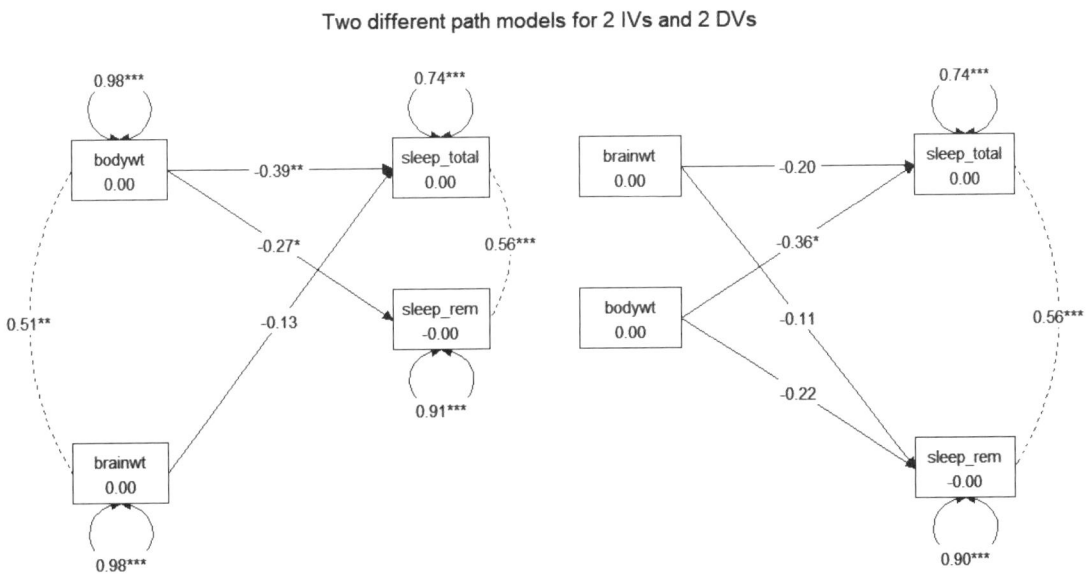

图 14-7　执行 R 程序 14-4 第 81～97 行命令的结果
*: $P<0.05$；**: $P<0.01$；***: $P<0.001$

从图 14-7（左）的信息可以看出，该模型：①分析了体重（bodywt，$\beta=-0.39$，$P<0.01$）和脑重（$\beta=-0.13$，$P>0.05$）对总睡眠时间的影响；②分析了体重对快波睡眠时间的影响（$\beta=-0.27$，$P<0.05$）；③分析了两个自变量的交互作用（cov=0.51，$P<0.01$）。同时，模型还自动地分析了两个因变量总睡眠时间和快波睡眠时间的相

互关系（cov=0.56，$P$<0.001）。

3. 相同变量的不同通径分析模型

R 程序 14-4 进一步介绍了用相同变量定义的两个不同通径分析模型。图 14-7（右）是计算机运行 R 程序 14-4 的第 85~92 行命令（模型 2）后输出的结果。与图 14-7（左）的模型 1 不同，模型 2 取消了两个自变量之间的相关关系，增加了自变量脑重与总睡眠时间的关系。可以看出，相同变量模型估计的系数均发生了变化，且模型 2 的数据 - 模型拟合效果没有模型 1 好。对此，请读者用 fit<- 和 summary (fit，fit.measures=TRUE) 命令查看数据 - 模型拟合指数来验证。

R 程序 14-4 的最后一部分（模型 3）是一个比模型 1 和模型 2 更复杂的模型，供读者练习，这里不再赘述。

## 二、中介模型

### （一）模型定义与分析

中介模型是从心理行为科学中引进的一种分析探讨复杂因果关系的方法。图 14-8 是一个中介模型示意图。

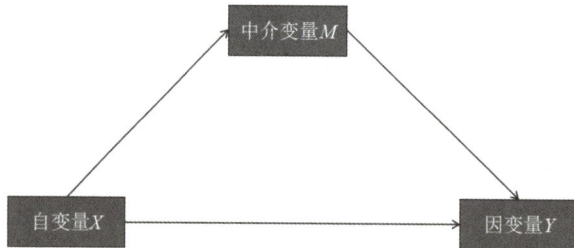

图 14-8　中介模型示意图

参考前文的通径分析可知，图 14-8 的中介变量分析包括三个回归模型：

$$Y = \alpha + cX \qquad\qquad 公式（14-4）$$
$$Y = \alpha + c'X + bM \qquad\qquad 公式（14-5）$$
$$M = \alpha + aX \qquad\qquad 公式（14-6）$$

其中，模型（14-4）估计的回归系数 $c$ 表示 $X$ 对 $Y$ 的总效应；模型（14-5）估计的回归系数 $c'$ 表示控制了 $M$ 之后 $X$ 对 $Y$ 的净效应，而 $b$ 表示中介变量 $M$ 对 $Y$ 的效应；模型（14-6）估计的回归系数 $a$ 表示自变量 $X$ 与中介变量 $M$ 之间的关系。

因此，假设自变量 $X$ 对 $Y$ 有影响，且理论上还存在一个变量 $M$ 位于 $X$ 与 $Y$ 之间，那么 $X$ 与 $Y$ 的关系就可以分解为两个部分，一是路径 $X \to M \to Y$，其计算方法

就是回归系数 $a \times b$，即中介效应或者间接效应；二是路径 $X \to Y$，即直接效应，对应于模型（14-5）估计的 $c'$。中介效应 $a \times b$ 加上直接效应 $c'$ 就是总效应，即模型（14-4）估计的回归系数 $c$。

许多统计软件都可以进行中介效应分析，包括 SAS、SPSS、STATA 以及 Mplus 等。这里通过 R 程序 14-5 来介绍如何使用 R 软件包 lavaan 进行中介效应分析。该程序分为 3 个部分，第 1 部分是定义中介模型变量，以动物体重为自变量 $X$，以总睡眠时间为因变量 $Y$，并以快波睡眠时间为中介变量 $M$。其中，程序第 110 行命令先使用动物体重 $X$ 和快波睡眠时间 $M$ 对总睡眠 $Y$ 建立回归模型，又称为 DV 模型；第 111 行命令使用快波睡眠时间 $M$ 和动物体重 $X$ 建立回归模型，又称为 mediator 模型。当把这两个回归模型看作为一个系统时，就是中介模型（参见公式 14-5 和公式 14-6）。

```
107   ## R program 5. mediation modeling analysis
108   # 1 define the model
109   med <-'# mediation modeling with sleep_rem as mediator
110        sleep_total ~ 1 + sleep_rem + bodywt
111        sleep_rem   ~ 1 + bodywt'
112   # 2 fit the model to data and check result
113   mfit<-sem(med, data=df);summary(mfit,fit.measures=TRUE)
114   # plot the results
115   sem(med,data=df)%>%
116     graph_sem(layout=get_layout("","sleep_rem", "",
117                                 "bodywt", "","sleep_total",
118                                 rows = 2))
119   set.seed(111)
120   # 3 bootstrap to test mediation effect
121   # install.packages("mediation") # in case not installed the package yet.
122   library(mediation)
123   mediator.fit<-lm(sleep_rem~bodywt,data=df)          # mediator model
124   dv.fit<-lm(sleep_total~bodywt+sleep_rem,data=df)  # dv model
125   boot<-mediate(mediator.fit, dv.fit, treat='bodywt',mediator='sleep_rem' ,boot=T)
126   summary(boot)
```

R 程序 14-5

程序第 2 部分包含两个内容：一是程序第 113 行完成模型分析后，把分析结果存放在 mfit 中，并通过 summary(fit, fit.measures=TRUE) 查看结果。读者可以将计算机输出的结果与图中的结果进行比较，查看其一致性。此外，请读者记录数据 - 模型拟合优度，包括 CFI、TLI、卡方检验和 RMSEA，并运用相应的标准判断数据 - 模型拟合是否达到标准。二是演示如何根据分析结果绘制中介效应图（第 115～118 行，见图 14-9）。根据图中结果，可知体重对快波睡眠时间的影响（$a=-0.27$，$P<0.05$）、快波睡眠时间对总睡眠时间的影响（$b=0.63$，$P<0.001$）以及体重对总睡眠时间的直接影响（$c'=-0.29$，$P<0.01$）等。根据估计出的回归系数 $a$ 和 $b$，就可以得到中介效应：$-0.27 \times 0.63 = -0.17$。有了直接效应 $-0.29$ 和中介效应 $-0.17$，便可以得出总效应 = 直接效应 + 中介效应 $=-0.29-0.17=-0.46$。

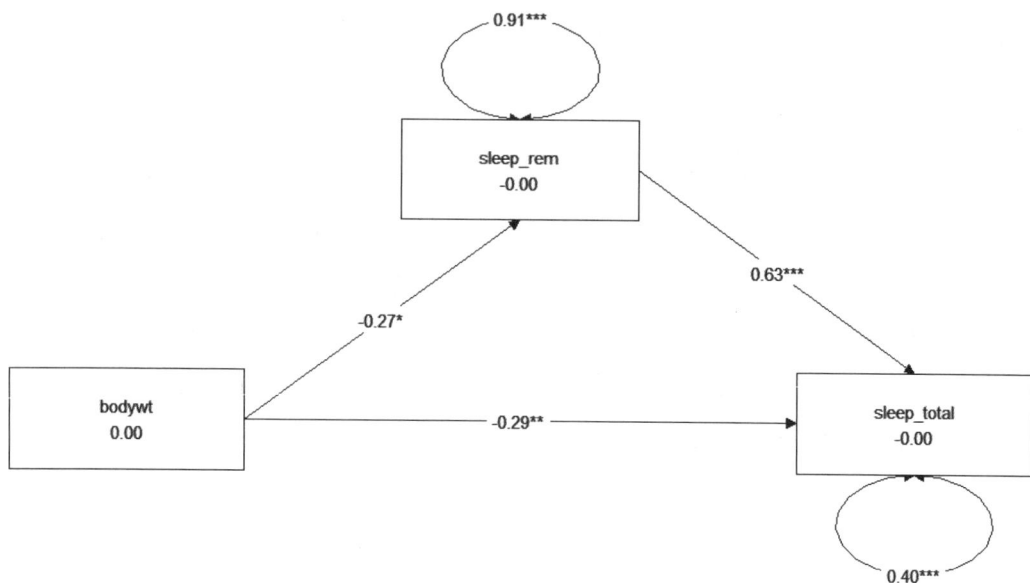

**图 14-9　执行 R 程序 14-5 第 115 ~ 118 行命令的结果**

*：$P$<0.05；**：$P$<0.01；***：$P$<0.001

## （二）bootstrap 检验

虽然程序 14-5 的第 1 和第 2 部分完成了中介效应分析，但尚未估计中介效应是否具有意义。虽然模型估计的系数 $a$ 和 $b$ 均显著，但并不能保证中介效应 $a \times b$ 也有统计学意义。因此，该程序的第 3 部分（第 120～126 行）介绍了目前公认最好的统计学显著性检验方法，即 bootstrap 法。该方法先调用 R 软件包 mediation（第 122 行），然后通过两个线性模型估计 $a$ 和 $b$（第 123～124 行），最后通过 mediate() 函数使用 bootstrap 法来计算相应的效应及其 95% 置信区间。图 14-10 是执行了这部分程序后计算机输出的结果。

```
> summary(boot)

Causal Mediation Analysis

Nonparametric Bootstrap Confidence Intervals with the Percentile Method

               Estimate 95% CI Lower 95% CI Upper p-value
ACME             -0.174       -0.441        -0.07   0.024 *
ADE              -0.291       -0.970        -0.20  <2e-16 ***
Total Effect     -0.465       -1.351        -0.35  <2e-16 ***
Prop. Mediated    0.374        0.116         0.51   0.024 *
---
Signif. codes:  0 '***' 0.001 '**' 0.01 '*' 0.05 '.' 0.1 ' ' 1

Sample Size Used: 48


Simulations: 1000
```

**图 14-10　执行 R 程序 14-5 第 120 ~ 126 行命令的结果**

图 14-10 给出了四个结果：

（1）ACME 是 average causal mediation effect 的简写，即前文介绍的中介效应 $a \times b$，估计的 ACME（95% $CI$）=−0.17（−0.44，−0.07），$P$<0.05。

（2）ADE 是 average direct effect 的简写，即前文介绍的 $c'$，估计的 ADE（95% $CI$）$=-0.29$（$-0.97$，$-0.20$），$P<0.001$。

（3）Total Effect 是总效应，等于 ACME+ADE，估计的总效应（95% $CI$）$=-0.47$（$-1.35$，$-0.35$），$P<0.001$。

（4）prop. Mediated 是中介效应的占比，估计的结果（95%$CI$）$=37\%$（12%，51%），$P<0.05$。

对比图 14-9 和图 14-10，模型的点估计完全相同。不同之处在于，bootstrap 法通过有放回的随机抽样，从研究样本中抽取 1 000 个样本，重复进行中介效应分析，然后根据分析结果统计出 95% 置信区间和 $P$ 值。相比其他统计学方法，bootstrap 法不要求变量是正态分布的，因此适用范围更广。

## 三、调节的中介模型

### （一）模型定义与分析

除了中介模型外，通径分析方法还可以用来分析包含交互效应的中介模型，即调节的中介模型。图 14-11 显示两个包含交互效应的中介模型，其中上半部分显示的是在自变量 $X$ 和中介变量 $M$ 之间含有一个修饰变量 $W$ 的模型，这种模型在实际工作中比较多见；下半部分显示中介变量 $M$ 与因变量 $Y$ 之间包含一个修饰变量 $W$。在实际科研工作中，还可以根据情况加入多个修饰变量，有兴趣的读者可以参考相关书籍和文章学习。

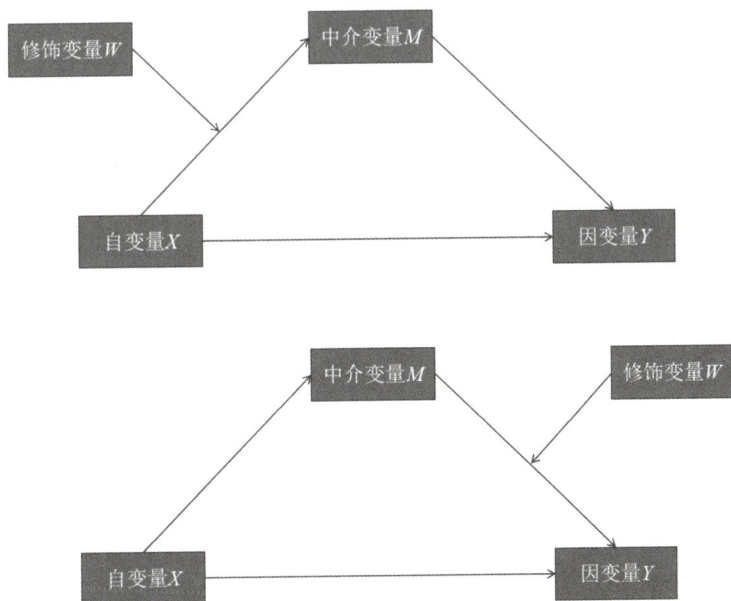

图 14-11　两个包含交互效应的中介模型示意图

上图：自变量与中介变量之间包含交互效应；下图：中介变量与因变量之间包含交互效应

R 程序 14-6 显示如何通过通径分析方法进行包含交互效应的中介模型分析。程序第 141～143 行是在 R 程序 14-5 定义的中介模型的基础上,加入了脑重 brainwt 与快波睡眠时间 sleep_rem 之间的交互效应(参照图 14-11 下半部分)。其中,交互效应变量 rem_brnwt 通过程序的第 138 行命令来定义。程序第 139 行还定义了另外一个交互效应,供读者练习时使用。一旦模型定义好之后,接下来的分析和绘图,就与前面介绍的通径分析完全相同了。

```
135
136    ## R Program 6 moderated mediation
137    # 1 create interaction term between two variables
138    df$rem_brnwt <- df$sleep_rem*df$brainwt          # add a moderated term
139    df$bdwt_brnwt <-df$bodywt * df$brainwt            # add another for use
140    # 2 define model
141    mmed <- '# moderated mediation analysis
142            sleep_total ~ 1 + sleep_rem + bodywt + brainwt+ rem_brnwt
143            sleep_rem ~ 1 + bodywt'
144    # data-model fitting
145    mmfit<-sem(mmed, data=df)                         # model fitting
146    summary(mmfit,fit.measures=TRUE)                  # check result
147    # plot modeling result
148    sem(mmed, data=df)%>%
149      graph_sem(layout = get_layout("",    "",   "sleep_rem", "",   "",
150                                     "bodywt", "", "", "", "",   "sleep_total",
151                                     "", "brainwt","","", "",
152                                     "", "rem_brnwt","","", "",
153                                     rows = 4))
154    .
```

R 程序 14-6

## (二)结果解释

图 14-12 是执行了 R 程序 14-6 第 146 行命令之后计算机输出的部分结果。从图中结果可以看出,总睡眠时间与快波睡眠时间呈正相关,模型估计的回归系数 =0.609,$P<0.001$;而与体重、脑重和快波睡眠时间 - 脑重交互效应呈负相关,但 $P$ 值均未达到显著水平;快波睡眠时间与体重呈负相关,模型估计的回归系数 $b=-0.274$,$P<0.05$。此外,模型估计的总睡眠时间和快波睡眠时间的方差分别为 0.391 和 0.905,且 $P<0.001$。虽然修饰变量的影响没有达到统计学显著意义,但仍无法确定该影响是否显著,因为本研究的样本量太小,统计学检验效率可能不够,需要增加样本做进一步验证。

图 14-13 是执行了 R 程序 14-6 之后计算机输出的包含交互效应的中介模型分析结果。从图中结果可以看出,加入交互效应之后,直接效应和中介效应均产生变化。其中,直接效应由原来的 $-0.29(P<0.01)$ 下降到 $-0.25(P>0.05)$,间接效应也有所改变,但仍具有统计学显著意义。

```
Parameter Estimates:

  Standard errors                                    Standard
  Information                                        Expected
  Information saturated (h1) model                   Structured

Regressions:
                   Estimate  Std.Err  z-value  P(>|z|)
  sleep_total ~
    sleep_rem         0.609    0.095    6.424    0.000
    bodywt           -0.249    0.141   -1.762    0.078
    brainwt          -0.138    0.107   -1.283    0.200
    rem_brnwt        -0.058    0.229   -0.255    0.798
  sleep_rem ~
    bodywt           -0.274    0.139   -1.977    0.048

Intercepts:
                   Estimate  Std.Err  z-value  P(>|z|)
   .sleep_total     -0.013    0.103   -0.123    0.902
   .sleep_rem       -0.000    0.137   -0.000    1.000

Variances:
                   Estimate  Std.Err  z-value  P(>|z|)
   .sleep_total      0.391    0.080    4.899    0.000
   .sleep_rem        0.905    0.185    4.899    0.000
```

图 14-12　执行 R 程序 14-6 第 146 行命令的结果

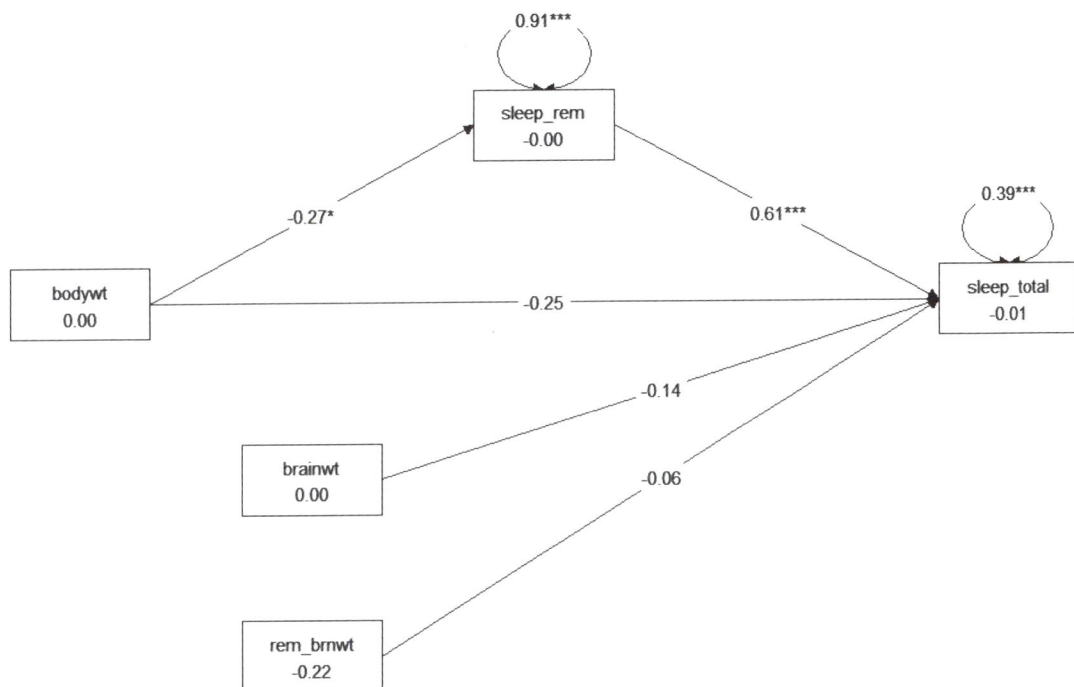

图 14-13　执行 R 程序 14-6 第 148～153 行命令的结果

## 四、中介效应分析要点

运用 R 软件,利用软件包 lavaan 和 mediation 进行中介效应分析并不难。中介效应分析(包括包含交互效应的中介模型)的核心在于中介模型的建立。首先,建立的模型要有充分的理论基础,不能凭空设想、任意建模,因此这里介绍的分析方法不能识别模型是否正确,我们输入什么样的数据,计算机就根据我们给的模型进行计算。其次,在分析之前要进行探索性分析,查看所有变量两两之间的相关关系,进而判断数据是否支持建构的中介模型。如果数据不支持,哪怕理论模型再好,也是没有意义的。最后,进行中介效应分析(尤其是包含交互效应的中介模型)时,需要对所有变量进行标准化处理,把不同量纲的变量全部转化为无量纲后再进行分析。

## 五、本章小结

本章介绍了通径分析方法,扩展了传统的回归分析,能够同时分析多个自变量和多个因变量之间的关系。同时,本章还介绍了通径分析的两个特例,即中介模型和包含交互效应的中介模型。在简单介绍通径分析的理论后,分别通过实际例子对每一种方法进行演示。尽管例子中用到的变量个数有限,但如果读者掌握了建模和分析方法,那么就很容易推广到多变量的情况。

通径分析是探索因果关系的基本方法,其成功的关键是因果关系模型必须建立在科学的理论和可靠的数据基础之上。结构方程模型(structural equation modeling, SEM)是一种多变量统计分析技术,结合了因素分析和多元回归分析的优点,可以同时处理多个因变量,并检验复杂的模型结构,包括直接效应、间接效应以及变量间的相关性。必须指出的是,虽然通径分析与结构方程模型在模型建构方面十分相似,但通径分析完全建立在已经观察到的变量基础之上,而结构方程模型却必须包含不能直接观察的潜变量。不过在模型建构方面,二者非常类似,常常有学者把通径分析也归为结构方程模型。

## 》》 练习题 《《

1. 利用其他工具(纸笔)把本章介绍的 DAG 图重复绘制一遍。

2. 选择一个自己感兴趣的问题(至少包括 3 个自变量和 2 个因变量),绘制一个因果联系的 DAG 图。

3. 重复本章介绍的所有通径分析的例子,包括 R 程序的编写、查错、修改、运行和结果解释。通过练习熟练掌握用 R 软件进行通径分析。

4. 在进行通径分析时,认真查看 4 个数据 - 模型拟合优度指标。如果模型拟合优度达不到标准,表示建构的通径模型有问题。

5. 练习本章介绍的中介效应分析,包括运用 bootstrap 法估计模型中所有参数的点值和 95% 置信区间,判断参数是否有实际意义。

6. 用自己的数据进行通径分析,包括模型建构、数据准备、预分析、使用软件包 lavaan 中的 sem() 完成通径分析、检查数据 - 模型拟合情况、用图表示通径分析结果等,并对分析结果进行解读。

## 》》 思考题 《《

1. DAG 图指的是什么?绘制 DAG 图时要注意避免什么?

2. 通径分析是否要求自变量之间相互独立?为什么?

3. 为什么说回归分析只是通径分析的一个特例?

4. 最小二乘法与最大似然估计法的模型参数是否相同?

5. 有哪几个指标经常用来评价通径分析的数据 - 模型拟合优度?每个指标的评价标准是什么?

6. 中介模型是什么意思?

7. 如何定义包含交互效应的中介模型？

8. 通径分析成功的关键是什么？请列举至少两个因素。

>> 参考文献 <<

[1] CHEN X G. Quantitative epidemiology [M]. Berlin, Germany: Springer Nature, 2021.

[2] ROSSEEL Y. lavaan: An R package for structural equation modeling [J]. Journal of Statistical Software, 2012, 48(2): 1-36.

[3] BICK S, BUXTON H, CHASE RP, et al. Using path analysis to test theory of change: a quantitative process evaluation of the MapSan trial [J]. BMC Public Health, 2021(21): 1411.

[4] WRIGHT S. The method of path coefficients [J]. Annals of Mathematical Statistics. 1934, 5(3): 161-215.

[5] BARON RM, KENNY DA. The moderator-mediator variable distinction in social psychological research: Conceptual, strategic, and statistical considerations [J]. Journal of Personality and Social Psychology, 1986, 51(6): 1173-1182.

## 第十五章

# R 软件 meta 分析

**本章提要**

　　meta-analysis 有多种中文翻译，有的人称之为综合分析，但这并不确切，因为综合分析的概念广泛，不一定是 meta-analysis；有人称之为整合分析，因为 meta-analysis 的任务是把不同研究得到的结果整合起来，得到一个整合后的结果，但整合分析的概念也较为广泛，且 meta-analysis 过程中也没有整合的意思。按照字面上的翻译，meta- 的含义是"后"，因此 meta-analysis 可以生硬地翻译为分析后分析，虽然拗口，但内容准确。另外一个常用的名称为荟萃分析，其含义是通过分析从多个研究中提取最精华的部分。查阅文献发现，meta-analysis 最早出现在心理学研究中，并被翻译为元分析，这里的 meta 指的是事物的本元。从哲学的角度，每一项研究都只能从一个侧面描述总体的情况，即事物的本元；而 meta-analysis 的目的就是以各个不同研究得到的结果为基础，提炼出最接近事物本元的结果。因此，元分析虽然在概念上难以理解，但最能够反映 meta-analysis 的含义，不过由于该名称过于抽象，因此用的不多。鉴于前文介绍的每一种名称都不完美，作者偏向于直接称之为 meta 分析。在 R 软件中，有两套 meta 分析的软件包最受欢迎，一个叫作"meta"，另一个叫作"metafor"。前者的学习曲线比较平缓，适合初学者；后者内容更为广泛，虽然学习起来要困难一些，但掌握这个软件包有许多益处。作为一本重要的工具书，本章将只介绍 metafor。同时，本章还将介绍三种不同的 meta 分析方法，即固定效应模型 meta 分析、随机效应模型 meta 分析和混合效应模型 meta 分析。对于每一种分析方法，将首先介绍概念，之后通过实例演示分析过程，最后对结果进行解释。在内容编排上，先用同一个数据库介绍方法，之后分别列出多种不同类型数据的 meta 分析。本例用的是 metafor 软件包携带的数据。

　　**关键词**：meta 分析；固定效应模型；随机效应模型；混合效应模型

meta 分析的概念首先出现在 1904 年，到 20 世纪 90 年代以后，该方法已经在不同的专业领域得到了广泛应用。meta 分析的兴起，与学术界对不同类别科研论文价值的认识有关。学术界一致公认，按照研究设计类别，科学研究结果的价值从低到高依次是案例（病例）报告（case report）、横断面研究（cross-sectional study）、病例对照研究（case-control study）、队列研究（cohort study）、随机对照试验（randomized controlled trial）、meta 分析。meta 分析建立在大量的由不同科研人员在不同时间、地点和不同人群中开展的研究基础之上，得到的结论具有较高的价值，研究人员都有兴趣使用这种方法开展研究。

由于 meta 分析从数据分析的角度看已经达到最高的证据等级，因此得到的结论对于认识事物本元（本质）具有重要意义，这也可能是中国心理学界把 meta-analysis 翻译成元分析的原因。尽管 meta 分析有很多优点，但它必须在某个问题已经开展了大量研究之后进行，因此不适合分析具有紧迫性的问题。

## 一、meta 分析的任务和类型

meta 分析的任务是把不同研究人员对同一问题的研究结果整合起来，得到一个综合性的结果。假设每一项研究用到的都是随机样本，那么 meta 分析就可以把每一篇文章或研究报告的结果看作是从研究总体中进行的一次随机试验。虽然研究的是同一个问题，但由于抽样误差的存在，得到的结果并不完全相同。除了随机误差，每个研究的样本大小也各不相同，因此结果的变异程度或置信区间有所差异。meta 分析必须在同时考虑这些因素的基础上，把多篇文章的结果作为原始数据进行再分析，得出一个更加接近总体的结论。

根据假定条件的不同，meta 分析可以分为三大类，即固定效应模型、随机效应模式和混合效应模型。如果所有纳入 meta 分析的研究都按照标准操作进行，包括抽样、数据收集、指标测量、统计分析，那么不同研究之间的差异主要源于概率抽样和样本大小，其他误差可以忽略不计。在这种情况下，最好选用固定效应模型进行 meta 分析。

在实际工作中，每一项研究都有各自的特点且会受到各种条件的限制，使纳入 meta 分析的研究并不符合统一的标准操作。那么，每一项研究的结果很可能反映的只是大总体中的一部分（一个分总体）。换言之，每一个研究用到的样本并不是大总体的随机样本而是分总体的随机样本。在这种情况下，各项研究结果之间的差异除来源于随机误差和样本大小外，还可能受其他因素的影响，因此无法满足固定效应模型的要求。这时候要选用随机效应模型进行 meta 分析。

除固定效应模型和随机效应模型外，还有混合效应模型。该模型是在随机效应模型的基础上，进一步导入参与 meta 分析的各个研究项目的参数，包括文章发表年份、抽样方法、样本特征（如年龄范围、性别比例）、研究设计等。

## 二、固定效应模型 meta 分析

### （一）模型介绍

假设用来进行 meta 分析的所有研究都是按照标准操作完成的，那么不同研究结果的差异就只来源于两个方面：一是抽样导致的随机误差，主要表现为估计的平均值与总体之间的差异；二是样本量大小导致的差异，因为样本量越大，通过样本估计的标准差 $s$ 就越小，相应的 95% 置信区间也越小。在这种情况下，宜选用固定效应模型做 meta 分析。

图 15-1 是从均值 $\mu$=5.00、标准差 $\sigma$=2.00 的总体中进行的随机抽样研究的固定效应模型 meta 分析示意图。

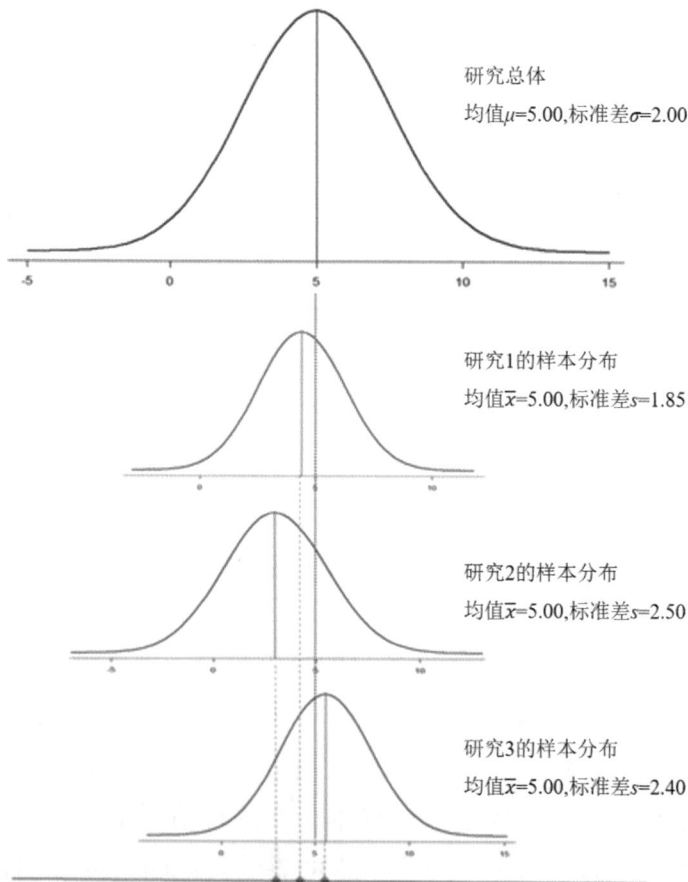

研究总体
均值$\mu$=5.00,标准差$\sigma$=2.00

研究1的样本分布
均值$\bar{x}$=5.00,标准差$s$=1.85

研究2的样本分布
均值$\bar{x}$=5.00,标准差$s$=2.50

研究3的样本分布
均值$\bar{x}$=5.00,标准差$s$=2.40

图 15-1　固定效应模型 meta 分析理论示意图

通过文献检索到三篇文章，都是用相同的随机抽样方法从同一个总体中抽取的不同样本，但研究结果并不相同。三篇文章估计的样本均数分别是4.39、3.00和5.55。从统计学角度，这种差异并不一定意味着研究结果有问题，还有可能是随机抽样误差所致。此外，三篇文章估计的样本标准差分别为1.85、2.50和2.40，虽然均接近总体标准差$\sigma=2.00$，但每个研究的结果各不相同。实际上，这种差异也不一定表示研究有问题，因为在相同的条件下，样本越大，标准差就会越小。

在实际工作中，满足固定效应模型的情况并不多，主要出现在医学研究中，比如安慰剂随机对照临床试验。为保证研究结果的可重复性，这类研究往往有严格且标准的操作程序，包括研究对象纳入、抽样和分组、研究指标的选择和测量、统计学分析等。虽然各研究结果之间存在差异，但由于使用了标准化的方法，因此这种差异并不会很大，而是具有一定的内在一致性。在进行meta分析时，程序会提供一些统计学指标帮助判断数据是否适合使用固定效应模型进行分析。详情见后文的meta分析示例。

### （二）数据准备

根据前面的介绍，如果每一项纳入meta分析的研究都是从同一个总体中抽取的随机样本，且各研究均按照标准程序完成，那么各研究的结果应该服从正态分布。此时，就可以把这些结果当作数据进行再分析，并得到一个最终的结果。因此，meta分析的结果不仅比单个研究更为可靠，还能够推广到更大的人群和更长的时间范围。很多关于新药或临床治疗方法的研究，都可以通过固定效应模型进行分析，因为这类研究的程序非常严格，有固定的标准化操作程序，因此能够满足固定效应模型的要求。

R程序15-1演示如何用固定效应模型进行meta分析，程序包括4个部分。

第一部分（第6～8行）用于安装和启动meta分析所需的程序，其中metafor是meta分析核心软件包，里面包含大量数据可以用来练习meta分析。

第二部分（第10～17行）介绍数据准备。其中，程序第11行直接从软件包携带的数据库dat.bcg中读取数据，并把数据存放在一个新数据库df中供分析使用。原始数据库中一共有9个变量，其中第一个变量在meta分析中用不上，因此程序第11行通过R命令[,2:9]只纳入第2到第9个变量；命令第12行用str(df)命令查看数据内容；第13～14行介绍数据库中4个主要变量的含义。

图15-2是运行第12行命令后计算机输出的结果。对照第13～14行的注释，数据库中用来进行meta分析的4个变量分别为：tpos，表示疫苗接种组结核病检查阳性（没有保护作用）的人数，其中t表示接种组，pos表示阳性；tneg，疫苗接种组结核病检查阴性（有保护作用）的人数，其中t表示接种组，neg表示阴性；cpos表

示对照组(c代表对照组 control，即没有接种疫苗组)结核病检查阳性的人数；cneg
表示对照组结核病检查阴性的人数。

```
1   ##meta-analysis using package metafor
2   #
3   #
4   ##R Program 1 Meta-analysis using the fixed effect model
5   #1preparation
6   # install.packages ('metafor')     # run this line if metafor not installed
7   library (metafor)                  # activate the package metafor
8   # library (metadat)                # contains many data sets for practice
9   # 2 data preparation: using data set dat.bcg carried by the metafor package
10  # it is a case control design with healthy participants, response to TB vaccine
11  df<-dat.bcg [,2:9]                 # keep all variables except the first one
12  str(df)
13  # trmt group: tpos: test positive, tneg:test negative
14  # ctrl group: cpos: test positive, cneg: test negative
15  # use RR calculating log RR as yi and variance vi; replace with OR if odds ratio
16  df <- escalc(measure="RR", ai=tpos, bi=tneg, ci=cpos, di=cneg, data=df)
17  df                                 # check data
18  # 3 fit the fixed effect modeling and check results
19  fixed <- rma(yi, vi, method ="FE", data=df)   # fixed effect modeling
20  fixed                              # check results
21  # 4 result visualization
22  # forest plot
23  forest(fixed,slab = paste(df$author, df$year, sep = ", "))
24  text(c(0) ,15.0,
25        c("Log(RR)"),
26        cex=1.1)
27  title("Figure. Forest Plot of 13 BCG vaccination studies: Fixed Effect Model")
28  # forest plot with back converting to RR
29  # forest(fixed, atransf=transf.ilogit)
30  # funnel plot
31  funnel (fixed)
32  title("Fig. no 1: Funnel Plot of BCG Vaccine Studies: Fixed Effect Model")
33  # plot RR rather than log(RR) using atransf=exp
34  funnel(fixed, atransf=exp)
35  # alternative funnel plots
36  funnel(fixed, yaxis="vi")
37  funnel(fixed,level=c(90,95,99),
38        shade=c("white", "gray55","gray75"), digits=3L, ylim=c(0,.8),
39        refline=0, legend=TRUE, atransf=exp, at=log(c(.125, .25, .5, 1, 2, 4, 8)))
```

R 程序 15-1

```
> str(df)
'data.frame':   13 obs. of 8 variables:
 $ author: chr  "Aronson" "Ferguson & Simes" "Rosenthal et al" "Hart & Sutherland" ..
 $ year  : int  1948 1949 1960 1977 1973 1953 1973 1980 1968 1961 ...
 $ tpos  : int  4 6 3 62 33 180 8 505 29 17 ...
 $ tneg  : int  119 300 228 13536 5036 1361 2537 87886 7470 1699 ...
 $ cpos  : int  11 29 11 248 47 372 10 499 45 65 ...
 $ cneg  : int  128 274 209 12619 5761 1079 619 87892 7232 1600 ...
 $ ablat : int  44 55 42 52 13 44 19 13 27 42 ...
 $ alloc : chr  "random" "random" "random" "random" ...
```

图 15-2　执行 R 程序 15-1 第 12 行命令的结果

R 程序 15-1 第 16 行是使用 metafor 进行 meta 分析的核心命令。结合上述 4
个核心变量提供的数据，利用 R 命令 escalc(measure='RR') 计算两个新变量用于
meta 分析。这里的 *RR* 表示 relative risk，因为是疫苗效果，也有人使用 incidence
risk ratio(*IRR*)；如果是病例对照研究数据，这里就要用 *OR* 而不是 *RR*。

在两个新变量中，第一个是研究项目效应值的估计值 $y_i$：

$$y_i = \log(RR) + e_i \qquad\qquad 公式（15-1）$$

公式（15-1）是一个对数线性模型，适合描述离散因变量。式中，$e_i$ 表示残差。

第二个新变量是每个研究项目效应值的方差 $v_i$：

$$v_i = \sigma^2/n \qquad\qquad 公式（15-2）$$

公式（15-2）中，$v_i$ 表示 $y_i$ 的变异程度，$\sigma^2$ 表示总体方差，$n$ 表示样本量大小。一般情况下，一项研究的样本量越大，变异程度 $v_i$ 就越小；而样本量越小，变异程度 $v_i$ 就越大。

需要指出的是，公式（15-1）用的是 $\log(RR)$ 而不是 $RR$ 来计算效应值。这是因为 meta 分析是线性模型，要求数据服从正态分布，但 $RR$ 并不服从正态分布，需要通过取对数将 $RR$ 转换为正态分布。

图 15-3 是运行第 17 行命令后计算机输出的结果。除图 15-2 中的 8 个变量外，图 15-3 还增加了两个变量 $y_i$ 和 $v_i$，通过第 16 行 escalc() 命令计算得到。从图 15-3 可以看出，一项研究的样本量越大，方差就越小。比如第 8 项研究的样本量最大，相应的 $v_i$ 最小，为 0.004。

```
> # trmt group: tpos: test positive, tneg: test negative
> # ctrl group: cpos: test positive, cneg: test negative
> # use RR calculating log RR as yi and variance vi; replace with OR if odds ratio
> df <- escalc(measure="RR", ai=tpos, bi=tneg, ci=cpos, di=cneg, data=df)
> df                              # check data
                    author year tpos  tneg cpos  cneg ablat      alloc      yi     vi
1                  Aronson 1948    4   119   11   128    44     random -0.8893 0.3256
2          Ferguson & Simes 1949    6   300   29   274    55     random -1.5854 0.1946
3          Rosenthal et al 1960    3   228   11   209    42     random -1.3481 0.4154
4         Hart & Sutherland 1977   62 13536  248 12619    52     random -1.4416 0.0200
5     Frimodt-Moller et al 1973   33  5036   47  5761    13  alternate -0.2175 0.0512
6            Stein & Aronson 1953  180  1361  372  1079    44  alternate -0.7861 0.0069
7          Vandiviere et al 1973    8  2537   10   619    19     random -1.6209 0.2230
8               TPT Madras 1980  505 87886  499 87892    13     random  0.0120 0.0040
9           Coetzee & Berjak 1968   29  7470   45  7232    27     random -0.4694 0.0564
10         Rosenthal et al 1961   17  1699   65  1600    42 systematic -1.3713 0.0730
11          Comstock et al 1974  186 50448  141 27197    18 systematic -0.3394 0.0124
12        Comstock & Webster 1969    5  2493    3  2338    33 systematic  0.4459 0.5325
13          Comstock et al 1976   27 16886   29 17825    33 systematic -0.0173 0.0714
```

图 15-3　执行 R 程序 15-1 第 17 行命令的结果

## （三）分析步骤

通过第 17 行命令准备好数据之后，便可以进行 meta 分析。用 R 程序进行 meta 分析的核心命令是 rma()，括号中首先指出用来分析的变量，即前文通过 escalc() 计算的 $y_i$ 和 $v_i$（见图 15-3），用 method=FE 命令要求计算机使用固定效应（fixed effect）模型，同时使用 data=df 要求计算从数据库 df 中提取数据进行分析。

图 15-4 是完成了第 19～20 行命令之后计算机输出的结果。其中，第 1 行说明所用的模型是 Fixed-Effects Model，即固定效应模型，k=13 表示该 meta 分析共包含 13 个研究。从第 6 行开始的 Model Results 表示模型估计的结果，即通过

meta分析得出的有关疫苗对结核病预防效果的结果。效果的估计值（estimate）=
−0.430 3，这是取了对数之后的效果；估计值的标准误（se）=0.040 5，$z$=−10.624 7，
相应的 $P<0.000\ 1$；ci.lb和ci.ub分别是估计值estimate的95%置信区间的下限和
上限。

```
Fixed-Effects Model (k = 13)

I^2 (total heterogeneity / total variability):   92.12%
H^2 (total variability / sampling variability):  12.69

Test for Heterogeneity:
Q(df = 12) = 152.2330, p-val < .0001

Model Results:

estimate     se     zval    pval    ci.lb    ci.ub
 -0.4303  0.0405  -10.6247  <.0001  -0.5097  -0.3509   ***

---
Signif. codes:  0 '***' 0.001 '**' 0.01 '*' 0.05 '.' 0.1 ' ' 1
```

**图15-4　执行R程序15-1第19～20行命令的结果**

### （四）基本结果及评价

图15-4中列举了3个评价meta分析结果可靠性的基本指标，包括 $I^2$、$H^2$ 和 $Q$
指数。

$I^2$ 指数用来描述所有纳入meta分析的文章结果之间的变异在多大程度上是由
文章之间的异质性（heterogeneity）导致的。$I^2=100\%\times(Q-$ 自由度$)/Q$。该指标是测
量参与分析的文章异质性的最基本指标，且不受文章数量的影响，是meta分析必
须报告的指标。其判断标准为：$0\leqslant I^2\leqslant 25\%$，异质性小；$25\%\leqslant I^2\leqslant 50\%$，异质性中等；
$50\%\leqslant I^2\leqslant 75\%$，异质性大；$75\%\leqslant I^2\leqslant 1$，异质性很大。如图15-4所示，通过固定效应
模型分析得到的 $I^2=92.12\%$，表示纳入分析的13项研究之间异质性很高，只有不到
8%的变异归因于随机抽样误差。因此，不太适合使用固定效应模型进行分析。

$H^2$ 指数用于描述meta分析估计效应的变异程度与随机抽样误差所致的变异
程度的比，其数值大于1。$H^2$ 和 $I^2$ 在研究中往往同时报道。本例估计的 $H^2=12.69$，
表示通过固定效应模型估计的效应是随机效应的近13倍，进一步证明该数据并不
适用于固定效应模型。

$Q$ 指数又称为Cochran Q，同样是用来描述文献异质性的指标，是对meta分析
估计的效应与文章报道的效应之差的平方进行加权平均后再求和。这里的权重
是指meta分析中估计效应的权重。$Q$ 指数服从卡方分布，自由度 = 纳入文章的数
目 −1，如果卡方检验 $P<0.05$，表示纳入meta分析的文章存在异质性。然而，$Q$ 指
数容易受到纳入文章的数量的影响，若包含的文章多，$Q$ 指数便容易检出显著的异
质性；反之，则不容易检出异质性。本例中，$Q$ 指数 $P<0.000\ 1$，与 $I^2$ 和 $H^2$ 的结果
一致。

## （五）森林图结果

除图 15-4 外，meta 分析一般还会报告森林图结果，把所有相关的信息以可视化的方法展示出来。R 程序 15-1 的第 4 部分第 23～29 行列举了几种不同的绘制森林图（forest plot）的方法（注释符号"#"后的方法留给读者自行练习）。其中，程序第 23～27 行给出了一个经典的森林图绘制方法，执行这几行命令后计算机输出结果见图 15-5。

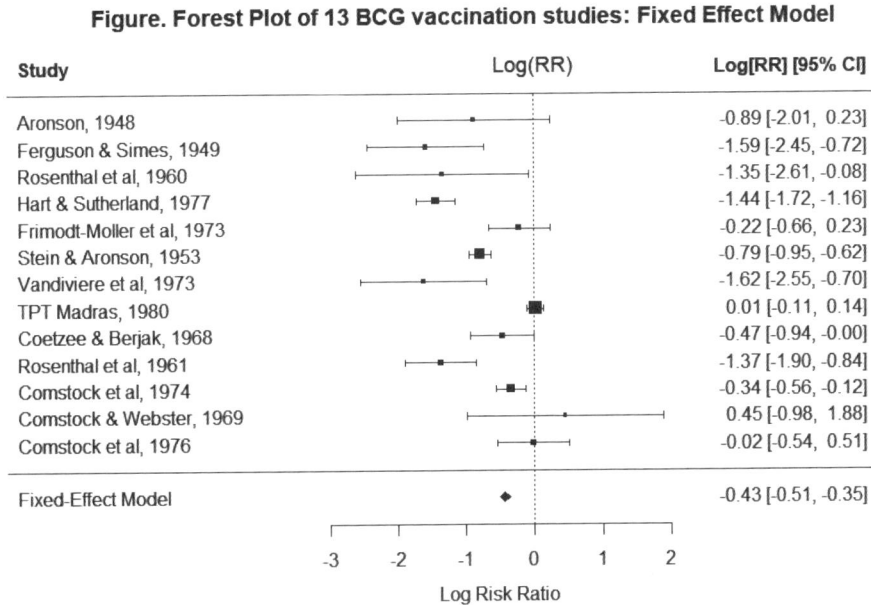

图 15-5　执行 R 程序 15-1 第 23～27 行命令的结果

如图 15-5 所示，左侧列出了所有参与 meta 分析的研究，包括第一作者和发表年份；右侧为估计出的各项研究的效应，即 log(RR) 和相应的 95% 置信区间，中间是每个研究效应的 log(RR) 森林图。需要说明的是，图中使用的是 log(RR)，log(RR)=0（垂直虚线）便相当于 RR=1。

图下方左侧注明该 meta 分析用的是固定效应模型（FE Model）；中间的黑色宝石形状的标记是根据纳入的 13 项研究得到的 Log Risk Ratio 结果。具体的数据值和 95% 置信区间列在下方右侧：−0.43[−0.51，−0.35]。将结果取指数，即得到 RR=exp(−0.43)=0.65；95% 置信区间为（0.60，0.70）。因此，根据 meta 分析结果可以认为，接种结核疫苗的保护效果（1−RR）在 30% 和 40% 之间，平均为 35%。

固定效应模型 meta 分析的结果是否可靠，还需要进一步分析被 meta 分析纳入的 13 项研究之间的同质性，即所有研究的设计、研究对象、抽样和分组方法、样本大小、数据分析方法等的一致性。如果一致性不高或有显著异质性，就需要使用其他模型进行 meta 分析。

### （六）模型异质性和漏斗图结果

meta 分析的异质性指的是纳入 meta 分析的各研究之间的差异。如果每一项研究在研究对象、研究设计、抽样方法、分组方法、指标测量和统计学分析等方面不尽相同，那么对这些研究的结果进行 meta 分析时，就会出现异质性问题。与异质性相对应的概念是同质性（homogeneity），表示研究在设计、抽样、数据收集、测量指标和统计学分析等方面高度一致。数据的同/异质性是客观存在的，但不同的 meta 分析模型对数据的同/异质性要求不同。如果使用某种模型进行 meta 分析时发现有异质性，只是表示按照该模型的要求数据具有异质性，当换另一种分析模型时，异质性可能就没有了。

检查一组研究结果的异质性，除了 $I^2$、$H^2$ 和 $Q$ 等统计量之外，还可以通过可视化方法进行评价，最常见的可视化方法之一就是漏斗图（funnel plot）。虽然在收集文献进行 meta 分析时，要求所有研究必须集中在同一个研究问题上，但每一项研究都会有自己的侧重点，而这些差异都会反映在文章报道的结果中。漏斗图提供了一个综合性的可视化指标来描述被纳入 meta 分析的所有研究的异质性。R 程序 15-1 的第 31～39 行列出了几种绘制漏斗图的方法。其中，第 31 行命令是最简单且最常用的方法，其他几种方法则供读者参考使用。

图 15-6 就是执行了第 31 行命令后计算机输出的漏斗图。图中每一个点都代表一项研究。图的横轴是每个研究项目效应的估计值 $y_i$，即 $\log(RR)$；纵轴为效应的标准误（standard error），表示每个研究得到的结果的精确性（precision）；左右两条斜线则表示效应值的 95% 置信区间。按照统计学原理，一项研究的样本量越大，结果的精确度就越高，相应的 95% 置信区间就越小；反之，一项研究的样本量越小，结果的精确度就越差，相应的 95% 置信区间就越大。

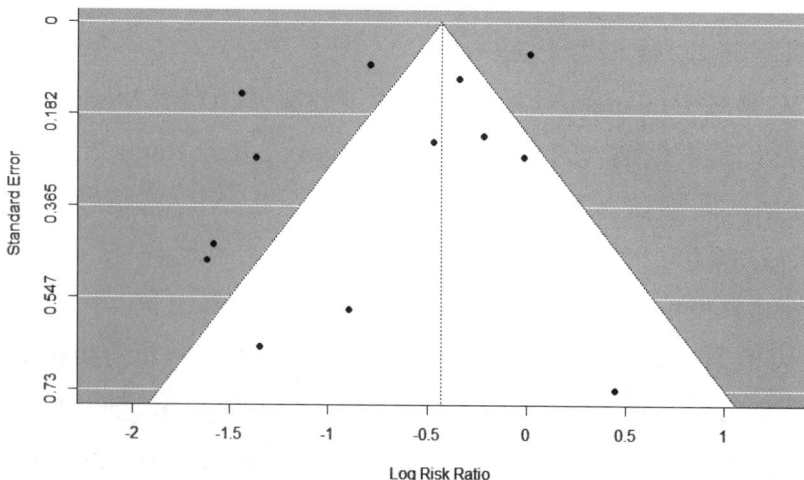

**图 15-6　执行 R 程序 15-1 第 31 行命令的结果**

从理论上讲,如果纳入 meta 分析的 13 项研究结果具有高度同质性,便符合固定效应模型分析的要求,此时 13 个点(对应 13 项研究)应该相对均匀地分布在中间白色的三角形区域。显然,纳入 meta 分析的 13 个研究并不满足高度同质性条件。原因在于,在 13 项研究中,只有 7 项的结果分布在白色的三角形之内,而其余 6 项分布在三角形之外。其次,13 项研究的分布并不左右对称,有 8 个在左边,只有 5 个在右边。但 13 项研究上下分布比较均匀,表示样本量大小的分布比较均匀。

除直观判断外,Egger 还建立了一种定量评价漏斗图的回归分析方法。针对前文中的例子,R 程序中进行回归评价的命令为 regtest(fixed)。检验结果显示 $z = -4.80$,$P < 0.05$,因此不能拒绝异质性的假设。

因此,漏斗图和回归检验的结果支持前文根据 $I^2$、$H^2$ 和 $Q$ 等检验指标判断的结果,即纳入本次 meta 分析的 13 项研究结果之间的差异过大,不适合使用固定效应模型进行分析。换言之,固定效应模型 meta 分析计算出的 $RR$ 值 65%(60%,70%)是不可靠的,必须尝试其他模型,如随机效应模型或混合效应模型。

### (七)每一项研究的影响力分析

R 软件包 metafor 通过 influence() 命令来评价纳入 meta 分析的各项研究对最终结果的影响力(influence)或贡献(contribution)。在前文分析中,由于 meta 分析的结果被存放在了 fixed 中(第 19 行),因此通过执行 influence(fixed) 命令便可得到各项研究的影响力。

图 15-7 是执行 influence(fixed) 命令的结果。该命令一共用了 9 项指标来评价每一项研究的影响力。这些统计学指标很复杂,理解这些指标的含义超出了本书的范围,这里主要关注最后一列关于影响力的显著性检验结果。从图 15-7 中可以看出,第 4、6 和 8 项研究的影响力具有显著统计学意义($*$:$P < 0.05$),属于具有高影响力的研究。换言之,meta 分析的结果受这三项研究的影响最大。

```
> influence(fixed)

   rstudent  dffits  cook.d  cov.r tau2.del  QE.del    hat  weight    dfbs inf
1   -0.8065 -0.0574  0.0033 1.0051   0.0000 151.5826 0.0050  0.5038 -0.0574
2   -2.6297 -0.2425  0.0588 1.0085   0.0000 145.3176 0.0084  0.8429 -0.2425
3   -1.4269 -0.0898  0.0081 1.0040   0.0000 150.1970 0.0039  0.3949 -0.0898
4   -7.4613 -2.2295  4.9705 1.0893   0.0000  96.5626 0.0820  8.1966 -2.2295   *
5    0.9555  0.1738  0.0302 1.0331   0.0000 151.3200 0.0320  3.2028  0.1738
6   -4.9037 -2.7368  7.4902 1.3115   0.0000 128.1867 0.2375 23.7509 -2.7368   *
7   -2.5305 -0.2178  0.0474 1.0074   0.0000 145.8296 0.0074  0.7354 -0.2178
8    9.1786  7.7151 59.5228 1.7065   0.0000  67.9858 0.4140 41.4014  7.7151   *
9   -0.1672 -0.0289  0.0008 1.0299   0.0000 152.2051 0.0291  2.9063 -0.0289
10  -3.5222 -0.5339  0.2850 1.0230   0.0000 139.8271 0.0225  2.2460 -0.5339
11   0.8761  0.3418  0.1169 1.1523   0.0000 151.4655 0.1321 13.2140  0.3418
12   1.2026  0.0668  0.0045 1.0031   0.0000 150.7868 0.0031  0.3080  0.0668
13   1.5635  0.2397  0.0575 1.0235   0.0000 149.7884 0.0230  2.2970  0.2397
```

图 15-7　度量各纳入研究对 meta 分析最终结果影响大小的 9 项指标

图 15-7 的结果可以通过 plot(influence(fixed)) 命令，以可视化的方法更加直观地比较每一项研究影响力的大小。如图 15-8 所示，第 8 号研究的影响力最大。需要指出的是，影响力分析可以用来评价任何 meta 分析模型中不同研究的影响力，不仅限于固定效应模型。

请读者仔细比较影响力不同的研究之间的差异，并尝试总结哪些因素与一个研究项目的影响力有关。

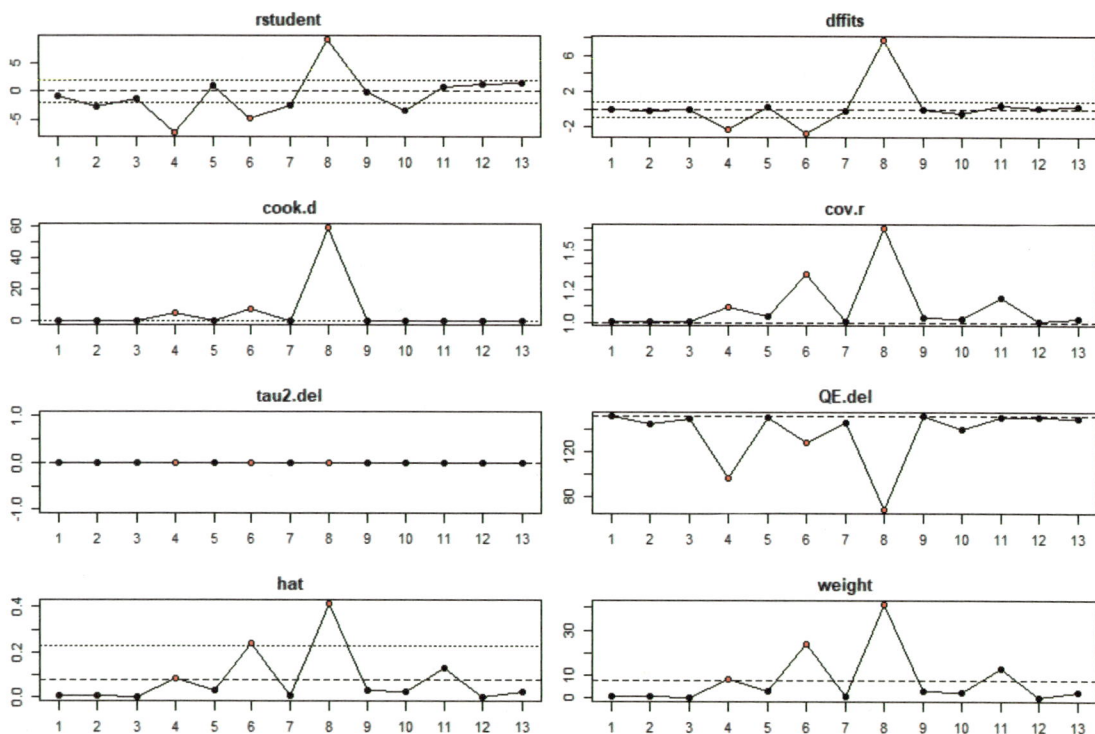

图 15-8　纳入 meta 分析的各项研究影响力可视化比较

## 三、随机效应模型 meta 分析

### （一）模型介绍

前文对固定效应模型 meta 分析的演示表明，有关结核病疫苗保护效果的 13 项研究的数据并不适合使用固定效应模型分析。对于这种情况，可以通过随机效应模型进行分析。实际上，文献报道的研究很少选用完全相同的研究对象，且抽样和分组方法也可能各不相同。如此一来，就不能把每一个研究得到的结论简单地看作是总体的一个随机样本，而必须把每一项研究看作总体的一个次总体的一个随机样本（图 15-9）。

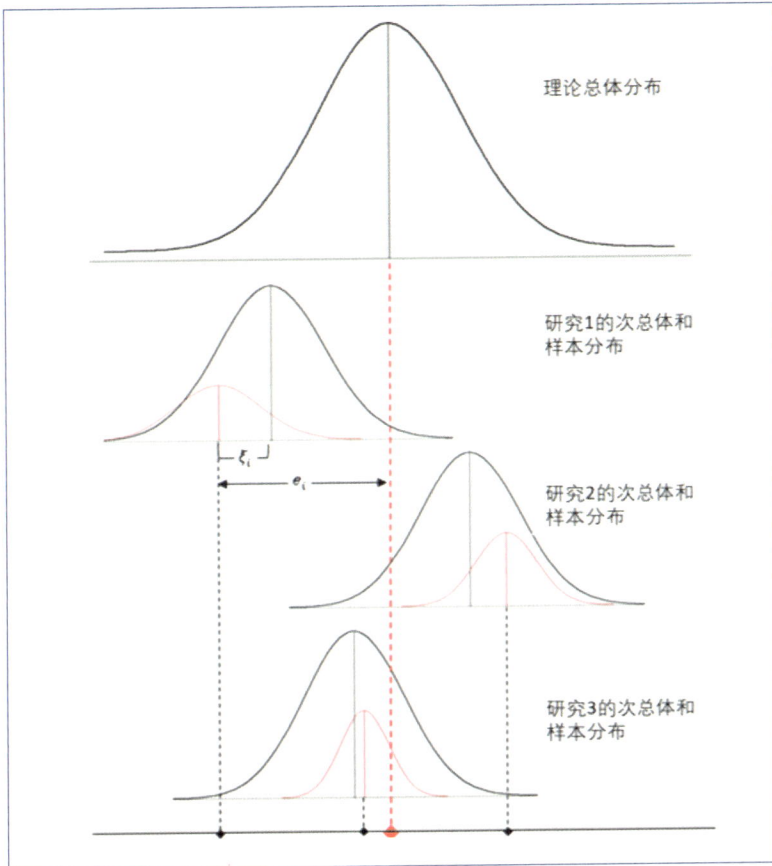

**图15-9 随机效应模型meta分析理论示意图**

图15-9假设有三个独立的研究项目，由于研究设计不同，每个项目定义的研究总体仅代表真实（理论）总体中的一部分。因此，每一项研究抽取的样本（红色曲线）也只反映了该次总体的分布，而得到的样本估计值（比如平均数，即黑色带宝石点的虚线）一般包含两个方面的内容：一是与该研究所定义的次总体之间的差异（次总体分布中黑色垂线）；二是与理论总体（红色带宝石点的虚线）之间的差异。与之相对应，一项研究结果$y_i$可以分解为以下几个部分：

$$y_i = \mu + \xi_i + e_i \qquad \text{公式（15-3）}$$

其中，$y_i$是第$i$项研究得到样本估计值，即meta分析的效应值，$\mu$是待估计的结果，即固定效应；$\xi_i$是样本观察到的结果与相应的次总体之间的差异；$e_i$是观察结果$y_i$与$\mu$之间的差异。因此，随机效应模型同时考虑了$\xi_i$和$e_i$两类误差，比固定效应模型更能够反映实际情况，在meta分析中最常用。

## （二）分析实例

R程序15-2演示如何利用随机效应模型进行meta分析，该程序包括5个部分。

```
41  ## R Program.2 Meta-Analysis using the random effect model
42  # 1 data: Continuation of R Program 1 and use the same dataset df from Program 1
43  # 2 random effect modeling
44  rndm <- rma(yi, vi, data=df)          # random effect is the default method
45  # 3 check modeling results
46  rndm                                  # check statistics of random effect modeling
47  confint(rndm)                         # compute 95% confidence interval
48  # translated into Risk Ratio RR
49  predict(rndm, transf=exp, digits=3)
50  # 4 present result using the forest plot
51  forest(rndm, slab = paste(df$author, df$year, sep = ", "))
52  text(c(0) ,15.0,
53        c("Log(RR)"),cex=1.1)
54  title("Forest plot of 13 BCG vaccination Studies: Random Effect Model")
55  # 5 check publication bias and make corrections
56  funnel(rndm, las=1)                   # funnel plot 1
57  funnel(rndm, atransf = exp)           # funnel plot 2
58  title("Funnel Plot of the 13 BCG vaccination Studies: Random Effects Model")
59  mis <- trimfill(rndm)                 # find the missing studies
60  funnel(mis)                           # visualization
61  trimfill(rndm)                        # estimate adjusted effect
```

R 程序 15-2

第 1 部分介绍分析用到的数据（第 42 行），这里继续使用 R 程序 15-1 的数据。

R 程序 15-2 的第 2 部分（第 43～44 行）是随机效应模型 meta 分析的主要命令。由于 R 软件包 metafor 默认的是随机效应模型，因此不需要像固定效应模型那样使用 method=FE 来指明分析方法。

R 程序 15-2 的第 3 部分（第 45～49 行）用于查看结果，这部分有 3 个重要命令：第 1 个命令（第 46 行）查看结果，第 2 个命令（第 47 行）计算 95% 置信区间，第 3 个命令（第 49 行）把 log($RR$) 转换为 $RR$。

图 15-10 是执行 R 程序 15-2 第 46 行命令后计算机输出的结果，其格式与固定效应模型分析结果一样。不同的是出现了一个新统计量 tau^2，即 $\tau^2$。该统计量用于测量不同研究之间的差异。$\tau^2$ 开方即为 $\tau$，相当于标准正态分布时的标准误，可以用来计算 meta 分析结果的 95% 置信区间。

```
Random-Effects Model (k = 13; tau^2 estimator: REML)

tau^2 (estimated amount of total heterogeneity): 0.3132 (SE = 0.1664)
tau (square root of estimated tau^2 value):      0.5597
I^2 (total heterogeneity / total variability):   92.22%
H^2 (total variability / sampling variability):  12.86

Test for Heterogeneity:
Q(df = 12) = 152.2330, p-val < .0001

Model Results:

estimate      se     zval    pval    ci.lb    ci.ub
 -0.7145  0.1798  -3.9744  <.0001  -1.0669  -0.3622    ***

---
Signif. codes:  0 '***' 0.001 '**' 0.01 '*' 0.05 '.' 0.1 ' ' 1
```

图 15-10　执行 R 程序 15-2 第 46 行命令的结果

除了 $\tau^2$，随机效应模型估计的 $I^2 = 92.22\%$，略高于固定效应模型的 92.12%。相应的，$H^2 = 12.86$，高于固定效应模型的 12.69，表明随机效应模型比固定效应模型更好。而 $Q$ 指数结果则与固定效应模型相同。

按照随机效应模型 meta 分析的结果，在考虑不同研究之间的差异 $\tau^2$ 之后，结核病疫苗的效应 $\log(RR)$ $(95\%CI) = -0.71(-1.07, -0.36)$，相应的 $RR(95\%CI)=0.49$ $(0.34, 0.70)$。因此，可知疫苗的保护率 $(95\%CI)=51\%(30\%, 66\%)$。然而，固定效应模型 meta 分析估计的保护效果在 30% 和 40% 之间，平均为 35%。对比可知，固定效应模型的 meta 分析低估了疫苗的保护作用。

### （三）森林图结果

作为 meta 分析的常规步骤，图 15-11 是执行了 R 程序 15-2 第 50~54 行命令后计算机输出的结果。对比图 15-5 中的固定效应模型分析结果，随机效应模型估计出的每一项研究结果分布在一个更窄的范围内，即考虑了随机效应 $\xi_i$ 之后，每一个研究项目的结果更加倾向于一致。森林图最后一行左侧的 RE Model 表明该分析用到的方法是随机效应（random effect）模型，中间是计算的结果，而最右侧则是估计值及其置信区间。

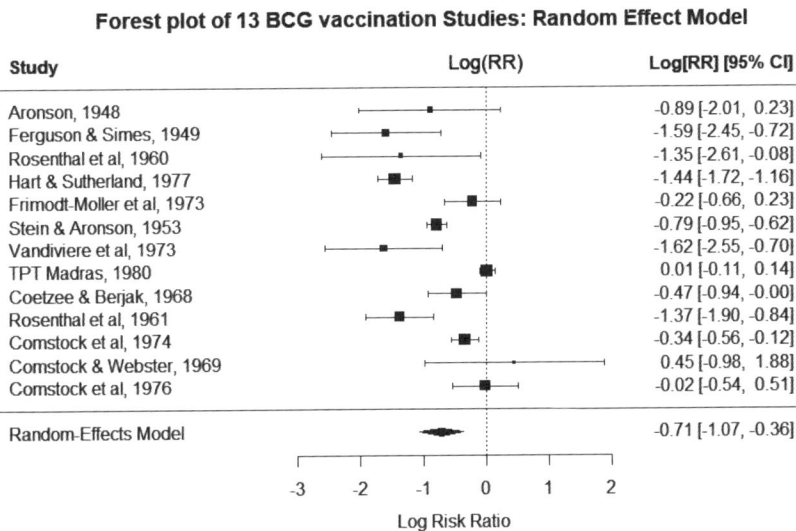

**Forest plot of 13 BCG vaccination Studies: Random Effect Model**

| Study | Log(RR) | Log[RR] [95% CI] |
|---|---|---|
| Aronson, 1948 | | -0.89 [-2.01, 0.23] |
| Ferguson & Simes, 1949 | | -1.59 [-2.45, -0.72] |
| Rosenthal et al, 1960 | | -1.35 [-2.61, -0.08] |
| Hart & Sutherland, 1977 | | -1.44 [-1.72, -1.16] |
| Frimodt-Moller et al, 1973 | | -0.22 [-0.66, 0.23] |
| Stein & Aronson, 1953 | | -0.79 [-0.95, -0.62] |
| Vandiviere et al, 1973 | | -1.62 [-2.55, -0.70] |
| TPT Madras, 1980 | | 0.01 [-0.11, 0.14] |
| Coetzee & Berjak, 1968 | | -0.47 [-0.94, -0.00] |
| Rosenthal et al, 1961 | | -1.37 [-1.90, -0.84] |
| Comstock et al, 1974 | | -0.34 [-0.56, -0.12] |
| Comstock & Webster, 1969 | | 0.45 [-0.98, 1.88] |
| Comstock et al, 1976 | | -0.02 [-0.54, 0.51] |
| Random-Effects Model | | -0.71 [-1.07, -0.36] |

Log Risk Ratio (-3, -2, -1, 0, 1, 2)

图 15-11　执行 R 程序 15-2 第 50~54 行命令的结果

### （四）模型异质性和漏斗图结果

与固定效应模型相比，随机效应模型 meta 分析的结果似乎更理想，但不能仅仅根据数据模型估计的效果下此定论，还需要通过漏斗图来考察随机效应模型条件下数据的异质性问题。漏斗图是 meta 分析中用于评价数据异质性的重要工具。R 程序 15-2 的第 56~58 行给出了两种绘制漏斗图的方法。图 15-12 是运行第 56 行命令之后计算机输出的结果。

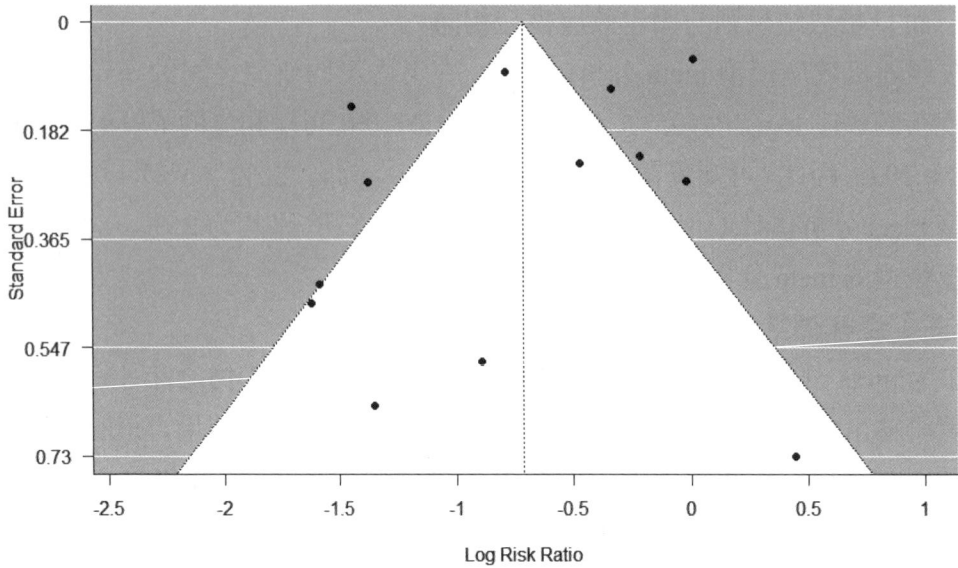

图 15-12　执行 R 程序 15-2 第 56 行命令的结果

与图 15-6 中的固定效应模型分析结果相比，图 15-12 显示纳入 meta 分析的 13 项研究的异质性明显降低。尽管分布在白色三角形区间的数据点从原来的 6 个下降到 5 个，但 13 个研究比较均匀地分布在图的中间两边，这与固定效应模型中向四周散开的分布形式形成了鲜明对比。此外，如果把 95% 置信区间改为 90% 置信区间，大多数研究项目都将集中在白色的三角形之内。用前文介绍的回归检验 regtest(rndm) 发现，$z=-0.80$，$P=0.422>0.05$，提示与固定效应模型 meta 分析相比，随机效应模型的效果有很大改进。

可见，按照随机效应模型的假设，纳入分析的 13 个研究之间的异质性比固定效应模型假设时要小，但异质性仍然明显，需要进一步考察。由图 15-3 不难看出，发表在不同年份的研究结果差异较大，提示年份可能是一个影响因素；另外，不同的随机分组方法也可能影响不同研究之间的异质性，包括 random（随机分组）、alternate（交替分组）、systematic（系统整群分组）等。这些留在最后的混合效应模型 meta 分析中介绍。

### （五）漏斗图和发表偏倚

除评估异质性外，还可以根据漏斗图提供的信息评价发表偏倚（publication bias）。所谓发表偏倚，就是结果具有显著统计学意义（$P<0.05$，一般样本比较大）的研究比结果不显著的（$P>0.05$，一般样本都偏小）研究有更大的发表机会。相应的，一项研究的样本量越大，结果越容易显著，发表的机会也越大。

课题研究的过程一般包括构思选题→形成假设→收集数据→统计学分析→结果报道。显然，统计学分析阶段的发表偏倚会影响 meta 分析的结果。虽然发表偏倚较为复杂且不易观察，但漏斗图提供了一种帮助判断发表偏倚的有效方法。以图 15-12 为例，在图右侧的三角形区域中尚有一片空白。按照漏斗图的原理，该区域中研究的基本特点包括：观察到的效应值小、样本量小、标准误大、95% 置信区间宽，且统计学显著性检验 $P$ 值大。因此，该空白区域代表了发表偏倚。可见，发表偏倚也是异质性的一个重要来源。

### （六）发表偏倚定量评价和校正

R 软件包 metafor 提供了一个定量评价发表偏倚的命令，且能够通过随机的方法填充漏掉的文章，以进一步校正发表偏倚。R 程序 15-2 的第 59～60 行命令演示如何利用 R 命令 trimfill() 来可视化填充可能漏掉的研究。分析结果表明，只要填充一项研究就可以减少发表偏倚。可视化结果见图 15-13。

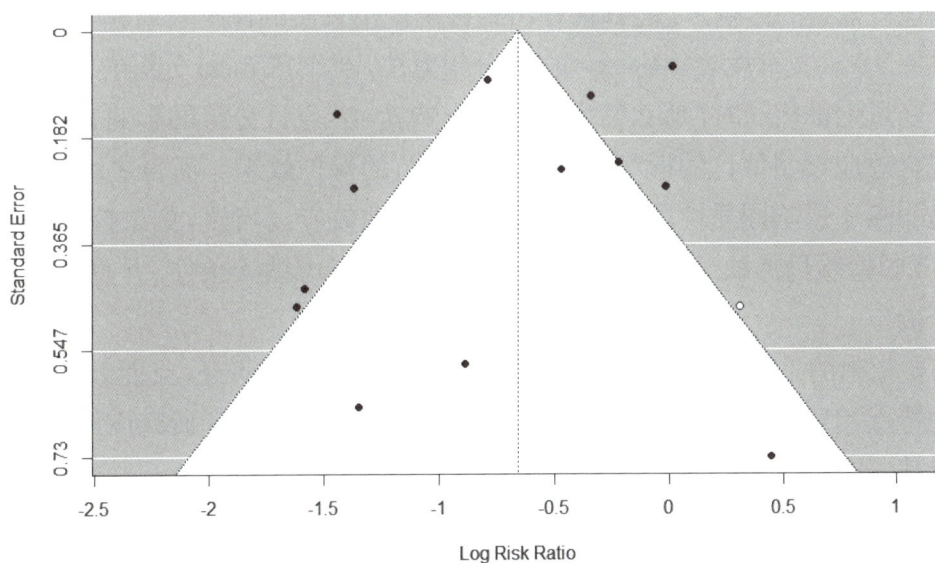

图 15-13　执行 R 程序 15-2 第 59～60 行命令的结果

对比图 15-12 可以发现，计算机填充的研究以空心圆点表示，且是一个样本量偏小、保护效果不佳（效应值小）的研究。之后，程序第 61 行命令用来估计校正了发表偏倚之后的 meta 分析结果。最后得出，估计的 $\log(RR)$（$95\%CI$）$= -0.66$（$-1.01, -0.31$）。详细的结果留给读者自己验证。

## 四、混合效应模型 meta 分析

### （一）模型定义与分析

一般而言，随机效应模型可以满足多数数据的 meta 分析。如果纳入的研究具有同质性，那么通过随机效应模型分析将得到准确可靠的结果。但前文的例子说明,即便使用了随机效应模型,漏斗图分析仍然显示纳入的 13 项研究具有明显的异质性。此时,并不能判断是模型选择不正确还是纳入研究之间具有异质性。这时候就要考虑进行混合效应模型分析。

混合效应模型是一种多元回归模型,其基本原理就是把可能会影响纳入研究同质性的特点作为自变量 $x_1$、$x_2$……$x_l$,并与每一项研究的效应 $y_i$ 建立线性回归方程:

$$y_i = \alpha + \beta_1 x_1 + \beta_2 x_2 + \cdots + \beta_l x_l + e \qquad 公式(15\text{-}4)$$

然后,对数据进行分析。根据前文分析结果可知,研究发表的年份和研究分组的方法可能是影响研究同质性的两个重要因素。此外,疫苗、接种技术以及人群反应存在不同,也可能导致效果的估计值存在差异。因此,只有运用模型(15-4)来控制这些变量的影响,才能够估计出结核病疫苗真实的保护效果。

如果令 $x_1$= 文章发表年份,$x_2$= 样本分组方法,当纳入 meta 分析的 13 项研究在这两个变量上都相同时,那么发表年份的影响 $\beta_1$=0,设计分组的影响 $\beta_2$=0。因此,通过混合效应模型估计的模型截距 $\alpha$ 就是疫苗的保护效果。简言之,混合效应模型就是扣除了影响同质性因素的条件后估计出的效应。当然,如果控制这些条件后,漏斗图检验仍然缺乏同质性,那么就必须重新考虑纳入条件,并重新选择文章进行分析。

需要指出的是,混合效应模型能够用于分析不同质的研究,且能够得到与每个研究的特点相对应的回归系数 $\beta$,比如已知文章发表的年份和研究设计,便可以用来衡量其对同质性的影响。

R 程序 15-3 是在 R 程序 15-2 的基础上进行混合效应模型 meta 分析的步骤(第 62~74 行)。这部分演示了 3 种不同的混合效应模型 meta 分析方法。由于有

```
62  ## R Program 3 mixed effects modeling to correct for publication bias
63  # 1 analysis using regression model
64  # 1.1 modeling research design design on the outcome with variable alloc
65  mixed1  <- rma(yi, vi, mods = ~ alloc, data = df)
66  mixed1
67  confint(mixed1)
68  predict(mixed1, transf=exp, digits=3)
69  # 1.2 modeling the year of study on the outcome with variable year
70  mixed2 <- rma(yi, vi, mods = ~ year, data = df)
71  mixed2
72  # 1.3 modeling both alloc and year
73  mixed3 <- rma(yi, vi, mods = ~ alloc + year, data = df)
74  mixed3
75  # 2 funnel plot to check heterogeneity of data
76  funnel(mixed1)                    # model with alloc only
77  funnel(mixed2)                    # model with year only
78  funnel(mixed3)                    # model with both alloc and year
79  # 3 forest plot
80  forest(mixed3, slab = paste(df$author, df$year, sep =", "))
81  text(c(0) ,15.0,
82        c("Log(RR)"),cex=1.1)
83  title("Forest Plot of 13 BCG Vaccination Studies: Mixed Effects Model")
```

R 程序 15-3

两个描述研究特点的变量尚未纳入 meta 分析（一个是研究设计用到的 4 种样本分组方法，用变量名 alloc 表示；另一个是文章发表年份，以变量名 year 表示），此时通过 3 种混合效应模型便可以充分分析这两个变量的影响。模型 1（第 65～68行）专门分析 alloc 的影响，其中 67～68 行演示了两种查看结果的方法；模型 2（第 70～71 行）专门分析 year 的影响；而模型 3（第 73～74 行）则同时分析 alloc 和 year的影响。

### （二）文章发表年份的影响

图 15-14 是完成 3 种混合效应模型 meta 分析后计算机输出主要结果。由于混合效应模型建立在随机效应模型的基础之上，因此 3 个模型都估计了 $\tau^2$。模型 1的 $\tau^2=0.36$，模型 2 的 $\tau^2=0.27$，模型 3 的 $\tau^2=0.28$。这一结果显示模型 2 的效果最好。同样的，根据估计的 R^2（即 $R^2$），模型 1 的 $R^2=0.00\%$，表示样本分组方法对 $y_i$ 几乎没有影响，不能有效解释效应的方差；模型 2 的 $R^2=14.90\%$，表示文章发表年份对$y_i$ 的影响较大，能够解释约 15% 的方差；而模型 3 同时考虑了 alloc 和 year 之后的$R^2=11.81\%$，表示样本分组方法和发表年份共同解释约 12% 的方差。造成方差解释能力减小的主要原因是这两个变量缺乏独立性（见图 15-3），在纳入本次 meta 分析的研究中，早年研究多以 random 的方式分组，近年来则多使用 systematic 方式进行分组。

从模型的 $R^2$ 可以推断，文章发表的年份对结果影响较大。换言之，13 项研究的异质性在很大程度上可以归因于发表年份的差异。因此，使用混合效应模型进行 meta 分析，可以对数据有更深入的理解。早年发表的研究的样本量都比较小，而近年来发表的研究的样本量都比较大，这往往也符合实际情况。基于此进一步推断，13 项研究的异质性不是来源于文章发表偏倚，而是由不同年份发表的研究的样本量大小不同所致。有兴趣的读者还可以增加一个模型：rma(yi, vi, mods=~alloc+year+alloc*year, data=df)，来分析 alloc 与 year 的交互作用。

前面介绍的 $\tau^2$ 和 $R^2$ 主要用来分析参与混合效应模型 meta 分析的变量的作用和意义，考虑到不同模型对异质性的评价标准不同，建议主要参考 $I^2$ 和 $H^2$。在三个混合效应模型中，模型 3 的 $I^2$（85.19%）和 $H^2$（6.75）最小。这一结果表明，同时考虑 alloc 和 year 时，全部 13 项研究之间的异质性最小，因此该模型分析结果具有更好的准确性和可靠性。

### （三）分析结果

与固定效应模型和随机效应模型不同，混合效应模型 meta 分析不能通过森林图来表示模型的结果，计算机也无法输出估计的效应值，只是给出相应的回归方程用于估计结果。不过，参考估计的回归系数，同样可以计算疫苗的预防效果。

```
> mixed1

Mixed-Effects Model (k = 13; tau^2 estimator: REML)

tau^2 (estimated amount of residual heterogeneity):    0.3615 (SE = 0.2111)
tau (square root of estimated tau^2 value):            0.6013
I^2 (residual heterogeneity / unaccounted variability): 88.77%
H^2 (unaccounted variability / sampling variability):   8.91
R^2 (amount of heterogeneity accounted for):            0.00%

Test for Residual Heterogeneity:
QE(df = 10) = 132.3676, p-val < .0001

Test of Moderators (coefficients 2:3):
QM(df = 2) = 1.7675, p-val = 0.4132

Model Results:

                estimate     se     zval    pval    ci.lb   ci.ub
intrcpt          -0.5180  0.4412  -1.1740  0.2404  -1.3827  0.3468
allocrandom      -0.4478  0.5158  -0.8682  0.3853  -1.4588  0.5632
allocsystematic   0.0890  0.5600   0.1590  0.8737  -1.0086  1.1867

---
Signif. codes:  0 '***' 0.001 '**' 0.01 '*' 0.05 '.' 0.1 ' ' 1

> mixed2

Mixed-Effects Model (k = 13; tau^2 estimator: REML)

tau^2 (estimated amount of residual heterogeneity):    0.2666 (SE = 0.1532)
tau (square root of estimated tau^2 value):            0.5163
I^2 (residual heterogeneity / unaccounted variability): 87.69%
H^2 (unaccounted variability / sampling variability):   8.13
R^2 (amount of heterogeneity accounted for):            14.90%

Test for Residual Heterogeneity:
QE(df = 11) = 100.1782, p-val < .0001

Test of Moderators (coefficient 2):
QM(df = 1) = 2.6858, p-val = 0.1012

Model Results:

          estimate      se     zval    pval      ci.lb    ci.ub
intrcpt   -53.1711  32.0116  -1.6610  0.0967  -115.9127  9.5705  .
year        0.0267   0.0163   1.6388  0.1012    -0.0052  0.0585

---
Signif. codes:  0 '***' 0.001 '**' 0.01 '*' 0.05 '.' 0.1 ' ' 1

> mixed3

Mixed-Effects Model (k = 13; tau^2 estimator: REML)

tau^2 (estimated amount of residual heterogeneity):    0.2762 (SE = 0.1796)
tau (square root of estimated tau^2 value):            0.5256
I^2 (residual heterogeneity / unaccounted variability): 85.19%
H^2 (unaccounted variability / sampling variability):   6.75
R^2 (amount of heterogeneity accounted for):            11.81%

Test for Residual Heterogeneity:
QE(df = 9) = 88.3988, p-val < .0001

Test of Moderators (coefficients 2:4):
QM(df = 3) = 4.7740, p-val = 0.1891

Model Results:

                estimate      se     zval    pval      ci.lb    ci.ub
intrcpt         -56.9697  33.6217  -1.6944  0.0902  -122.8670  8.9275  .
allocrandom      -0.5861   0.4683  -1.2516  0.2107    -1.5039  0.3317
allocsystematic  -0.1517   0.5167  -0.2937  0.7690    -1.1645  0.8610
year              0.0288   0.0171   1.6790  0.0932    -0.0048  0.0623  .

---
Signif. codes:  0 '***' 0.001 '**' 0.01 '*' 0.05 '.' 0.1 ' ' 1
```

**图 15-14　执行 R 程序 15-3 第 65～74 行命令的结果**

根据混合效应模型，疫苗的效果可以通过回归模型的截距（α）来计算。以图 15-14 中混合效应模型 2（mixed2）为例，该模型将文章发表年份作为协变量，估

计出 $\alpha$=-53.17，与之相对应的 $RR$=exp（-53.17）<0.1，即考虑分组的差异后估计出的疫苗保护效应近似于 99%。而相同的数据通过固定效应模型和随机效应模型估计出的保护效应分别为 100%-65%=35% 和 100%-49%=51%。根据混合效应模型的分析结果可知，固定效应模型和随机效应模型都低估了疫苗的保护效果。

### （四）漏斗图结果

如果纳入 meta 分析的研究之间的一致性主要与发表年份和分组方法有关，那么通过混合效应模型分析，数据的异质性就会得到明显改善甚至消失。R 程序 15-3 的第 2 部分（第 76~78 行）分别对三个模型的分析结果绘制漏斗图来评价混合效应模型条件下各研究之间的异质性变化。

图 15-15 是根据混合效应模型 3（mixed3）的分析结果绘制的漏斗图。从图中可以看出，同时考虑了 alloc 和 year 之后的混合效应模型显示数据具有高度同质性，发表偏倚也不复存在。所有的 13 个数据点均分布在三角形区域中，且左右分布和上下分布均趋于对称。这表明，混合效应模型分析的结果是最可靠的。模型 1 和模型 2 的漏斗图留给读者自己练习，并建议与模型 3 的漏斗图进行对比分析。

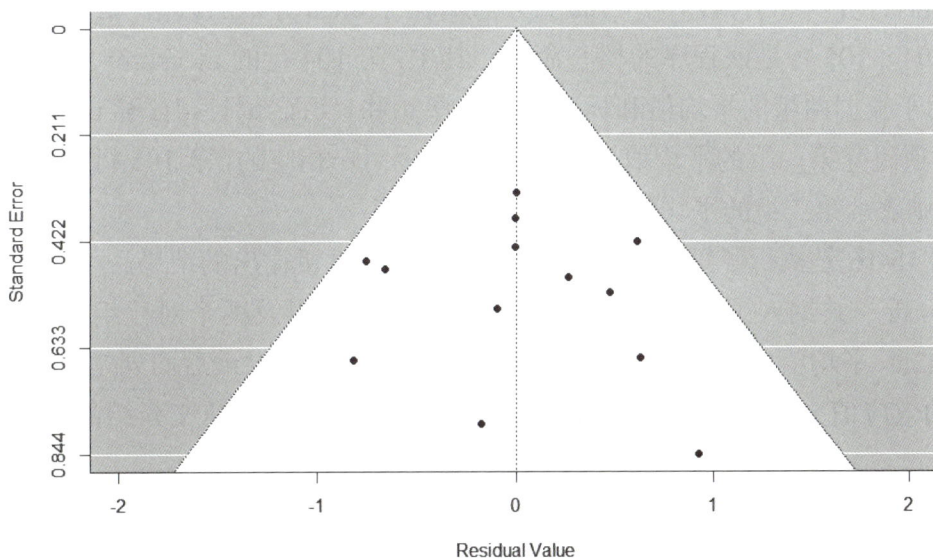

图 15-15　执行 R 程序 15-3 第 78 行命令的结果

## 五、应用示例

### （一）比较两组平均值数据的 meta 分析

在实际工作中，经常会遇到比较两组连续变量之间差异的研究，比如降压药实验组与对照组之间的差异。下面，将演示如何对这类数据进行 meta 分析。演示用到的数据来自 Normand 报道的一项 meta 分析，目的是分析新治疗方法与传统治疗方法对脑卒中患者住院时间的影响。尽管用到的数据不同，但 meta 分析的步骤却是一样的：首先是数据准备，然后根据数据类别选择相应的方法计算效应值 $y_i$ 和方差 $v_i$，而剩余的分析部分则可以套用前文介绍的方法。作为示例，R 程序 15-4 用于介绍比较两组均数的 meta 分析方法。

```
97  ## R Program 4 meta-analysis of two mean
98  # 1 preparation
99  library(metafor)
100 dat<-dat.normand1999
101 # check original data
102 dat
103 # calculate effect sizes and variance
104 dat<-escalc(measure="SMD", m1i=m1i, sd1i=sd1i, n1i=n1i,
105                            m2i=m2i, sd2i=sd2i, n2i=n2i, data=dat)
106 # check calculated data
107 dat
108 # 2 modeling analysis
109 res<-rma(yi,vi,data=dat)
110 # check result
111 res
112 # check heterogeneity
113 funnel(res)
```

R 程序 15-4

首先启动 metafor（第 99 行）、导入数据（第 100 行），并查看原始数据（第 102 行）；然后计算 $y_i$ 和 $v_i$（第 104～105 行），查看用于 meta 分析的数据（第 107 行）。这里第 104～105 行是该程序的核心命令。其中，第 104 行的 measure="SMD" 命令专门用于根据两组的平均值和标准差来计算 $y_i$ 和 $v_i$，而 m1i、sd1i 和 n1i 则分别表示第 $i$ 项研究第一组的平均值、标准差和样本大小；相应的，第 105 行的 m2i、sd2i 和 n2i 则表示第二组的平均值、标准差和样本大小。

图 15-16 是执行了第 104～107 行命令之后计算机输出的结果。可以看出，该 meta 分析一共纳入了 9 项研究，并给出了作者信息以及两个对比组的样本大小（n1i、n2i）、平均值（m1i、m2i）和标准差（sd1i、sd2i）。图中最后两列是根据数据计算出的效应值 $y_i$ 和方差 $v_i$。有了这两组数据，便可以套用前文介绍的 meta 分析方法。

```
> dat
  study              source n1i m1i sd1i n2i m2i sd2i       yi     vi
1     1           Edinburgh 155  55   47 156  75   64  -0.3552 0.0131
2     2       Orpington-Mild  31  27    7  32  29    4  -0.3479 0.0645
3     3 Orpington-Moderate  75  64   17  71 119   29  -2.3176 0.0458
4     4   Orpington-Severe  18  66   20  18 137   48  -1.8880 0.1606
5     5       Montreal-Home   8  14    8  13  18   11  -0.3840 0.2054
6     6 Montreal-Transfer  57  19    7  52  18    4   0.1721 0.0369
7     7           Newcastle  34  52   45  33  41   34   0.2721 0.0603
8     8                Umea 110  21   16 183  31   27  -0.4246 0.0149
9     9             Uppsala  60  30   27  52  23   20   0.2896 0.0363
```

图 15-16　执行 R 程序 15-4 第 104～107 行命令的结果

为节省篇幅，R 程序 15-4 只列举了随机效应模型分析，具体的结果和解释留给读者练习。为检验数据异质性，图 15-17 是执行了程序最后一行命令后计算机输出的漏斗图。从图中可以看出，9 项研究之间存在明显的异质性（读者可以使用 regtest 进一步进行显著性检验）。要想得到可靠的结果，应该收集更多的数据，运用混合效应模型进行分析。

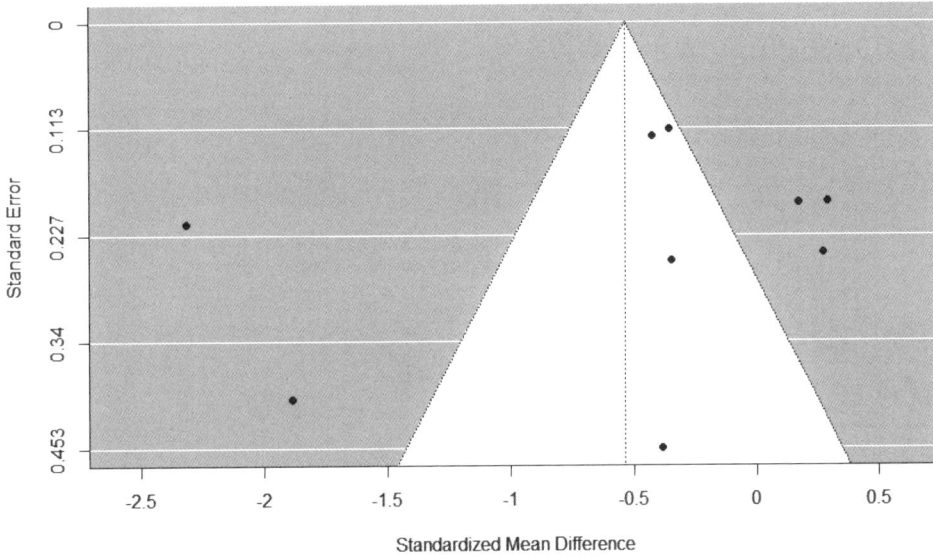

图 15-17　执行 R 程序 15-4 第 113 行命令的结果

## （二）率和构成比的 meta 分析

除对比两均数之间的差异外，研究中还经常遇到不分组的数据，比如某一件事件的发生率（rate）或构成比（proportion）。这一部分将介绍如何对率或构成比数据进行 meta 分析。与前文介绍的方法一样，这类 meta 分析的核心也是根据收集的数据计算每一项研究的效应 $y_i$ 和方差 $v_i$。这部分将利用软件包 metafor 携带的数据库 dat.debruin2009 进行演示。数据为 HIV 感染者经过标准治疗（standard care）后的病毒转阴率。

R 程序 15-5 演示了如何对构成比和率进行 meta 分析，程序包括两个部分。第一部分（第 115～124 行）为数据准备部分，包括启动软件包 metafor（第 117 行）、导入数据库（第 120 行）、计算效应值 $y_i$ 和方差 $v_i$（第 122 行）以及查看数据（第 124 行）。整体来看，数据准备部分与 R 程序 15-1 类似，所不同是在第 122 行中用了 measure='PLO'，要求计算机首先根据每一项研究的 $x_i$ 和 $n_i$ 来计算率（$x_i/n_i$），其中 $x_i$ 表示事件发生的次数，$n_i$ 表示研究中的总的观察单位数量，然后对计算出的率进行 Logit 变换得到 $y_i$ 和 $v_i$。

图 15-18 是执行了 R 程序 15-5 第 116～124 行命令后计算机输出的结果。可以看出，该 meta 分析一共纳入了 13 项研究。数据库一共有 12 列（12 个变量），前 10 列是研究中的原始数据，最后两列是通过程序第 122 行命令计算出来的数

据。12 个变量分别是：author 表示作者，year 表示文章发表年份，scq 表示标准治疗剂量，ni 表示样本，xi 表示标准治疗没有查出病毒，mi 表示标准治疗查出病毒，ethnicity 表示种族，patients 表示新病人（starting）或者已有的病人（continuing），select 表示基线纳入标准，sens 表示检查病毒方法的灵敏度（最低检出的病毒量），$y_i$ 表示计算的效应值，$v_i$ 表示方差。

```
115  ## R program 5 Meta-analysis of rate and proportion
116  # 1 preparation
117  library(metafor)
118  # data source: standard care of HIV positive patients
119  # get data
120  dat <- dat.debruin2009
121  # compute effect size and variance with PLO for logit transformation
122  dat <- escalc(measure="PLO",xi = xi, ni = ni, data = dat)
123  # check data
124  dat
125  # 2 modeling analysis
126  # random effect modeling
127  res1 <-rma(yi, Vi,data = dat)
128  # check result
129  res1
130  # mixed effects modeling
131  res2   <- rma(yi,vi,mods = ~ year,data = dat)
132  funnel(res2)
133  predict(res2, transf = transf.ilogit)
```

R 程序 15-5

```
> dat
         author year   scq  ni  xi  mi ethnicity    patients select sens      yi     vi
1   Andrade et al. 2005 21.00  29  11  18     other    starting     no <400 -0.4925 0.1465
2   Fairley et al. 2003 22.67  33  24   9 caucasian  continuing    yes <400  0.9808 0.1528
3   Goujard et al. 2003 15.07 326 179 147 caucasian  continuing     no <400  0.1970 0.0124
4  Holzemer et al. 2006  3.67 240  82 158     other  continuing     no  400 -0.6559 0.0185
5    Knobel et al. 1999  8.60 110  60  50 caucasian    starting     no  400  0.1823 0.0367
6    Murphy et al. 2002 27.80  29  11  18     other  continuing    yes  400 -0.4925 0.1465
7   Pradier et al. 2003  4.80 244  99 145 caucasian  continuing     no <400 -0.3816 0.0170
8   Rathbun et al. 2005 12.07  17   9   8 caucasian    starting     no <400  0.1178 0.2361
9    Remien et al. 2005 20.00 215  88 127     other    starting    yes <400 -0.3669 0.0192
10   Tuldra et al. 2000  7.47  26  17   9 caucasian    starting     no  400  0.6360 0.1699
11 van Servellen 2005  7.80 138  26 112     other  continuing    yes  400 -1.4604 0.0474
12   wagner et al. 2006 10.47  55  23  32     other    starting    yes  400 -0.3302 0.0747
13     wohl et al. 2006 22.80  54  40  14     other    starting     no  400  1.0498 0.0964
```

图 15-18　执行 R 程序 15-5 第 116～124 行命令的结果

后面的分析可以套用前文介绍的方法，比如先用固定效应模型，再用随机效应模型，最后用混合效应模型进行 meta 分析。根据图 15-18 的数据，13 项研究之间的差异巨大，因此本部分在 R 程序 15-5 的第二部分（第 125～133 行）给出了随机效应模型（第 126～129 行）和混合效应模型 meta 分析（第 130～133 行）的基本命令。读者可以参照前文学习的方法，对数据进行系统分析和评价。

结果提示，三种模型分析的结果均不显著。通过漏斗图发现，利用固定效应模型和随机效应模型都不能很好地反映数据的情况，只有使用混合效应模型才能够克服不同研究之间的差异，从而得到较为可靠的结果。

### （三）相关系数 meta 分析

相关系数也是 meta 分析时经常遇到的数据类型。对此，R 程序 15-6 将演示分析软件包 metafor 中携带的一个数据库，即 dat.molloy2014。该数据库包含的是有关患者神志清醒程度（consciousness）和遵医行为（adherence）之间关系的研究。

```
135   ## R Program 6 meta-analysis of correlation coefficient
136   # 1 preparation
137   library(metafor)                                # activate package
138   dat<-get(data("dat.molloy2014"))                # obtain data
139   dat <- escalc(measure='ZCOR',ri=ri,ni=ni, data=dat)  # calculate yi vi
140   dat                                             # check data
141   # 2 modeling
142   # fixed effect modeling
143   fixed <- rma(yi,vi, method='FE', data=dat)      # modeling
144   fixed                                           # check result
145   forest(fixed)                                   # forest plot
146   funnel(fixed)                                   # funnel plot
147   regtest(fixed)                                  # Egger's regression test
148   # random effect modeling
149   rndm <- rma (yi, vi, data=dat)                  # modeling
150   rndm                                            # check result
151   forest(rndm)                                    # forest plot
152   funnel(rndm)                                    # funnel plot
153   regtest(rndm)                                   # Egger's regression test
154   # mixed effect modeling
155   mixed <-rma (yi, vi, mods = ~ controls + design, data=dat)
156   mixed
```

R 程序 15-6

R 程序 15-6 的第一部分属于数据准备（第 135～140 行）。首先启动 metafor（第 137 行），然后读入数据（第 138 行），再计算相关系数的 $y_i$ 和 $v_i$（第 139 行）。由于数据库中的相关系数不符合正态分布（读者可以用 hist(dat$ri) 进行检验），因此程序利用 measure='ZCOR' 命令把相关系数转换为正态分布，以便能够进行不同模型的 meta 分析。如果数据符合正态分布，则该命令要改为 measure='COR'。

图 15-19 是执行了第一部分程序之后计算机输出的结果。可以发现，该数据库一共纳入了 16 项研究，时间跨度为 1995—2012 年，图中 ni 为样本大小，ri 为相关系数，controls 表示是否包括对照组，design 表示研究设计方法，a_measure 表示原始数据收集方法（self-report：病人自己报告；other：其他），c_measure 表示测量指标的类别（NEO 为一种，other 为另外一种），meanage 表示研究对象的平均年龄，quality 表示研究的质量，最后 $y_i$ 和 $v_i$ 是通过程序第 139 行命令计算出的结果。

```
> dat                                    # check data
              authors year  ni     ri controls        design   a_measure c_measure meanage quality     yi     vi
1      Axelsson et al. 2009 109  0.187     none cross-sectional self-report   other   22.00       1  0.1892 0.0094
2      Axelsson et al. 2011 749  0.162     none cross-sectional self-report     NEO   53.59       1  0.1634 0.0013
3         Bruce et al. 2010  55  0.340     none     prospective       other     NEO   43.36       1  0.3541 0.0192
4   Christensen et al. 1999 104  0.320     none cross-sectional self-report   other   41.70       1  0.3316 0.0096
5  Christensen & Smith 1995  72  0.270     none     prospective       other     NEO   46.39       2  0.2769 0.0145
6         Cohen et al. 2004  65  0.000     none     prospective       other     NEO   41.20       1  0.0000 0.0161
7       Dobbels et al. 2005 174  0.175     none cross-sectional self-report     NEO   52.30       1  0.1768 0.0058
8        Ediger et al. 2007 326  0.050 multiple     prospective self-report   other   41.00       3  0.0500 0.0031
9         Insel et al. 2006  58  0.260     none     prospective       other   other   77.00       2  0.2661 0.0182
10       Jerant et al. 2011 771  0.010 multiple     prospective self-report     NEO   78.60       3  0.0100 0.0013
11        Moran et al. 1997  56 -0.090 multiple     prospective self-report     NEO   57.20       2 -0.0902 0.0189
12    O'Cleirigh et al. 2007  91  0.370     none     prospective self-report     NEO   37.90       2  0.3884 0.0114
13       Penedo et al. 2003 116  0.000     none cross-sectional self-report self-report   39.20       1  0.0000 0.0088
14        Quine et al. 2012 537  0.150     none     prospective       other   other   69.00       2  0.1511 0.0019
15      Stilley et al. 2004 158  0.240     none     prospective       other     NEO   46.20       3  0.2448 0.0065
16  Wiebe & Christensen 1997  65  0.040     none     prospective       other     NEO   56.00       1  0.0400 0.0161
```

图 15-19　执行 R 程序 15-6 第 137～140 行命令的结果

之后的 meta 分析步骤与前文介绍的完全相同。程序的第二部分给出了三种（即固定效应模型、随机效应模型和混合效应模型）meta 分析的基本命令。由于这部分与前文介绍的 meta 分析完全一致，因此不再展开介绍，留给读者自己练习。

## 六、本章小结

在信息爆炸的今天，科研论文发表的数量呈指数式增长，为 meta 分析提供了大量的数据来源。meta 分析可以利用多个研究获得的数据，通过严格的统计学分析，提炼出可靠性高、异质性小的科学结论。在众多分析软件中，R 携带的软件包 metafor 提供了一个功能强大的分析工具。该软件包不仅能够分析不同的数据，还可以提供多种统计学方法和分析模型，以满足不同类别和不同质量数据的分析要求。

### 》》 练习题 《《

1. 使用图 15-3 中的数据，重复本章介绍的所有分析方法，达到完全掌握的程度。

2. 完成本章没有完成的分析，系统记录结果，并进行对比分析，学会灵活运用不同的 meta 分析技巧来获得可靠的结果。

3. 利用本章中的数据练习比较平均数的 meta 分析方法。

4. 利用本章中的数据练习率或构成比数据的 meta 分析方法。

5. 利用本章中的数据练习相关系数数据的 meta 分析方法。

6. 运用本章介绍的方法分析自己的数据，建议至少分析两种类型的数据，每一种用三种不同模型进行分析。

### 》》 思考题 《《

1. 为什么 meta 分析对科学研究非常重要，尤其是在信息爆炸性增长的时代？

2. 什么是固定效应模型？什么是随机效应模型？什么是混合效应模型？

3. 什么是异质性？评估异质性有几种方法？如何判断评价结果？

4. 为什么漏斗图可以用来帮助分析发表偏倚？

5. 除了漏斗图，经常用来评价异质性的统计学指标有 $H^2$、$Q$ 和 $I^2$，它们各具有哪些优缺点？

6. 基于 metafor 不同类型数据进行 meta 分析时，除了计算 $y_i$ 和 $v_i$ 的方法不同外，其他的步骤相同，为什么？

## 》》参考文献《《

[1] PEARSON K. Report on certain enteric fever inoculation statistics［J］. BMJ，1904，2（2288）：1243-1246.

[2] LORTIE CJ, FILAZZOLA A. A contrast of meta and metafor packages for meta-analyses in R［J］. Ecol Evol，2020，10（20）：10916-10921.

[3] LIN L，CHU H，HODGES JS. Alternative measures of between-study heterogeneity in meta-analysis: reducing the impact of outlying studies［J］. Biometrics，2017，73（1）：156-166.

[4] NORMAND ST. Meta-analysis：formulating，evaluating，combining，and reporting［J］. Statistics in Medicine，1999，18（3）：321-359.

[5] MOLLOY GJ，O'CARROLL RE，FERGUSON E. Conscientiousness and medication adherence：a meta-analysis［J］. Annals of Behavioral Medicine，2014，47（1）：92-101.

[6] DE BRUIN M，VIECHTBAUER W，HOSPERS HJ，et al. Standard care quality determines treatment outcomes in control groups of HAART-adherence intervention studies: implications for the interpretation and comparison of intervention effects［J］. Health Psychology，2009，28（6）：668-674.